DES CLIMATS

SOUS LE RAPPORT

HYGIÉNIQUE ET MÉDICAL.

TRAVAUX PUBLIÉS PAR L'AUTEUR :

Études cliniques sur le traitement de l'angine couenneuse et du croup; in-8°. Paris, 1857.

Recherches expérimentales sur la nature des émanations marécageuses, et sur les moyens d'empêcher leur formation et leur expansion dans l'air; in-8° avec planches. Paris, 1859.

Réflexions sur le diagnostic des fractures de la base du crâne; in-8°. Paris, 1852.

Secours aux malades pauvres des campagnes; in-8°. Paris, 1855.

De l'emploi de quelques eaux minérales naturelles pendant les bains de mer; in-18. Paris, 1859.

Les Mystères du Magnétisme animal et de la Magie dévoilés, ou La vérité sur le Mesmérisme, le Somnambulisme dit magnétique, etc., démontrée par l'hypnotisme; in-8°. Paris, 1860.

Guide médical du baigneur à Royan; in-18. Paris, 1860.

Instruction sur le choléra-morbus (honorée de l'approbation de S. Exc. le ministre de l'agriculture et du commerce); in-12. Paris, 1854.

DES CLIMATS

SOUS LE RAPPORT

HYGIÉNIQUE ET MÉDICAL

GUIDE PRATIQUE

DANS LES RÉGIONS DU GLOBE

LES PLUS

PROPICES A LA GUÉRISON DES MALADIES CHRONIQUES

Par le Dr L. GIGOT-SUARD

Médecin consultant aux eaux thermales sulfurées de Cauterets,
Membre correspondant de l'Académie impériale des sciences de Rouen,
de la Société de médecine de Paris,
de la Société impériale de médecine de Marseille,
de la Société des sciences historiques de l'Yonne,
des Sociétés de médecine de Bordeaux, Tours, Poitiers, etc.

FRANCE — SUISSE — ITALIE — ALGÉRIE — ÉGYPTE —
ESPAGNE — PORTUGAL

PARIS
J.-B. BAILLIÈRE ET FILS
LIBRAIRES DE L'ACADÉMIE IMPÉRIALE DE MÉDECINE
Rue Hautefeuille, 19.

LONDRES
Hipp. Baillière, 219, Regent street.

NEW-YORK
Baillière brothers, 440, Broadway.

MADRID, C. BAILLY-BAILLIÈRE, Plaza del Principe Alfonso, 16.

1862.

CHATEAUROUX, IMPRIMERIE Ve MIGNÉ.

TABLE MÉTHODIQUE.

SECTION II.

De l'influence des climats.

SECTION II.

Lisière continentale du midi de la France.

LA SUISSE

ET SES ENVIRONS.

ITALIE.

SECTION PREMIÈRE.

Italie septentrionale.

PAGES.

SECTION II.

Italie centrale.

SECTION III.

Italie méridionale.

PORTUGAL.

ESPAGNE.

FIN DE LA TABLE MÉTHODIQUE.

PRÉFACE.

Grâce à la prodigieuse facilité des communications entre les diverses circonscriptions territoriales, nous voyons tous les ans de nombreuses émigrations de valétudinaires. Les uns gagnent ces sources réparatrices où l'organisation souffrante trouve un si heureux concours d'influences hygiéniques et d'actions thérapeutiques; les autres, fuyant un climat meurtrier et reportant leurs espérances vers un ciel nouveau, vont demander à la nature ce que l'art seul est impuissant à leur donner.

Mais si l'hydrologie médicale a fait d'incontestables progrès; si des travaux importants nous ont montré les précieuses ressources que les eaux minérales offrent à l'art de guérir, en même temps qu'ils ont éclairé le praticien sur leurs effets et leur emploi, on ne saurait en dire autant de la climatologie thérapeutique. Les malades n'ont le plus ordinairement pour guide, quand il s'agit du choix d'un climat comme agent curatif, que la tradition, la routine, ou des renseignements incomplets. Cela tient à l'incertitude qui règne parmi les médecins sur les conditions des stations médicales. Cependant les publications faites à ce sujet ne sont pas rares; mais elles déconcertent le lecteur au lieu de l'édifier. En effet, à part quelques ouvrages remarquables par le nombre et la précision des détails, ces documents renferment les opinions les plus contradictoires, les notions les plus inexactes, et révèlent souvent l'enthousiasme du patriotisme plutôt qu'une consciencieuse impartialité. « J'ai lu, dit un de nos » savants et spirituels confrères, toutes les brochures » écrites en faveur de telle ou telle localité recom- » mandée à la confiance des malades. C'est toujours » la même littérature emphatique, les mêmes pro- » messes mensongères. Je suis las de ces conques » sonores qui ne font tant de bruit que pour attirer les » chalands (1). »

Autant le changement de lieux présente d'avantages dans les affections chroniques, lorsque le nouveau

(1) Champouillon, *Gaz. des hôp.*, p. 192, 1857.

climat vers lequel sont dirigés les valétudinaires se trouve approprié à leur constitution et à la nature de leur maladie, autant il y a de danger à les livrer aux hasards de la routine ou aux fantaisies de leur liberté, et à les bercer d'illusions dont le moindre inconvénient est de leur faire oublier les obligations qu'impose un traitement climatologique. Il faut bien se persuader que les déceptions qui attendent les malades sur la terre étrangère où les conduit une menteuse renommée aggraveront leurs souffrances. Qui sait même si le désenchantement moral, joint aux conditions défavorables d'un ciel trompeur, ne brisera pas bien vite une existence qui eût pu se prolonger dans le climat natal, sous l'affectueuse protection de la famille?

Frappé de ces inconvénients, et pensant que ce travail, entrepris d'abord pour moi seul, serait peut-être utile à mes confrères et aux malades, je me suis décidé à le publier, malgré les imperfections qu'il peut avoir.

L'influence climatérique est un agent médicinal complexe, à opportunités variables, et dont l'application exige des dosages comme les substances les plus énergiques de nos officines. Elle a ses indications et ses contre-indications ; elle réussit dans certaines conditions, tandis qu'elle échoue dans d'autres, et produit même des effets nuisibles. Je me suis donc attaché à fournir des notions précises et à formuler des prescriptions rationnelles, après avoir examiné avec soin les qualités du climat des diverses stations favorables aux valétudinaires.

Une remarque importante concerne les nuances qui différencient des climats susceptibles d'être classés dans une même catégorie : par exemple, bien que les conditions de Nice et d'Hyères, de Venise et de Menton se rapprochent par d'étroites analogies, elles ne répondent pas tout-à-fait aux mêmes indications, et il y a des cas où l'une de ces stations devra être préférée à l'autre. J'ai insisté sur les raisons de ces préférences.

L'hygiène jouant un rôle considérable dans le traitement des affections chroniques par le climat, il est nécessaire que les malades connaissent les précautions qu'ils auront à prendre, pour ne pas perdre en quelques instants le bénéfice des salutaires influences qu'ils vont chercher. Je les ai indiquées à la fin de chaque monographie.

Je n'ai point omis non plus de signaler les distractions que les stations médicales offrent aux valétudinaires :

elles constituent un traitement moral qui a pour principal effet de prévenir et de dissiper l'ennui, cette funeste complication des maladies chroniques. Tandis qu'un ciel azuré, des sites pittoresques et des campagnes tapissées par une végétation dont l'hiver ne vient jamais ternir l'éclat, suffisent à la plupart des malades, d'autres ont besoin du tableau animé des grandes villes pour se soustraire aux tristes préoccupations qui les poursuivent.

J'ai dû ne pas négliger quelques autres détails indispensables pour les valétudinaires émigrants : je veux parler des voies et moyens de transport. J'en ai fait un appendice sous le titre d'*Itinéraire*.

Quant à l'ordre suivi dans cet ouvrage, on le trouvera exposé au commencement de mes considérations préliminaires sur la constitution et les effets des climats en général. Enfin, j'ai tâché de faire ressortir, dans une courte introduction, l'importance de l'émigration appliquée au traitement des maladies chroniques.

Il ne suffit pas de passer plusieurs jours et même plusieurs semaines dans une localité, d'y recueillir quelques observations météorologiques et médicales, pour être à même d'apprécier les qualités et l'action curative du climat. Et puis, on ne peut tout voir par soi-même. C'est en soumettant à une patiente analyse les documents qu'il m'a été possible de réunir, et en les comparant aux données de la topographie, que je suis arrivé à des déductions qui pourront avoir, dans la pratique, des résultats utiles. J'ai consulté un grand nombre d'ouvrages tant français qu'étrangers, et je ne manquerai pas d'indiquer avec la plus scrupuleuse exactitude les sources où j'ai puisé, au fur et à mesure que l'occasion se présentera (1).

Mes recherches seront publiées en deux volumes. Le *premier*, celui qui paraît aujourd'hui, embrasse le midi de la France, la Suisse, l'Italie, l'Algérie, l'Égypte, le Portugal, dont Madère est une dépendance, et l'Espagne. Ce sont, au reste, les contrées du globe les plus fréquentées par les valétudinaires. Le *second* volume comprendra quelques autres localités situées aussi en dehors des tropiques, mais surtout les régions équatoriales. Je recevrai avec reconnaissance toutes

(1) Que M. le chevalier d'Antas, secrétaire de la légation de Portugal en France, M. F. Denis, le savant conservateur de la Bibliothèque Sainte-Geneviève, et M. Germond de Lavigne, auteur d'un remarquable itinéraire en Espagne et en Portugal, veuillent bien recevoir ici l'expression de ma gratitude pour le bienveillant concours qu'ils m'ont prêté.

les observations et tous les documents qui me permettront de rendre cette première partie moins imparfaite, et de compléter la seconde.

La tâche que j'ai entreprise réclamait une autorité qui me manque, et je ne me suis pas dissimulé combien elle surpassait mes forces. Mais la nouveauté de cet ouvrage et les difficultés qu'il m'a présentées me font compter sur l'indulgence des personnes auxquelles il est destiné. D'ailleurs, je n'ai d'autre prétention que celle de l'avoir écrit avec sincérité, en dehors de tout intérêt, de toute préoccupation systématique, et dans le seul but d'être utile.

Mars 1862.

Dr L. GIGOT-SUARD.

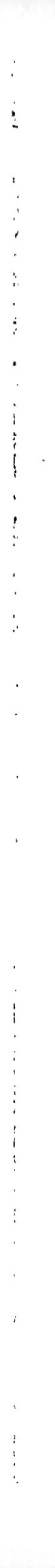

INTRODUCTION.

IMPORTANCE DE L'ÉMIGRATION DANS LE TRAITEMENT DES MALADIES CHRONIQUES.

> C'est encore un bienfait que de pouvoir transporter son existence là où l'air, la terre et l'eau ne provoquent pas les infirmités de nos parties les plus faibles, et c'est une chance salutaire aussi que de chercher de bonne heure un asile dans un pays capable d'amender et parfois de réprimer les infirmités.
>
> (Sir Thomas BROWN.)

L'opinion qui attribue au changement de climat une influence salutaire sur les maladies chroniques remonte à une époque bien éloignée de nous. Le célèbre traité *des airs, des eaux et des lieux* d'Hippocrate atteste hautement que l'utilité de la climatologie thérapeutique fut reconnue dès l'origine de l'art. Arétée conseillait aux phthisiques la navigation et la résidence sur les bords de la mer; Asclépiade, Thémison et Celse recommandaient comme plus favorable le séjour en Italie ou en Egypte. Les voyages maritimes ont rétabli la santé de Cicéron. A la tradition j'ajouterai les enseignements de la logique et le témoignage de l'expérience en faveur des heureux résultats du déplacement des malades atteints d'affections chroniques. Sans doute ce moyen a trompé bien des espérances; mais ne sait-on pas que les méthodes thérapeuthiques les plus efficaces échouent quand elles sont appliquées trop tard ou sans discernement?

Les effets hygiéniques et thérapeutiques de l'émigration se résument dans l'influence du voyage et du nouveau milieu où se trouvent placés les malades.

La vie morale et la vie physique sont liées l'une à l'autre par des rapports de mutualité tels qu'une diversion opérée dans la première réagit sur la seconde. La monotonie d'une existence étroite et recluse, l'inquiétude, les préoccupations incessantes dépriment les grandes fonctions organiques, et engendrent l'allanguissement de l'économie. En arrachant les valétudinaires à ces funestes conditions, qui activent le développement et la marche des maladies chroniques, les voyages leur procurent une vie nouvelle, pleine de distractions suffisantes pour entretenir l'activité intellectuelle, sans la fatiguer, et détourner l'esprit des tristes réflexions qui l'assiégent. « En voyage (1), le changement fréquent de sensations ranime, à chaque moment, et aiguillonne les fonctions du système nerveux; attirée à l'extérieur, par la variété des objets qui se succèdent, la réflexion se déploie sur ces objets, elle prend leur teinte gaie, leur caractère mobile; la sensibilité du malade renaît aux douceurs de la vie; une salutaire activité se répand dans tout son être; chaque fonction prend sa part de cette heureuse stimulation. L'estomac est moins difficile sur le choix des aliments; l'assimilation est plus complète et plus facile; les organes respiratoires supportent un air plus pur et plus varié dans sa température; la respiration semble se faire mieux; la circulation s'active par l'exercice; la légère fatigue du jour rend plus profond le sommeil de la nuit. Cette

(1) Fournet, *Recherches cliniques sur l'auscultation*, p. 850.

grande impressionnabilité morbide aux excitants extérieurs, qui, sans cesse, réveillait dans la pensée du malade le sentiment de sa faiblesse, diminue chaque jour et laisse rentrer dans son esprit des pensées d'avenir. »

Mais l'action des conditions météorologiques joue le principal rôle dans les résultats de l'émigration. Si l'homme puise au sein de l'atmosphère le principe de son existence, comme tous les êtres vivants, il y trouve aussi de nombreuses causes de destruction. Certaines affections se rattachent si étroitement aux qualités de l'air, que laisser les malades qui en sont atteints dans le milieu où ils les ont contractées, c'est les abandonner le plus souvent à une mort certaine, quels que soient les efforts du médecin et les ressources du traitement pharmaceutique. La phthisie pulmonaire, par exemple, qui entre pour près d'un dixième dans la mortalité générale, est considérablement aggravée par les abaissements de température. Aussi recommande-t-on aux tuberculeux, toujours et partout, d'éviter le froid et l'humidité, cet implacable ennemi du genre humain. Le proverbe populaire que la *chute des feuilles emporte les poitrinaires*, est justifié par l'influence de l'automne qui fait tomber les feuilles en masse, quand il devient tout-à-coup froid et humide, et qui moissonne impitoyablement les phthisiques arrivés à la troisième période de la maladie. Suivant les justes expressions de M. Forget, « les malheureux poitrinaires, ont le froid en horreur ; ils redoutent l'hiver à bon droit, et ils attendent le retour de la chaleur comme le condamné attend sa grâce. (1). » Quoi de plus rationnel, par conséquent, et de plus indispensable que de soustraire ces infortunés à la cause dont il est si difficile, pour ne pas dire impossible, de combattre les désastreux effets, et de les éloigner de nos latitudes pour les faire hiverner sous un ciel plus clément ?

(1) *Principes de thérapeutique*, Paris, 1860.

Je pourrais citer bien d'autres affections chroniques, dont il sera question dans cet ouvrage, et contre lesquelles il paraît tout naturel et nécessaire de conseiller le changement de lieux.

Ainsi, l'émigration dans le traitement des maladies de longue durée a pour elle la raison; et quoi qu'on ait dit qu'elle figure au nombre des croyances qui reposent sur des bases peu solides, cette coutume ne s'est transmise parmi les générations médicales, à travers tant de siècles, que parce qu'elle compte des succès incontestables.

Toutefois, l'incertitude et le doute paraissent régner dans l'esprit de plusieurs médecins sur la nécessité de l'émigration, et quelques-uns se demandent encore aujourd'hui si un séjour suffisamment prolongé à la campagne ne remplacerait pas plus sûrement, et à moins de frais, les voyages dans des climats lointains. Cette incertitude n'a rien de surprenant pour quiconque examine la manière dont a été étudiée et jugée l'importante question de l'émigration.

Parmi les causes d'erreur, il faut placer en première ligne les statistiques. « Le nombre, dit Joseph de Maistre, est la barrière évidente entre la brute et nous... Dieu nous a donné le nombre, et c'est par le nombre qu'il se prouve à nous, comme c'est par le nombre que l'homme se prouve à son semblable. Otez le nombre, vous ôtez les arts, les sciences, la parole, et par conséquent l'intelligence... » Il me semble cependant que si l'on ôtait le nombre en médecine, ou du moins si l'on en faisait une application plus limitée et plus rationnelle, les disputes tendraient moins à se perpétuer, et les malades s'en trouveraient mieux. Des erreurs qu'a fait naître la méthode numérique appliquée aux faits pathologiques, je n'en connais pas de plus manifestes que celles qui résultent des statistiques relatives à l'influence hygiénique et médicale des climats. On s'obstine à comparer entre eux des éléments essentiellement distincts, et à soumettre à une appréciation générale des faits qui réclament une étude séparée. Par exemple, de ce que la phthisie pulmonaire règne avec fréquence sur certains points du littoral et sur les navires de l'État, on en conclut que les voyages maritimes sont nuisibles aux tuberculeux, comme si l'air des côtes n'était pas différent de celui de la pleine mer, et comme s'il était possible d'établir un parallèle entre le marin que le devoir force à suivre la destination qui lui est assignée, et le malade qui, naviguant pour se rétablir, se place dans des conditions hygiéniques convenables et choisit le climat et la saison les plus propices. Les relevés concernant l'armée de terre n'ont aucune importance, par la même raison. Enfin, l'existence de la phthisie dans une localité est loin de prouver que les conditions météorologiques de cette localité ne peuvent pas convenir aux poitrinaires étrangers à une époque déterminée de l'année. Ainsi que le remarque M. A. Latour, « il ne s'agit pas tant de savoir si la phthisie est une maladie de tous les climats et de toutes les latitudes, chose qui paraît aujourd'hui bien démontrée; mais de savoir ce que deviennent les phthisiques d'un climat envoyés dans un autre (1). Cette manière de procéder est la seule propre à résoudre la question thérapeutique des climats. Encore faut-il, pour qu'elle ait une valeur réelle, que les malades soient envoyés dans les stations qui conviennent à leur état; car beaucoup, qui auraient pu retirer de bons effets d'un séjour à Menton, à Venise, à Pise ou à Madère, sont allés à Nice, à Hyères ou à Cannes, dont l'influence leur fut nuisible. Les chiffres mortuaires ne prouvent rien dans de telles circonstances.

Je ferai observer aussi qu'un grand nombre de valétudinaires

(1) *Traitement curatif et préservatif de la phthisie pulmonaire*, p. 39.

émigrent quand il n'est plus temps, et vont épuiser dans un voyage inutile les restes d'une vie qui s'éteint. « Maintenus dans leurs illusions par ceux qui les entourent et même par leur médecin, ils ne se décident presque jamais à se séparer de leurs affections, à abandonner leurs intérêts, que lorsque ce sacrifice ne peut plus porter de fruits. » (Rochard.) Un relevé dressé par le docteur Renton, et qu'on trouve reproduit partout, démontre la nécessité de déplacer les malades le plus tôt possible, c'est-à-dire avant que le mal ait fait assez de progrès pour être aggravé plutôt qu'enrayé par le changement de climat : il s'agit de 82 tuberculeux envoyés à Madère. Sur 47, chez lesquels la phthisie était avancée, 32 sont morts dans les six premiers mois de leur séjour, 6 restés à Madère ont succombé plus tard, et des 9 qui sont retournés en Angleterre, il y en a 6 qui sont morts et 3 dont on n'a jamais entendu parler. D'un autre côté, sur 35 malades atteints de tuberculisation commençante, il en est 26 qui ont quitté l'île dans un état satisfaisant, et chez lesquels cette amélioration s'est maintenue ; parmi les autres, 4 ont succombé depuis et 5 ont été perdus de vue.

Qui peut s'étonner maintenant que l'émigration n'ait pas produit tous les résultats qu'on est en droit d'en attendre, et que tant d'infortunés, bercés de l'espérance de voir se ranimer en eux le flambeau de la vie, aient laissé leur dépouille sur la terre étrangère ?

En résumé, il n'y a de guérison possible pour certains malades qu'autant qu'ils seront placés dans des conditions atmosphériques différentes de celles où ils ont contracté leurs maladies. Sans l'émigration, le médecin épuisera inutilement toutes les ressources de son art, l'influence du climat le condamnant à l'impuissance.

DES CLIMATS

SOUS LE RAPPORT

HYGIÉNIQUE ET MÉDICAL.

CONSIDÉRATIONS GÉNÉRALES.

DÉFINITION DES CLIMATS. — ORDRE SUIVI DANS CET OUVRAGE.

L'illustre de Humboldt définit le climat: « l'ensemble des variations atmosphériques qui affectent nos organes d'une manière sensible : la température, l'humidité, les changements de la pression barométrique, le calme de l'atmosphère, les vents, la tension plus ou moins forte de l'électricité atmosphérique, la pureté de l'air ou la présence des miasmes plus ou moins délétères, enfin le degré ordinaire de transparence et de sérénité du ciel (1). »

(1) *Cosmos*, t. 1.

Je préfère la définition suivante : « on désigne sous le nom de *climat* l'ensemble des conditions physiques qui résultent, pour les différentes régions du globe, de leur situation respective à la surface de la terre, et qui exercent sur les êtres organisés une influence spéciale (1). »

La nature des climats est déterminée par la latitude, la longitude, l'altitude, l'exposition topographique et la constitution du sol; d'où découlent les conditions variables : température, état hygrométrique, pression atmosphérique, direction des vents, lumière, électricité et magnétisme, nature des eaux et productions du sol.

La climatologie médicale embrasse non-seulement tous ces éléments, mais d'autres conditions essentielles qu'il est important de bien analyser afin de s'assurer des effets des climats.

« Pour procéder avec ordre et logique, dit M. Carrière, il n'y a point d'autre division à adopter que celle d'Hippocrate. Quelques progrès qu'ait faits la science depuis cette époque, il faut toujours commencer par cette inévitable trilogie : l'air, les eaux, les lieux; seulement elle a perdu de sa simplicité originaire. Chacun de ses éléments forme aujourd'hui un faisceau de données nombreuses qui exigent, suivant leur valeur relative, leur part de développement (2). »

Je n'admets pas que la division hippocratique doive

(1) Tardieu, *Dictionnaire d'hygiène publique*, Paris, 1852, t. 1.

(2) *Le climat de l'Italie*, Paris, 1849, p. 10.

être rigoureusement suivie dans l'étude des climats, comme le pense le savant médecin que je viens de citer.

D'abord, au point de vue de la logique et de la méthode, les hydrométéores me semblent appartenir bien mieux à l'étude de l'atmosphère qu'à celle des eaux; ensuite, ces dernières, par leur distribution sur le sol, concourent à sa configuration et participent de sa nature par leur composition chimique, ce qui lie en quelque sorte leur histoire à celle du territoire lui-même. C'est pourquoi je classe en deux catégories les diverses causes dont la réunion et les rapports mutuels constituent les climats :

1° Conditions territoriales ou topographiques, comprenant la latitude, la longitude, l'altitude, la situation des localités et leur orientation, la configuration du sol, l'hypsométrie ou description des reliefs du territoire, la structure des terrains, l'état de la surface du sol, les caractères de la végétation, la culture, le régime des eaux, enfin les influences de proximité qui dérivent des montagnes, des masses ou cours d'eau, des forêts, etc.; 2° Conditions atmosphériques, auxquelles se rattachent la distribution et la force des vents, la température, la densité de l'air, l'hygrométrie et les hydrométéores, l'électricité, l'ozone, l'état du ciel, la transparence et la couleur de l'air, sa pureté et ses altérations par des principes étrangers à sa composition.

Mais l'homme est un réactif à double face qui témoigne de la nature des influences qu'il reçoit et par sa modalité fonctionnelle et par ses manifestations pathologiques. « Les pays mous, écrivait Hérodote il y a vingt-deux siècles, font des hommes mous, Εκ των μαλακων χωρων μαλακους ανδρας γινεσθαι, pensée reproduite dans ces deux vers de la Jérusalem délivrée:

La terra molle a lieta e dilletosa
Simili a se gli abitator 'produce.

TASSE, *Canto primo.*

Depuis Hippocrate, on a signalé souvent la différence d'organisation entre les habitants des montagnes et ceux des vallées, entre les riverains des marais et les cultivateurs des plaines fertiles.

Nous verrons plus loin que les traits caractéristiques des Méridionaux et des peuples du Nord sont essentiellement distincts.

L'influence pathologique se révèle par la prédominance d'une certaine classe d'affections, ou par des différences dans la physionomie, la marche et l'issue des maladies communes à la plupart des localités.

D'après ces considérations, je divise en deux sections les nombreuses données à l'aide desquelles on pourra déterminer quelles sont, sur la surface de la terre, les localités susceptibles de modifier avantageusement l'organisation malade: dans la première se rangent les conditions des climats, et dans la seconde, leurs effets physiologiques, pathologiques et thérapeutiques.

Après avoir passé en revue chacun de ces éléments, et en avoir apprécié la valeur et l'importance; après avoir fait connaître les règles qui doivent présider à l'étude des causes et des effets, et signalé les erreurs que peut entraîner leur interprétation; enfin, après avoir montré comment tous ces éléments forment, par leur réunion, leur mutualité, leur influence réciproque, un ensemble qui conduit aux applications pratiques, je m'occuperai de la distribution géographique des climats les plus propices à la guérison des maladies chroniques, pour arriver ensuite à la partie principale de cet ouvrage, c'est-à-dire à l'étude de chacun de ces climats en particulier.

SECTION PREMIÈRE.

DE LA CONSTITUTION DES CLIMATS.

CHAPITRE PREMIER.

Conditions territoriales ou topographiques.

Stables, permanentes, agissant sans relâche, ces conditions gouvernent les modificateurs variables, qui sont les agents météorologiques. Ainsi, la plus puissante des influences, celle qui sert de base à la division des climats, la température, en un mot, dépend essentiellement de la latitude et des qualités physiques du sol. Ces dernières décident encore la direction des vents, déterminent des courants accidentels, font varier la pression et l'état hygrométrique de l'air, suscitent ou contrarient les divers météores, etc., etc.

L'étude des lieux est donc d'une importance capitale en climatologie; elle pourrait même, jusqu'à un certain point, suppléer les recherches expérimentales, dont il est toujours nécessaire de comparer les résultats avec les données topographiques. D'ailleurs, quelque nombreuses et quelque exactes que soient les observations météorologiques, il est impossible, sans une connaissance exacte des conditions territoriales, de bien apprécier la nature et la portée des influences qui conviennent à ces nombreuses caravanes de valétudinaires pour lesquels la puissance médicatrice de la nature est souvent la seule et dernière ressource.

ART. Ier. — LATITUDE.

La latitude, c'est-à-dire la situation d'un lieu par rapport à l'équateur, détermine des différences considérables dans la température moyenne des lieux.

Cette action de la latitude sur la température a fait diviser la surface de la terre en cinq zones : la zone intertropicale ou torride, comprenant les régions sur lesquelles le soleil frappe à plomb deux fois dans le cours de l'année ; les deux zones tempérées, qui s'étendent de chacun des tropiques au cercle polaire correspondant, et les deux zones glaciales, qui sont placées sous les pôles. A ces cinq zones se rattache la division des climats en chauds, tempérés et froids.

La latitude exerce donc l'influence la plus puissante sur la constitution des climats.

ART. II. — LONGITUDE.

La longitude est l'angle que forme le méridien du

lieu avec un premier méridien pris arbitrairement. En France, elle se calcule à partir du méridien de Paris, et se divise en longitude orientale à l'est de ce méridien et longitude occidentale à l'ouest.

La température d'un lieu n'est pas seulement subordonnée à sa latitude, mais encore à sa longitude géographique. A mesure que l'on s'avance de la côte occidentale de l'Europe vers l'est, la température moyenne va toujours en décroissant, et l'abaissement est plus prononcé encore pour la moyenne d'hiver. Selon M. Boudin (1), une des causes principales de cette décroissance progressive de la température vers l'est de l'ancien continent se trouve dans l'action des vents du sud-ouest et du Gulf-Stream (2). Tous deux élèvent la température de la côte occidentale de l'Europe ; en outre, les vents du sud-ouest répandent une masse de nuages qui perdent leur influence calorifique en s'éloignant de leur point de départ.

ART. III. — ALTITUDE.

L'altitude d'un lieu, ou la hauteur qu'il occupe au-dessus du niveau de la mer, doit être considérée

(1) *Géographie médicale*, Paris, 1857, t. 1, p. 221.

(2) On nomme ainsi un des courants océaniques qui portent des eaux chaudes vers les hautes latitudes dont ils échauffent les continents. L'origine et les premières traces du Gulf-Stream semblent devoir être recherchées au sud du cap de Bonne-Espérance. Le maximum de température observé dans ses eaux a été de 30 degrés.

comme l'un des éléments climatériques les plus importants, à cause de son influence sur les phénomènes météorologiques, et principalement sur la température et la pression de l'air.

En général, la température s'abaisse à mesure qu'on s'élève dans l'atmosphère. Gay-Lussac, dans son voyage aérostatique, avait à 0 mètre, à dix heures du matin, une température de $+27°,75$, et à 6,977 mèt., à trois heures de relevée, $-9°$, ce qui fait une différence de 36°.

La température paraît décroître de 1 degré par 180 mètres d'élévation (Ramond, Kaemtz, Schouw, Martins, etc.).

La pression atmosphérique diminue aussi à mesure que l'on s'élève au-dessus du niveau des mers; cette diminution est d'environ 1 millimètre par 10 à 14 mètres. (1)

(1) Une méthode très-simple, tirée du point d'ébullition de l'eau, peut servir à déterminer les altitudes.

Des recherches nombreuses, faites à différentes hauteurs et sous diverses latitudes, ont démontré que le point d'ébullition de l'eau distillée, qui est 100° c. au niveau de la mer, s'abaisse d'un degré à mesure qu'on s'élève de 290 mètres. Supposons donc que le point d'ébullition soit 85° sur un sommet, c'est-à-dire 5° au-dessous de ce qu'il est au niveau de la mer, c'est une preuve que le sommet est élevé de 5 fois 290 mètres ou de 1,450 mètres.

Pour que ces expériences soient exactes, il faut se servir de la petite chaudière à ébullition de M. Regnault, et autant que possible d'un thermomètre indiquant les dixièmes de degré.

ART. IV. — SITUATION DES LOCALITÉS ; ORIENTATION ; CONFIGURATION DU SOL ET HYPSOMÉTRIE.

Dans les deux zones tempérées, et sous les mêmes latitudes, la température des côtes occidentales est plus élevée que celle des côtes orientales. Cette différence tient, ainsi que nous l'avons vu précédemment, à ce que les premières reçoivent l'influence immédiate des vents qui soufflent de la mer dont la thermalité ne subit jamais un abaissement égal à celui des continents, en raison de l'énorme masse des eaux et de la constante précipitation des molécules refroidies. Une île, une péninsule, une bande littorale, doivent donc offrir des localités plus tempérées, des hivers plus doux, des étés plus frais, et, en somme, une plus forte moyenne de chaleur annuelle que l'intérieur des terres appartenant à des continents prolongés.

L'orientation mérite toute l'attention de l'observateur; car non-seulement elle modifie les effets de l'irradiation solaire, mais elle ouvre ou ferme une contrée à l'action des vents, dont les propriétés calorifiques et hygrométriques dépendent des points de l'horizon d'où ils soufflent.

Il y a le plus ordinairement dans une même localité des points privilégiés par leur exposition. Ainsi, à Pise, la température est plus élevée et plus égale sur le quai de la rive droite de l'Arno que sur celui de la rive gauche et dans la région méridionale de la ville. De là, la nécessité d'examiner avec soin l'exposition particulière des différentes parties des localités, comme leur orientation générale.

La configuration du sol sera étudiée dans le plan horizontal et dans le plan vertical. Dans le sens horizontal il faut noter les contours, les irrégularités, les découpures des côtes, ou leur disposition en masses continues et non interrompues par des sinuosités profondes; les dépressions et la déclivité des terrains, d'où résultent la stagnation et l'écoulement des eaux. La terre est encore diversement configurée par rapport aux fleuves et aux rivières. Tantôt, en effet, ces masses d'eau suivent leur cours dans des lits profondément encaissés; tantôt la disposition de leurs bords et des terres voisines livre passage aux eaux et amène de vastes inondations.

Dans le sens vertical, la surface du sol est sillonnée par des reliefs plus ou moins élevés, ou par des excavations telles que crevasses, ravins, précipices, qui forment quelquefois avec les exhaussements de terrain un contraste pittoresque et imposant, exemple: l'île de Madère.

Les aspérités du sol varient beaucoup, depuis les simples ondulations et les collines jusqu'à ces gigantesques montagnes dont les sommets se perdent dans les nuages.

Qui n'entrevoit le rôle considérable que jouent les accidents de terrain dans le régime météorologique des localités, et par conséquent toute l'importance de cette partie de la climatologie désignée sous le nom d'hypsométrie?

Les montagnes et les collines opposent aux vents des barrières naturelles d'autant plus efficaces que les mouvements ondulés du sol sont plus élevés et plus rapprochés. Les dépressions qui existent entre les aspérités, et par lesquelles les courants peuvent se précipiter, rendent le système de défense incomplet.

Les vallées et les enfoncements de terrain concentrent la chaleur et circonscrivent une atmosphère stagnante qui ne se renouvelle que par ses couches supérieures, ce qui fait que l'air y est moins pur, moins sec et moins ventilé que sur les collines. Toutefois, si les vallées sont larges, exposées à la lumière et aux vents, et traversées par des rivières, elles jouissent de conditions à peu près identiques à celles des plaines.

Ces dernières facilitent le cours des vents dont elles modifient les qualités selon la structure du sol et l'état de sa surface.

ART. V. — STRUCTURE DU SOL.

C'est de la composition des terrains que dépendent leur pouvoir absorbant pour le calorique, leur humidité et leur fertilité.

Les terrains très-compactes sont presque impénétrables à l'eau, tandis qu'ils réfléchissent puissamment les rayons calorifiques. Les sables s'échauffent à un haut degré : Arago a reconnu qu'à Paris, pendant les fortes chaleurs, la température du sable s'élevait jusqu'à 48, 50 et 53 degrés, le thermomètre marquant 33 à l'ombre.

Les terrains constitués en grande partie par les matériaux de la putréfaction organique sont très-hygrométriques et ont pour effet de modérer la chaleur ou d'augmenter le froid suivant les saisons.

Dans les contrées où les fièvres intermittentes règnent endémiquement, le sol est argileux et détermine la stagnation des eaux. Ces maladies sont rares, au contraire, dans les localités à sol calcaire et par conséquent perméable. Suivant Brocchi et Hoffmann, la superposition de l'argile à des terrains volcaniques renforce les conditions qui favorisent la production des fièvres intermittentes.

Cette influence de la structure des terrains sur la température, l'état hygrométrique et la pureté de l'air imposent au climatologiste l'obligation de constater, dans la localité qu'il examine, si le sol est argileux, calcaire, siliceux ou sablonneux, etc.

ART. VI. — ÉTAT DE LA SURFACE DU SOL; CARACTÈRES ET DISTRIBUTION DE LA VÉGÉTATION; CULTURE.

Le sol peut être complètement nu, couvert d'une végétation spontanée ou d'une culture plus ou moins riche. Ce sont encore des circonstances du plus grand intérêt en climatologie.

Les parties dépourvues de végétation naturelle et de culture absorbent ou réfléchissent une quantité de rayons solaires qui est en rapport avec la densité, la couleur et le poli de la surface du sol. La dénudation des terrains a donc pour conséquence d'augmenter plus ou moins leur température et par suite celle de l'air ambiant. En effet, celui-ci, en raison de sa diathermancité, ne reçoit qu'une très-faible chaleur des rayons solaires, et c'est par le contact de la terre que les couches atmosphériques s'échauffent successivement.

Sur les montagnes, le nombre des végétaux augmente depuis le sommet jusqu'à la base, et leurs espèces caractérisent les climats superposés de ces grandes aspérités du sol. Cette échelle de végétation représente en petit celle de la terre considérée dans son ensemble et du pôle à l'équateur; de sorte que, suivant la remarque de M. Tardieu, s'élever dans l'atmosphère ou marcher vers le pôle, c'est traverser successivement des zones de plus en plus boréales jusqu'à ce qu'on arrive à la région des neiges éternelles (1).

Les productions spontanées du sol peuvent donc servir à caractériser les climats; mais sous le rapport médical, la nature de la végétation est quelquefois un indice trompeur. Ainsi, la zone climatérique de Naples présente un ensemble de conditions physiques et météorologiques très-favorables à la végétation des pays chauds. L'oranger et le citronnier y atteignent des proportions qu'on ne remarque ni dans les vallées de la rivière de Gènes, ni dans les jardins abrités de Nice et d'Hyères; les hautes pousses des cactus s'élancent des bords des chemins, et les palmiers montrent çà et là dans la campagne leurs tiges droites et élancées, surmontées de panaches aux larges feuilles. Cependant, malheur aux phthisiques qui, trompés par ces apparences, iraient hiverner sous le ciel de la cité

(1) *Ouvr. cité*, t. 1.

napolitaine! Dans le nord de l'Italie, sur les rives méridionales du lac de Côme, on trouve aussi des végétaux dont les exigences organiques paraissent exclure les rigueurs de l'hiver; néanmoins le séjour auprès de ce lac n'est possible pour les malades que pendant la saison chaude.

En même temps qu'ils servent à caractériser les différents climats par leur nombre et leur nature, les produits spontanés du sol agissent sur les qualités du milieu général. Les terrains couverts d'herbages et de bruyères s'échauffent beaucoup moins que le sol dénudé. Les bois et les grands végétaux forment par leur feuillage un écran contre les rayons du soleil, abaissent la température moyenne du lieu, entretiennent à la surface du sol une certaine quantité d'humidité, et changent la direction des vents. Il s'opère aussi par la transpiration cutanée des feuilles une évaporation incessante de liquides aqueux qui se répandent dans l'air. Les arbres influent nécessairement sur l'état électrique d'un pays; car ils sont autant de conducteurs qui font communiquer l'atmosphère et le sol, ces deux immenses piles chargées d'électricités contraires. Enfin, la présence des grands végétaux a pour effet de purifier l'air par le dégagement d'oxygène et la destruction de l'acide carbonique.

Énumérer ces avantages, c'est indiquer les résultats du déboisement exagéré par la spéculation. La disparition complète des forêts augmente la sécheresse de l'atmosphère et du sol, appauvrit la végétation, et réagit sur la température du climat; avec le déboisement se montrent de fréquentes irrégularités dans les saisons, les inondations, les grandes catastrophes qu'entraînent les météores électriques, la stagnation des eaux pluviales sur de vastes surfaces transformées ainsi en marais (la Sologne, la Brenne, la Dombes, la Bresse, etc.).

En assainissant les terrains et en multipliant les espèces végétales, la culture exerce une influence incontestable sur les conditions météorologiques d'une localité; mais ces modifications sont secondaires, et les produits accumulés par la main de l'agriculteur n'ont pas en climatologie l'importance et la signification de la végétation spontanée. « Sans doute, dit M. Lévy, il est donné à l'homme de modifier la surface du sol dans certaines limites : il fait tomber les arbres des forêts; il tyrannise le cours des rivières; il distribue à son gré les eaux météoriques; l'industrie vomit par mille bouches des masses énormes de vapeurs et de substances gazeuses qui se mélangent avec l'air des cités; mais ces changements, excepté les dessèchements et les défrichements de bois, marquent peu dans l'immense variété des causes qui règlent le type général des climats (1). »

ART. VII. — RÉGIME DES EAUX (FLEUVES, RIVIÈRES, RUISSEAUX, CANAUX, EAUX STAGNANTES).

L'eau couvre les trois quarts de notre globe; et elle existe, à l'état de vapeur, dans l'air qui l'entoure.

(1) *Traité d'hygiène publique et privée*, t. 1, p. 452.

Sa composition est partout la même, de quelque endroit qu'elle provienne (1 volume d'oxygène et 2 volumes d'hydrogène) ; mais elle tient en dissolution ou en suspension une certaine quantité de matières organiques, et surtout des principes inorganiques empruntés aux terrains qu'elle traverse.

La masse des eaux du globe peut être divisée en eaux marines, chargées d'une forte proportion d'éléments salins, entre autres, de chlorure de sodium ; en eaux douces, qui renferment très-peu de matières terreuses, et en eaux minérales, dont la température est quelquefois très-élevée et qui présentent beaucoup de variété sous le rapport des principes chimiques.

Je ne parlerai de l'influence climatérique de la mer qu'à l'article suivant.

Les eaux douces sont courantes ou immobiles. Les eaux courantes prennent leur origine dans les pluies, les sources, les torrents descendus des montagnes, etc., et forment les fleuves, les rivières et les ruisseaux, suivant leur volume. Les canaux, ou cours d'eau artificiels creusés par la main des hommes pour faciliter les échanges du commerce et de l'industrie, marquent en quelque sorte la transition entre les eaux courantes et les eaux immobiles.

Les grandes masses d'eau conservent pendant l'hiver une quantité considérable de la chaleur qu'elles ont acquise en été, et dans cette dernière saison, la vaporisation qui s'opère à leur surface absorbe une partie du calorique dont l'air est imprégné. Il en résulte qu'elles tempèrent le froid de l'hiver et les ardeurs de l'été. Ainsi, l'influence que les fleuves et les rivières exercent sur la température moyenne des localités est proportionnelle au volume de leurs eaux. Celles-ci, comme foyers d'évaporation, entretiennent aussi l'humidité aérienne, et fournissent de nombreux éléments aux hydrométéores. Les grands cours d'eau facilitent l'accès des vents, dont ils changent souvent la direction; de plus ils impriment à l'air ambiant un mouvement d'autant plus étendu que leur lit est plus large. Ce mouvement incessant a pour effet de renouveler et de purifier l'atmosphère. Enfin, les eaux courantes contribuent à la salubrité des villes et des habitations, parce qu'elles entraînent les immondices et rendent les soins de la propreté publique et domestique plus faciles.

Mais, quand les bords des fleuves et des rivières ne sont pas assez élevés, les eaux se répandent au loin et laissent après elles des atterrissements boueux qui deviennent de véritables laboratoires d'émanations infectes et morbigènes.

Les eaux immobiles forment les lacs, les étangs et les marais. Ces amas d'eaux stagnantes résultent le plus ordinairement de la nature et de la disposition du sol. Quelquefois cependant les besoins de l'agriculture exigent l'établissement de marais factices qui sont une source de richesses, il est vrai, mais dont les inconvénients font payer cher au cultivateur les bénéfices qu'il retire. Tel est l'aménagement des eaux de la Lombardie (1).

(1) Les canaux arrosent dans le Milanais, pendant la belle

Si les observateurs sont unanimes sur les funestes effets des eaux stagnantes, ils cessent de s'entendre quand il s'agit de la véritable cause de leur insalubrité. On trouvera à la page 48, les résultats de mes recherches relatives à cette intéressante question.

D'après ce qui précède, le rapport de surface entre la masse solide et la masse liquide, la largeur, la profondeur et la pente des cours d'eau, leur vitesse, leurs divisions, leurs embranchements, le système d'irrigations établi par la nature ou par l'industrie, sont des circonstances qu'il est indispensable de connaître dans l'exploration des climats.

ART. VIII. — INFLUENCES DE PROXIMITÉ.

Les développements dans lesquels je suis entré sur les modifications que les montagnes, les forêts, le régime des eaux, et, en général, l'économie topographique du sol, apportent aux climats des localités, suffisent pour faire comprendre le mode d'action et l'importance des influences de proximité; toutefois j'y ajouterai quelques détails qui me paraissent nécessaires.

Les montagnes agissent sur les climats des plaines voisines par l'inclinaison de leurs parties, l'ombre qu'elles projettent aux différentes heures du jour et

saison, une surface de 168,900 hectares, et ces arrosages donnent au pays un revenu qui est évalué à 37 millions de francs.

(Nadault de Buffon, *Des Irrigations.*)

dans les différentes saisons de l'année, et par les inégalités qu'elles déterminent dans le rayonnement nocturne. Le climat est généralement plus rigoureux, à latitude égale, auprès des hautes chaînes de montagnes que dans les plaines libres et sur les plateaux étendus.

Le voisinage des grandes aspérités du sol est donc une condition que le climatologiste ne doit jamais négliger dans ses recherches. Plus d'une fois elle lui fournira l'explication de certains phénomènes que nos instruments ne révèlent pas toujours, et dont l'appréciation est plutôt du domaine de l'organisme, cet instrument vivant si sensible et si exact.

Les terrains qui environnent une localité doivent être classés aussi parmi les influences de proximité; car les qualités des vents sont en rapport avec la nature et la disposition du sol sur lequel ils roulent.

Quant au voisinage des mers, c'est une des circonstances climatériques les plus importantes. J'ai déjà dit, page 16, que la mer se refroidissait moins que les continents, et qu'elle exerçait une grande influence sur la température de l'air : d'où l'opposition qui existe entre le climat de l'intérieur des terres et celui des îles, des péninsules et des contrées littorales. Mais à côté du privilége dont jouissent les bords de la mer, au point de vue de la thermalité atmosphérique, il y a souvent des inconvénients. Ainsi, lorsqu'aucun obstacle ne peut empêcher le conflit de l'atmosphère maritime avec l'atmosphère continentale, qui présente une température moins constante et moins uniforme, cet antagonisme entraîne de fréquentes et brusques vicissitudes thermométriques et hygrométriques : des brouillards épais et froids s'accumulent le long des rivages. J'ajouterai que l'air est fréquemment vicié par des miasmes provenant d'amas d'algues, de débris de plantes et d'animaux marins, que les vagues rejettent, et qui fermentent par l'action d'un soleil ardent.

CHAPITRE II.

Conditions atmosphériques.

Ces données, qui dérivent des éléments que nous avons étudiés dans le chapitre précédent, sont déterminées par des observations faites à l'aide d'instruments de précision. Elles occupent le premier rang dans l'étude des climats. Toutefois, accorder aux observations météorologiques plus d'importance qu'aux conditions territoriales, ce serait aller au-devant des erreurs et des mécomptes, surtout en acceptant avec une aveugle confiance les renseignements si incomplets et si incertains que nous possédons aujourd'hui. On verra que les détails d'analyse l'emportent souvent sur l'autorité du thermomètre.

Pour avoir une valeur réelle, les indications fournies par nos instruments de précision sont subordonnées à des règles auxquelles l'observateur doit se conformer rigoureusement. La fréquence et l'instantanéité des pertubations atmosphériques réclament pour ainsi dire une observation continue. Mais on conçoit que tous les efforts du climatologiste ne pourraient répondre à cette exigence, s'il n'avait à son usage des instruments disposés de manière à conserver la trace des influences qu'ils subissent, et à enregistrer eux-mêmes les états par lesquels ils passent. L'emploi de ces instruments graphiques permettra d'obtenir des résultats véritablement significatifs, et qui assigneront aux observations météorologiques la place qu'elles doivent occuper dans la climatologie.

ART. Ier. — DES VENTS.

Les vents sont des courants d'air plus ou moins énergiques qui se produisent sous l'influence de causes nombreuses parmi lesquelles je citerai : l'inégale répartition de la chaleur dans l'atmosphère; la condensation ou la formation subite d'une masse de vapeurs; les changements que produit la rotation de la terre dans la vitesse relative des molécules d'air, quand ces molécules se déplacent suivant le sens des méridiens; enfin, les attractions et les répulsions électriques.

On distingue plusieurs espèces de vents :

1° Les vents *généraux* ou vents *alisés*, résultant de la combinaison des mouvements de l'air échauffé avec la rotation de la terre, et qui soufflent dans les régions équatoriales du nord-est au sud-ouest pour l'hémisphère nord, et du sud-est au nord-est pour l'hémisphère sud. Leur direction, qui n'est constante qu'au milieu des grandes mers, présente des anomalies dans le voisinage des continents ;

2° Les vents *périodiques* ou *moussons*, qui soufflent vers le nord-est, quand le soleil est au nord de l'équateur, et au sud-est, quand il est au midi. Ces vents règnent surtout dans la zone torride ou près de ses limites. Ils présentent des anomalies comme les vents alisés, selon la disposition et la configuration des continents, les chaînes de montagnes, etc. ;

3° Les *brises*, qui ne se font sentir que vers les côtes, soufflent de mer ou de terre suivant les heures du jour. Les alternances régulières de ces courants s'expliquent d'après la loi générale formulée par Kaemtz : si deux régions voisines sont inégalement échauffées, il se produira dans les couches supérieures un vent allant de la région chaude à la région froide, et à la surface du sol un courant contraire. Or, pendant le jour, la mer est plus froide que la terre, et la nuit, c'est l'inverse qui a lieu ;

4° Les vents *irréguliers*, qui règnent des tropiques aux pôles et soufflent de différents côtés sans époque ni durée déterminées. Ce sont les vents ordinaires dans les zones tempérées. Il arrive assez souvent que plusieurs de ces vents soufflent en même temps dans des directions contraires, ainsi qu'on peut s'en convaincre en regardant les nuages lorsque le ciel est assez pur ;

5° Les vents *accidentels*, dus à une condensation

subite de vapeurs : tels sont les ouragans et les tempêtes.

Il y a encore quelques vents spéciaux comme le *sirocco*, vent sud-est très-chaud et très-humide, qui souffle sur les côtes de la Provence et dans une partie de l'Italie ; le *mistral*, vent sec de la Provence, venant du nord-ouest; le *simoun* d'Égypte, vent du désert, qui fait monter le thermomètre jusqu'à 40 degrés à l'ombre, etc.

Les vents sont les grands arbitres des changements atmosphériques (Martins). En effet, ils apportent avec eux la chaleur, le froid, la sécheresse ou l'humidité, suivant les régions qu'ils parcourent. Ainsi, les vents d'est, qui sont secs pour nos contrées d'Europe, parce qu'ils nous arrivent des grands continents d'Asie, jettent l'humidité sur les côtes orientales de l'Afrique, après avoir roulé sur la mer des Indes ; le mistral est sec pour la Provence parce qu'il n'atteint cette contrée qu'après avoir traversé l'Angleterre et la France ; le sirocco, qui souffle de l'intérieur de l'Afrique sur la Méditerranée, est brûlant et chargé en même temps de vapeurs abondantes.

La direction générale du vent à la surface de la terre est indiquée par les girouettes ou la fumée des cheminées. L'observation des nuages montre la direction des courants aériens supérieurs. Les *anémométrographes* inscrivent graphiquement la direction du vent pendant chaque instant de la journée. Quant à sa vitesse, elle est mesurée par des instruments spéciaux appelés *anémomètres*. Mais comme il n'est pas toujours nécessaire, surtout en climatologie médicale, de déterminer mathématiquement le chemin que parcourent les courants d'air dans un temps donné, on pourra se contenter d'estimer leur vitesse d'après la sensation qu'elle produit sur le corps, ou l'agitation qu'elle communique aux feuilles des arbres.

ART. II. — TEMPÉRATURE.

C'est dans l'action du soleil que réside la principale source de la chaleur universelle. « Dieu fait lever son soleil sur les plus hautes montagnes, comme sur les lieux les plus bas et les plus obscurs » (Massillon). M. Pouillet a calculé que cet astre verse sur la terre, dans une année, une quantité de calorique équivalente à celle qui serait nécessaire pour fondre une couche de glace couvrant la totalité du globe et de quatorze mètres d'épaisseur. Mais cette énorme quantité de chaleur n'est pas également répartie sur les différents points de notre planète. En effet, la température atmosphérique varie à l'infini, et ces variations dépendent d'un grand nombre de circonstances que j'ai mentionnées en traitant des conditions topographiques des climats.

De Humboldt a déterminé les lois de la distribution géographique de la chaleur à la surface de la terre par un système de courbes qui circonscrivent les contrées auxquelles est départie, par année et par saisons, une égale quantité de chaleur. Les lignes *isothermes* réunissent les divers points du globe situés dans le même hémisphère, et dont la température moyenne annuelle est la même. En réunissant par des lignes analogues les lieux d'un même hémisphère ayant même température moyenne d'hiver ou d'été, on obtient un système de courbes auxquelles de Humboldt a donné le nom de lignes *isochimènes* et de lignes *isothermes*.

Les courbes isothermes ne sont point parallèles à l'équateur, mais subissent des inflexions plus ou moins considérables suivant les influences secondaires qui peuvent contrebalancer celle de la latitude ; elles ne conservent leur parallélisme que dans la proximité de la zone torride.

L'examen de la direction des isothermes montre que les climats de l'Europe jouissent d'une température moyenne plus forte que ceux de l'Asie centrale et de l'Amérique. Dans l'hémisphère boréale, les isochimènes s'abaissent vers le sud à mesure qu'elles s'éloignent de la côte occidentale de l'Europe, tandis que les isothermes s'élèvent vers le pôle à mesure qu'on les suit d'occident en orient ; de sorte que c'est dans l'intérieur du continent que l'on trouve les hivers les plus froids et les étés les plus chauds, et dès-lors les variations les plus étendues entre les extrêmes de température. La raison de ce fait se trouve principalement dans l'influence du voisinage des mers.

Chaque jour présente un maximum et un minimum de température. Le maximum répond à deux ou trois heures de l'après-midi, et le minimum se trouve entre trois et sept heures du matin. La température prise à l'aide du thermomètre placé au nord et à l'ombre, à neuf heures du matin, à midi, à trois heures et neuf heures du soir, donne la moyenne des vingt-quatre heures. Avec les moyennes des jours on obtient celle des mois, et avec les moyennes des mois celles des saisons et de l'année.

Considérées d'une manière générale, les moyennes thermométriques sont des renseignements dont les médecins et les malades ne sauraient trop se défier; car beaucoup de localités nuisibles aux valétudinaires présentent des moyennes d'hiver plus élevées que les meilleures stations. Ce dont il faut tenir compte avant tout, c'est la stabilité du thermomètre. Encore ce dernier n'accuse-t-il pas toujours exactement les transitions qui s'opèrent dans l'état thermique de l'air. Alger nous offrira un exemple à l'appui de cette assertion. Il faut donc accepter avec une grande réserve les résultats de la thermoscopie et en vérifier l'exactitude et la portée par les données de la topographie et les indications de l'anémoscope.

J'insisterai aussi sur la nécessité de comparer la température intérieure à celle de l'extérieur, et de noter les écarts que subit le thermomètre à l'ombre.

Enfin, il ne sera pas inutile de déterminer par des observations régulières la puissance calorifique du soleil. On sait, en effet, que l'air est un corps diathermane qui n'arrête qu'une très-faible partie des rayons solaires à leur passage; par conséquent un thermomètre suspendu dans l'espace mesure bien la température de l'atmosphère, mais il ne saurait indiquer la quantité de chaleur qui parvient aux corps athermanes tels que la terre, les plantes, etc. M. de Gasparin a proposé, pour mesurer l'intensité de la chaleur solaire, d'observer un thermomètre dont le réservoir occupe le centre d'une sphère creuse de cuivre mince ayant un décimètre de diamètre. Cette boule, peinte en noire, est exposée dans un lieu découvert.

ART. III. — PRESSION ATMOSPHÉRIQUE.

L'air forme autour de la terre une couche gazeuse qui paraît avoir de 60 à 80 kilomètres d'étendue. La pesanteur de cet air est de 1,033 grammes par centimètre carré de surface au niveau de la mer où le baromètre marque 76 centimètres : d'où il suit que la pression atmosphérique supportée par le corps de l'homme adulte équivaut à environ 18,000 kilogr. On comprendra que ce poids énorme n'entrave point la liberté des mouvements nécessaires à la vie, en considérant que la pression atmosphérique se distribue également sur tous les points de la surface du corps, et que les organes contiennent des liquides incompressibles et des fluides élastiques dont la tension égale celle de l'air extérieur. On voit aussi par là qu'une diminution ou une augmentation notable dans la densité de l'air doit exercer une certaine influence sur l'homme.

La pression atmosphérique est sujette à de fréquentes variations, qui sont régulières et irrégulières. Les variations régulières ont lieu partout et à des heures déterminées. Ainsi, il y a chaque jour deux maxima et deux minima. Le maximum du matin est à 9 heures 37′, et celui du soir à 10 heures 11′; le minimum du matin a lieu à 3 h. 45′, et celui du soir à 4 h. 05′. Ces variations sont dues à la dilatation et au resserrement alternatifs des couches d'air.

Les perturbations atmosphériques, telles que les vents, les orages, etc., produisent les variations irrégulières ou accidentelles. Celles-ci présentent pour chaque mois une amplitude moyenne qui diffère suivant les localités. Kaemtz a réuni par des lignes *isobarométriques* les différents points où l'amplitude est la même.

L'importance des observations barométriques dans la climatologie médicale ressortira des développements que je présenterai plus loin sur l'action physiologique et thérapeutique de l'air suivant sa densité.

ART. IV. — HYGROMÉTRIE ET HYDROMÉTÉORES.

On désigne par état hygrométrique de l'air le rapport entre la quantité de vapeur aqueuse contenue dans l'atmosphère et celle qui s'y trouverait si elle était saturée.

L'humidité atmosphérique varie suivant la situation des lieux, les saisons, la température, les vents, etc. En pleine mer, l'air paraît saturé à toutes les latitudes, et la vapeur diminue à mesure qu'on s'avance dans l'intérieur des terres. Les climats continentaux sont donc moins humides que le littoral, les îles et les régions péninsulaires. Dans les continents, la quantité de vapeur ne coïncide pas toujours avec la plus haute température, comme cela s'observe dans les pays maritimes.

L'humidité apportée par les vents vient des lieux qu'ils ont traversés : dans l'Europe centrale, elle est à son minimum sous l'influence des vents d'est, qui soufflent de l'intérieur des terres ; tandis qu'elle atteint son maximum quand règnent les vents d'ouest, qui se chargent de vapeurs en passant sur l'Atlantique.

C'est à l'humidité de l'air que sont dus les différents météores aqueux, tels que la rosée, les brouillards, les nuages, la pluie, etc., etc.

La terre et tous les corps échauffés par l'influence solaire rayonnent pendant la nuit vers les espaces célestes, et se refroidissent quand ils ne sont pas abrités. Il peut donc arriver que ces corps soient à quelques degrés seulement, tandis que l'air accuse une température plus élevée. Alors les couches d'air qui se trouvent en rapport avec les objets refroidis perdent elles-mêmes de leur calorique, et à mesure que ce refroidissement s'opère, la vapeur d'eau, dépassant le maximum de saturation à cette température, se précipite sous forme de gouttelettes. Telle est l'origine de la *rosée*. Si l'eau se congèle, au lieu de rester liquide, la rosée se transforme en *gelée blanche*.

Le *serein* est cette petite pluie à peu près invisible qui tombe souvent pendant les soirées d'été, surtout dans les vallées. Il résulte, comme la rosée, de la condensation de la vapeur aqueuse de l'atmosphère, par suite du refroidissement de la surface de la terre et des couches d'air inférieures.

La tendance qu'ont les *brouillards* à se maintenir dans l'air, et souvent même à s'élever, indique que l'eau qui les constitue est dans un état différent de celui qui caractérise la rosée et le serein. En effet, on admet généralement que la vapeur, en se condensant, forme de petites sphères creuses ou vésicules semblables à des bulles de savon, et renfermant de l'air plus chaud et plus léger que l'air ambiant.

La pluie fine à laquelle les brouillards donnent lieu en se condensant est appelée *bruine*. Elle prend le nom de *givre*, lorsque, dans les temps froids, elle se change en aiguilles de glace dès qu'elle touche les corps refroidis par le rayonnement, comme les parties supérieures des tiges et des feuilles des végétaux.

Les *nuages* sont des amas de brouillards suspendus dans l'air et maintenus à une hauteur plus ou moins grande (1,000 à 1,200 mètres). Ils se distribuent ordinairement par étages, et leur épaisseur va en diminuant avec l'ordre des étages. Les nuages orageux contiennent une grande quantité d'électricité. La chaleur atmosphérique, dans les jours d'été, devient étouffante quand une couche très-légère de nuages s'interpose entre le soleil et la terre. La raison en est que ces nuages, en même temps qu'ils ne forment qu'un obstacle incomplet à l'effet de l'action solaire, font écran à la surface du sol qui lance par rayonnement son calorique vers l'espace.

Les vésicules des nuages viennent-elles à se rompre

et à se réunir, elles produisent des gouttes qui se précipitent en *pluie* vers la surface de la terre. L'accumulation de la vapeur et l'agitation de l'air sont les causes principales de la formation de la pluie ; l'électricité y joue aussi un rôle. La quantité de pluie qui tombe dans une contrée varie selon la proximité de la mer, les vents régnants, la latitude et la saison.

Une *trombe* est un nuage descendant en colonne à peu près verticale et de forme conique, dont l'extrémité supérieure se confond avec les autres nuages, et qui lance autour de lui une pluie abondante souvent mêlée de grêle. On a vu des trombes se répandre à de grandes distances, comme des torrents dévastateurs, déracinant les arbres, renversant les habitations, et soulevant des masses d'eau considérables qu'elles paraissaient aspirer. Le soulèvement des eaux par les trombes explique ces *pluies d'animaux* qui ont été observées quelquefois. Le professeur Wolke rapporte que le 5 août 1795, à Repshalt, une trombe enleva l'eau d'un étang avec ses poissons, et les transporta à quelque distance (1). Le 13 septembre 1835, dans la commune de Champagne-Saint-Hilaire, une trombe allant du sud-ouest au nord-est souleva toute l'eau d'une mare avec les poissons qu'elle contenait, et les rejeta à une lieue et demie, au grand étonnement des personnes témoins de cette pluie (2).

La *neige* se forme dans les régions élevées de

(1) *Gilbert's Annalen der physik*, t. x, p. 482.

(2) *Monde savant*, 1835, nos 80 et 83.

l'atmosphère, sous une température inférieure à zéro : la vapeur se condense, et ses molécules aqueuses se cristallisent en flocons. On a remarqué en tout temps et en différents lieux des *neiges rouges*. Cette teinte est due à un végétal infiniment petit *(uredo nivealis)* qui se développe dans la neige, et dont la végétation paraît tout-à-fait incomplète dans l'eau (1).

Le *grésil* est constitué par des flocons de neige compacte souvent recouverts d'une couche de glace.

Le *verglas* résulte de la congélation de la pluie à mesure qu'elle tombe sur un sol assez froid.

L'humidité de l'air ou sa sécheresse sont, après la température, les conditions météorologiques qui exercent sur l'homme l'influence la plus importante. Mais les instruments imaginés dans le but de déterminer la quantité de vapeur aqueuse que contient l'atmosphère ne présentent pas l'exactitude et surtout la facilité pratique du thermomètre pour la température. Ces instruments portent le nom d'hygromètres. Celui de Th. de Saussure, ou à cheveu, est le plus employé. Sa construction repose sur la propriété qu'ont les cheveux de changer de dimension en absorbant l'humidité. A cause des nombreuses imperfections que comporte la majeure partie des hygromètres à cheveu, on préfèrera le *psychromètre*, dont les indications sont beaucoup plus exactes, pourvu toutefois que les observations soient faites au nord et à l'abri du vent.

Il importe aussi de connaître la quantité annuelle

(1) Pline prétendait que la neige rougissait en vieillissant.

de la pluie et sa distribution dans les diverses saisons. Les *udomètres* dont on se sert pour mesurer la couche d'eau tombée sur la surface de la terre dans un temps déterminé comportent ordinairement de nombreuses causes d'erreur. A l'aide d'un *udométrographe,* il est possible d'enregistrer graphiquement la quantité de pluie tombée à chaque instant de la journée.

ART. V. — ÉLECTRICITÉ.

La végétation, les combinaisons chimiques et l'évaporation qui s'opèrent constamment à la surface de la terre, l'inégalité de température, les mouvements des couches d'air, le conflit des vents soufflant de directions opposées, la condensation des vapeurs dans l'air, etc., sont les principales causes productrices de l'électricité atmosphérique. Celle-ci est ordinairement positive, le sol étant au contraire électrisé négativement. D'après les expériences de MM. Becquerel et Breschet, la couche atmosphérique qui touche le sol ne contient pas d'électricité dans l'épaisseur d'un à deux mètres, tandis qu'elle s'accumule dans les couches supérieures.

L'électricité de l'atmosphère est d'ailleurs très-variable. Elle décroît de l'équateur aux pôles, et ne se manifeste plus au-delà du 68e degré de latitude nord. Les aurores boréales qui se montrent si souvent vers les régions polaires sont probablement dues à l'écoulement et à l'accumulation de l'électricité d'une partie du globe dans l'air.

Sous nos latitudes, les fluctuations de l'électricité atmosphérique sont plus prononcées en été qu'en aucune autre saison de l'année. Cependant il existe des orages d'hiver, mais leur mode de production est bien différent de celui des orages d'été.

Une chaleur sèche favorise le développement et l'accumulation du fluide électrique dans les régions élevées de l'atmosphère; l'état d'humidité de l'air l'entretient, au contraire, à la surface du sol où il est neutralisé.

Les instants de la journée où la quantité d'électricité atmosphérique atteint son maximum correspondent au maximum de saturation de l'air par la vapeur aqueuse. Il y a, par conséquent, deux maxima d'électricité pour la journée: l'un, de huit à neuf heures du matin, alors que le sol s'échauffant, l'évaporation devient active et l'air se sature; l'autre, après le coucher du soleil, quand l'air saturé de vapeurs est sur le point de les laisser se précipiter sous l'influence du refroidissement.

On a remarqué que l'eau météorique, toujours fortement électrisée, surtout en été, est presqu'aussi souvent négative que positive quand elle tombe en pluie; à l'état de neige, elle est ordinairement positive.

Lorsque, par suite d'un abaissement de température, les vapeurs aqueuses répandues dans l'atmosphère viennent à se condenser, l'électricité se concentre sur les vésicules qui constituent les nuages en se réunissant. C'est ainsi que se forment les orages en été. Les nuages orageux ne sont pas tous électrisés positivement ; il y en a qui sont fortement chargés d'électricité négative. Les premiers présentent une teinte noire ou blanchâtre et propre à refléter le rouge (Peltier) ; les seconds ont une couleur d'un bleu plombé.

Les orages d'hiver ne sont point dus, comme ceux d'été, à la condensation des vapeurs aqueuses dans les régions élevées de l'atmosphère, mais à la rencontre de deux courants d'air opposés et d'inégale température.

Quoique l'état électrique de l'air occupe une place importante dans la météorologie médicale, les expériences électro-métriques ont été jusqu'à présent très-négligées. Cela tient sans doute aux difficultés qu'elles présentent et à l'imperfection de nos instruments. « Parmi tous les phénomènes météorologiques, dit M. Martins, il n'en est point dont l'observation soit plus délicate que celle des manifestations électriques. Elle exige une grande habitude et des précautions infinies. Une vapeur, un nuage, un peu de brouillard, suffisent pour changer toutes les indications (1). » Je pense néanmoins que l'électromètre de Peltier fournira des résultats d'une exactitude suffisante, si l'on a la précaution d'opérer avec soin. L'électromètre à pailles ou à lames d'or de de Saussure est moins sensible, et donne des résultats moins comparables. Quant au galvanomètre multiplicateur, les déviations

(1) *Patria.*

de son aiguille ne peuvent servir à mesurer d'une manière absolue la tension électrique de l'atmosphère.

ART. VI. — OZONE.

Dans ces dernières années, un chimiste distingué, le professeur Schœnbein, a signalé la présence dans l'atmosphère d'un nouveau corps ou agent qu'il nomma *ozone*. Considéré d'abord comme de l'oxygène électrisé positivement, parce qu'on peut le préparer directement en soumettant l'air ou l'oxygène à des décharges électriques répétées, l'ozone est pour d'autres chimistes un composé nouveau d'hydrogène et d'oxygène. Selon d'autres encore, c'est de l'oxygène naissant ou à un état particulier d'allotropie (αλλος autre, τροπος manière d'être) comparable à celui que présente le phosphore devenu rouge par l'action de la lumière solaire dans le vide. M. Schœnbein a lui-même modifié ses idées depuis sa découverte. Ainsi, il admet trois espèces d'oxygènes : 1° l'oxygène ordinaire ; 2° et 3° deux espèces d'ozone qui sont entre elles comme les deux espèces d'électricités allotropiques. Ces deux espèces d'ozone mises en présence régénèrent l'oxygène ordinaire, et celui-ci est détruit dès qu'on lui enlève un ozone, etc., etc.

Quoi qu'il en soit, l'ozone a pour propriété essentielle de décomposer rapidement l'iodure de potassium en mettant l'iode en liberté. On a utilisé cette propriété pour composer un réactif extrêmement sensible.

Ainsi, une feuille de papier trempée dans la colle d'amidon contenant de l'iodure de potassium prend, sous l'action de l'ozone, une teinte bleue d'autant plus foncée que la proportion d'ozone est plus considérable. M. Schœnbein a construit une échelle composée de dix teintes graduées depuis le blanc jusqu'au bleu foncé. Cette dernière couleur représente la teinte que prend une feuille de papier ozonométrique exposée pendant douze heures dans une atmosphère saturée d'ozone.

MM. Berigny, de Versailles, et J. Salleron recommandent le papier préparé par M. Jame, de Sédan, comme plus puissant et plus constant que celui de M. Schœnbein, et présentant en même temps des nuances plus uniformes. Ces deux physiciens ont aussi construit une nouvelle échelle chromatique dont les intervalles sont rigoureusement proportionnels, et dont les teintes sont en parfaite harmonie avec les couleurs prises par le papier Jame (1).

ART. VII. — ÉTAT DU CIEL, TRANSPARENCE ET COULEUR DE L'AIR.

La transparence du ciel intervient activement dans le climat des localités, en ce qu'elle détermine ordinairement des contrastes de température nocturne et diurne. Par exemple, sous un ciel presque toujours serein, le sol accumule pendant le jour le calorique

(1) *Comptes-rendus de l'Académie des Sciences,* 1er février 1858.

solaire, et l'émet rapidement pendant la nuit. Ce phénomène est remarquable principalement sur les plateaux élevés.

Th. de Saussure a démontré que l'azur du ciel est dû à ce que les rayons bleus sont réfléchis en plus grande abondance que les autres rayons du spectre, et non point à une couleur propre aux particules aériennes.

L'éblouissante splendeur de l'atmosphère exclut la saturation de l'air par l'eau vésiculeuse ; mais elle n'est point incompatible avec les écarts du thermomètre.

ART. VIII. — ALTÉRATIONS DE L'AIR PAR DES PRINCIPES ÉTRANGERS A SA COMPOSITION.

L'air renferme souvent des principes étrangers à sa composition, et qui exercent sur l'homme une action plus ou moins nuisible.

Je divise ces principes en deux catégories : les uns appréciables par nos moyens d'investigation, les autres dont la nature est inconnue. Les premiers comprennent les gaz qui se forment naturellement, ou qui sont le produit de l'industrie humaine, et les poussières minérales, végétales et animales ; aux seconds appartiennent les miasmes.

Les gaz qui se développent naturellement sont l'ammoniaque et les hydrogènes carboné, sulfuré et phosphoré.

Rarement l'ammoniaque se dégage pure : elle est presque toujours combinée avec les acides sulfhydrique, chlorhydrique, carbonique et acétique; et elle provient, dans ces divers états de combinaison, des matières végétales et animales en putréfaction. Les fosses d'aisance, les égouts, les écuries, les étables, etc., en émettent une assez grande quantité. On a trouvé du sulfhydrate d'ammoniaque dans l'atmosphère de Paris. MM. Arago et Barral ont constaté la présence de l'ammoniaque dans l'eau de pluie recueillie à l'Observatoire de Paris pendant une année.

L'hydrogène carboné provient des mines de houille, des tuyaux de conduite du gaz de l'éclairage et des matières végétales en décomposition. La vase des marais en contient une assez grande quantité. L'hydrogène sulfuré résulte de la décomposition de certaines matières végétales, soit isolées, soit associées à des substances animales. Le chou, la laitue et les crucifères en fournissent le plus. Il se dégage en proportion notable des fosses d'aisance, mais ordinairement combiné ou mélangé avec d'autres gaz. La vase des marais en renferme aussi.

L'hydrogène phosphoré est un des produits de la décomposition des substances animales. En s'enflammant au contact de l'air, il constitue ces *feux-follets* qui ont de tout temps frappé l'attention des hommes, et qu'on a surtout remarqués la nuit dans les cimetières. Ce phénomène est beaucoup moins fréquent depuis qu'on adopte pour les sépultures des terrains calcaires, sablonneux ou séléniteux, qui jouissent de la propriété d'absorber les liquides et de déterminer la décomposition sèche. Dans un intéressant travail communiqué récemment à l'Académie des Sciences (séance du 18 février 1861), M. le docteur Roy établit que les roches volcaniques et certaines argiles contiennent du phosphore à un état d'oxydation plus ou moins imparfait, et que sous l'action des vapeurs aqueuses, les phosphores des argiles émettent des principes gazeux à base d'hydrogène phosphoré. D'après M. Roy, ces émanations seraient la cause des fièvres intermittentes. D'un autre côté, un habile chimiste, M. Barral, a découvert la présence du phosphore dans les eaux pluviales, ce qui implique l'existence de matières phosphorées dans notre atmosphère. Il est vrai que la quantité de ces matières est infiniment petite, puisqu'elle ne s'élève qu'à 5 ou 9 centièmes de milligramme par litre d'eau. On s'explique leur origine en considérant que l'écorce solide de notre globe est composée de masses énormes de roches phosphatées, et que les poussières détachées de ces roches sont disséminées par les vents dans l'atmosphère des diverses régions de la terre. Rien ne prouve d'ailleurs que la vapeur d'eau qui s'élève de la surface du sol pour constituer les nuages et la pluie ne contiennent pas déjà des quantités infiniment petites de phosphore.

Selon M. Chatin, l'air renferme des traces de vapeur d'iode, et ce chimiste évalue à 1/45e de milligramme la proportion répandue dans les 4,000 litres d'air qu'un homme fait passer, en douze heures, par ses poumons. L'atmosphère des lieux mal aérés et surhabités est en partie privée de son iode.

Les produits de l'industrie susceptibles d'altérer l'air sont le chlore, les acides chlorhydrique, nitrique, nitreux, sulfurique, sulfureux, etc. Mais il n'y a guère que les ouvriers des usines où l'on travaille ces substances qui soient exposés à leurs désastreux effets. Cependant elles pourraient se répandre au loin si des mesures n'étaient pas prises dans l'intérêt de la santé publique (1).

Parmi les poussières qui, suspendues dans l'atmosphère, sont plus ou moins nuisibles, il y en a un certain nombre dont je ne dois point m'occuper ici : par exemple, celles que contient l'air des ateliers où sont travaillés le plomb, le cuivre, l'antimoine, la laine, le crin, etc.

La poussière qui s'élève en tourbillons des routes et des rues macadamisées n'est pas sans inconvénients; elle irrite les yeux et les bronches. Quelques médecins regardent même le macadam comme une cause de phthisie pulmonaire. C'est un des inconvénients de la résidence de Nice.

Les émanations provenant des matières animales et végétales en décomposition sont constituées par de la vapeur d'eau, en quantité variable, des gaz et les miasmes proprement dits. L'analyse chimique nous révèle la composition des gaz, mais nous ne savons absolument rien de la nature des miasmes. Je travaille depuis plusieurs années à la solution de ce

(1) Consultez Vernois, *Traité d'hygiène industrielle et administrative*, Paris, 1860.

problème, et je vais exposer les résultats de mes premières recherches.

Les émanations paludéennes fixèrent d'abord mon attention. En faisant passer, au moyen d'un aspirateur, de l'air marécageux dans un tube contenant de l'acide sulfurique le plus pur possible, j'ai recueilli les corpuscules organiques que renfermait cet air, et j'ai pu les étudier ensuite au microscope et en déterminer la nature. J'ai démontré ainsi : 1° que l'air qui environne les eaux stagnantes renferme des détritus organiques formés par des débris de végétaux et d'insectes, et des animalcules infusoires; 2° que ces principes, existant dans les eaux, sont répandus dans l'atmosphère par la vapeur formée à leur surface, et par les vents, quand le sol est à sec; 3° que leur quantité varie suivant plusieurs circonstances telles que l'état de la surface d'évaporation, la chaleur solaire, etc. (1).

L'acide sulfurique agissant d'une façon trop brutale sur les corpuscules organiques, je lui ai substitué, dans d'autres expériences, l'eau distillée entourée d'un mélange réfrigérant. Les résultats ont été identiques.

J'ai appliqué la même méthode à l'étude des miasmes en général, mais en modifiant l'appareil. Celui-ci se compose de quatre flacons aspirateurs communiquant entre eux par des rallonges en caoutchouc. Le premier

(1) Ces recherches ont été consignées dans un travail publié en 1859 sous ce titre : *Recherches expérimentales sur la nature des émanations marécageuses, et sur les moyens d'empêcher leur formation et leur expansion dans l'air.*

contient de l'acide sulfurique destiné à purifier l'air qui doit traverser l'appareil; le second, les matières dont on veut étudier les émanations; le troisième, de l'eau distillée — c'est dans ce liquide que l'air dépose les miasmes provenant du flacon précédent — ; enfin, dans le quatrième flacon est de l'acide sulfurique qui doit absorber la vapeur d'eau provenant de l'aspirateur. Après avoir fait passer une certaine quantité d'air dans les quatre flacons, le liquide collecteur est examiné au microscope.

Ces expériences, que j'ai répétées souvent, prouvent:

1° Que les miasmes provenant des matières animales et végétales en décomposition sont constitués par des particules de ces substances et des animaux infiniment petits qui naissent et se développent dans les matières organiques pendant leur décomposition;

2° Que la plupart de ces animalcules, paraissant devoir être classés parmi les plus simples des zoophytes infusoires, sont cependant doués de mouvements rapides et variés qui font supposer que leur organisation est en réalité moins simple qu'elle nous paraît avec nos moyens actuels d'observation;

3° Que la présence de l'eau dans les matières organiques en décomposition favorise le dégagement des miasmes.

SECTION II.

DE L'INFLUENCE DES CLIMATS.

L'application d'un médicament au traitement des maladies découle le plus ordinairement de ses effets physiologiques. Il ne saurait en être de même pour les climats, dont l'influence varie avec les saisons, de telle sorte qu'elle peut être favorable pendant l'hiver et le printemps, et devenir pernicieuse en été et en automne — ce qui existe précisément dans la plupart des stations d'hiver recommandées aux malades. On ne peut donc établir aucun rapport entre l'impression que le climat d'un pays a produite sur le tempérament des habitants exposés sans cesse à ses mauvaises comme à ses bonnes conditions, et celle qu'exercerait le même climat sur des organisations souffrantes soumises momentanément à son influence, et pendant les époques les plus propices de l'année. Dans les monographies spéciales, j'aurai souvent l'occasion de faire ressortir le peu de valeur des données de l'ordre physiologique au point de vue des indications thérapeutiques des climats. Ainsi, pour prendre un exemple, le lymphatisme prédomine chez les Vénitiens; cependant la résidence de Venise convient aux sujets lymphatiques.

Nous avons déjà vu, à la page 4 de l'Introduction de ce livre, que, lorsqu'il s'agit de l'action médicatrice des climats, on attache aux statistiques une importance qu'elles sont loin de mériter, tant parce qu'elles concernent certaines classes d'individus placés dans des conditions spéciales et défavorables, comme les marins et les soldats, que parce qu'il existe pour la plupart des climats des mois propices et des mois néfastes. Par exemple, la diathèse scrofuleuse n'est pas rare dans beaucoup de localités maritimes, et néanmoins l'expérience a prouvé que le séjour sur ces côtes modifie avantageusement les scrofuleux de l'intérieur des continents. D'où provient donc cette opposition? Principalement de ce que l'air de plusieurs points du littoral est salutaire aux scrofuleux pendant la saison chaude — époque choisie par ces malades pour leur émigration vers les bords de la mer —, et qu'il acquiert des qualités nuisibles dans les autres saisons de l'année, notamment en hiver, par suite de l'antagonisme des vents continentaux et des vents maritimes. De même il n'est point étonnant que des tuberculeux étrangers guérissent là où les indigènes, subissant l'action incessante du climat, succombent à la phthisie pulmonaire.

Ainsi, le mouvement annuel de la pathologie n'occupe qu'une place secondaire dans l'appréciation de l'influence thérapeutique d'une localité; et les relevés concernant les indigènes et les étrangers qu'un trop long séjour expose à toutes les inclémences locales et saisonnières sont des sources d'erreurs. « A moins d'une inclination particulière pour les œuvres informes ou fantasques, dit M. Champouillon, on ne peut faire aucun cas des statistiques établies jusqu'à présent pour juger des avantages ou des inconvénients que présentent les stations méridionales relativement aux maladies chroniques de la poitrine. S'il faut tenir compte de ces laborieuses tentatives, c'est uniquement pour signaler en elles un des échecs de la méthode numérique (1). »

Mais le médecin climatologiste devra observer avec le plus grand soin les malades émigrants. Il constatera, dès leur arrivée, la nature du mal, en mesurera avec précision l'étendue et le degré, et en suivra attentivement la marche, en tenant compte de toutes les circonstances qui peuvent ajouter leur action à celle du climat. Des faits ainsi observés deviendront de véritables démonstrations scientifiques.

Il résulte de ce que j'ai dit sur les différents éléments dont l'ensemble et l'influence réciproque constituent les climats, que les effets de ces derniers se résument dans l'action physiologique, pathologique et thérapeutique de l'air.

(1) *Gaz. des hôp.*, 23 avril 1861.

CHAPITRE PREMIER.

De l'action physiologique, pathologique et thérapeutique de l'air, suivant ses qualités.

L'atmosphère, c'est-à-dire la masse d'air qui entoure la terre de tous côtés, est l'immense réservoir où les êtres vivants puisent les principes les plus indispensables à leur existence. A l'homme et aux animaux il faut de l'oxygène; aux plantes, de l'acide carbonique et de l'azote; et pour que ces agents, qui forment l'atmosphère par leur mélange, se trouvent toujours en proportion suffisante à l'entretien de la vie, les plantes restituent à l'air l'oxygène nécessaire aux animaux, tandis que ces derniers lui rendent l'acide carbonique et l'azote dont les plantes ont besoin. Admirable enchaînement des phénomènes de la vie animale et de la végétation ! « cercle éternel dans lequel la matière ne fait que changer de place. (Dumas.) »

Mais si l'atmosphère, par la stabilité de ses éléments constitutifs, assure à l'homme l'existence, elle est aussi la source des influences accidentelles qui tendent sans cesse à modifier son organisation. « Tel air, tel sang, » écrivait Ramazzini (1). On ne saurait mieux exprimer, d'une manière générale, l'action de l'air sur

(1) *De la constitution de l'air*, 1691.

l'économie, et les modifications qu'il imprime à la santé par les qualités qu'il possède. Celles-ci sont relatives à sa composition et à ses propriétés physiques.

L'air atmosphérique renferme :

	En volume.	En poids.
Oxygène.	20,81	23,01
Azote.	77,19	76,99
	100,00	100,00

Cette composition est à peu près immuable, non-seulement dans un même endroit et dans un temps donné, mais à toutes les époques, en tous lieux, à toutes les latitudes, à toutes les hauteurs. Cependant, d'après M. Babinet, la proportion de l'oxygène sur 100 parties d'air en volume serait :

Au niveau de la mer.	21,
A 2,000 mètres.	20,46
A 6,000 mètres.	19,42
A 10,000 mètres.	18,42

D'un autre côté, la proportion d'oxygène peut s'élever jusqu'à 23,67 pour 100 dans l'air recueilli à la surface des mers et des eaux stagnantes où vivent soit des végétaux abondants, soit des myriades d'infusoires de couleur verte ou rouge. M. Morren attribue ce phénomène à la décomposition de l'acide carbonique opérée par ces êtres vivants sous l'influence de la radiation solaire. Par opposition, M. Lewy a trouvé à la surface de la mer, là où les êtres organisés dont il s'agit n'existent pas, l'oxygène tombé à 22,6 pour 100 en poids ; d'où il suit que l'air de la terre serait en moyenne un peu plus riche que celui de la mer. Enfin, suivant MM. Martins et Bravais, un changement dans la direction du vent coïncide avec une variation dans la proportion de l'oxygène.

La quantité d'acide carbonique que contient l'air varie beaucoup plus que celle de l'oxygène. Il y en a davantage dans les villes que dans les campagnes (Boussingault), sur les montagnes élevées que dans les plaines, par un temps sec et froid que par la pluie (Th. de Saussure), etc. Mais ces changements dans la proportion du gaz n'exercent aucune influence fâcheuse sur l'homme. C'est seulement dans les endroits confinés que se produisent des effets nuisibles dus à la quantité croissante de l'acide carbonique provenant de la respiration, en même temps qu'à la diminution progressive de l'oxygène.

Les propriétés physiques de l'air se rapportent aux conditions météorologiques que nous avons étudiées précédemment. Ainsi il agit sur nous différemment, selon qu'il est plus ou moins dense, chaud ou froid, sec ou humide, calme ou agité, etc.

ART. Ier. — AIR RARÉFIÉ ET AIR DENSE; VARIATIONS BAROMÉTRIQUES.

L'air devenant de moins en moins dense à mesure qu'on s'élève dans l'atmosphère, les effets physiologiques dus à sa pression doivent varier suivant la position des localités par rapport au niveau de la mer. Voilà pourquoi, en effet, les habitants des plaines ne ressemblent pas à ceux des montagnes.

M. Boudin résume ainsi les phénomènes physiologiques observés dans les ascensions des hautes montagnes : 1° *Effets sur le système nerveux :* vertige, céphalagie, somnolence ; 2° *Respiration et circulation :* dyspnée, fréquence de la respiration, constriction thoracique, transsudation du sang par les surfaces muqueuses, tendance syncopale, palpitations, accélération du pouls, battement des artères intracrâniennes ; 3° *Fonctions digestives :* anorexie, nausées, vomissements, soif, constriction sous-épigastrique, langue blanche ; 4° *Locomotion :* douleurs musculaires, affaiblissement des membres abdominaux ; 5° *Système cutané :* peau rugueuse, suppression de la transpiration, pâleur de la peau, cyanose de la face (1).

Sur huit voyageurs anglais qui ont atteint le sommet du Mont-Blanc (4,810 mètres), trois furent frappés d'aliénation mentale. Mais on ne peut tirer aucune conséquence de ces faits exceptionnels.

Les phénomènes physiologiques constatés dans les voyages aéronautiques sont semblables aux précédents.

Suivant M. Payerne, la lassitude et l'anhélation dans les lieux élevés ont pour cause la rupture de l'équilibre entre la tension des fluides que contiennent nos organes et celle de l'air ambiant, et non pas une insuffisance d'oxygène, comme l'ont pensé quelques physiologistes (2).

(1) *Géographie et statistique médicales*, Paris, 1857, t. 1, p. 182.

(2) *Académie des sciences*, 18 août 1853.

Dans une thèse sur la médication par l'air comprimé, le docteur Pravaz fils, de Lyon, signale les effets physiologiques suivants, comme résultant de la raréfaction de l'air :

Dilatation incomplète des vésicules pulmonaires, sous l'influence de la diminution de la force mécanique de l'air;

Accélération du rhytme respiratoire, pour suppléer par le nombre des inspirations à l'ampliation restreinte du poumon;

Accélération de la circulation artérielle produite par la fréquence des mouvements respiratoires;

Ralentissement de la circulation veineuse et de la circulation capillaire, déterminé par la diminution de la force aspirante de la poitrine dans un milieu moins dense;

Ralentissement de l'élimination et de l'assimilation des matériaux organiques, autrement dit ralentissement de la *rénovation organique,* produit par une moindre absorption d'oxygène dans un volume donné;

Enfin, défaut de stimulation des centres nerveux sous l'influence d'un sang moins chargé d'oxygène.

Avec de semblables effets, quel bénéfice l'organisme pourrait-il retirer de l'influence d'une atmosphère raréfiée? Aucun, assurément; et je ne vois pas les avantages que la diminution de la pression atmosphérique offrirait à la médecine. Mais les effets qui résultent du séjour prolongé dans les régions élevées au-dessus du niveau de la mer, sont bien différents de ceux que M. Pravaz a signalés. Et d'ailleurs, de ce que l'air raréfié contient, sous le même volume, une proportion moins forte d'oxygène, faut-il en conclure que ce gaz pénètre en moins grande quantité dans les cellules pulmonaires, de sorte que l'hématose est incomplète? C'est une erreur; car, ainsi que le remarque avec raison M. Becquerel (1), un individu placé dans une atmosphère peu dense est obligé, pour respirer librement, d'introduire à chaque inspiration une quantité plus considérable d'oxygène, ce qui n'est guère possible, ou bien d'opérer la compensation en répétant un plus grand nombre de fois les inspirations, ce qui arrive en effet. Cette compensation, obtenue par un surcroît d'activité des organes respiratoires, explique pourquoi on ne rencontre pas chez les habitants des localités élevées le ralentissement des métamorphoses organiques dont parle M. Pravaz. Au contraire, la vie végétative est chez eux luxuriante, et le système nerveux vivement stimulé. Pour preuves, je citerai les modifications physiologiques que les montagnards présentent dans leur constitution, leur tempérament et leur caractère. Ainsi, l'appétit est développé et la digestion facile; la respiration, plus rapide, est en même temps ample et puissante; l'accélération de la circulation donne au visage de vives couleurs; les facultés intellectuelles se développent; les passions sont ardentes, et les fonctions génitales s'exécutent avec énergie. Qui n'a entendu vanter

(1) *Hygiène*, p. 138.

l'agilité et la souplesse des montagnards, leur courage, leur esprit remuant et leur amour de l'indépendance?

Le séjour dans les lieux élevés prédispose aux inflammations, aux hémorrhagies et à l'asthme. Les phlegmasies pulmonaires dominent, et les maladies les moins fréquentes sont le rhumatisme, la phthisie, la scrofule, les affections intestinales et les fièvres intermittentes.

Voyons maintenant quelles sont les modifications fonctionnelles qui coïncident avec l'augmentation de la densité de l'air, c'est-à-dire avec l'élévation du baromètre. Il était impossible d'étudier ces phénomènes dans des endroits situés au-dessous du niveau de la mer, les mines par exemple, où plusieurs influences délétères annihilent les avantages de la densité du fluide atmosphérique. C'est par des expériences faites sur des personnes placées dans un récipient où l'air avait été condensé au moyen d'une machine foulante, que l'on est arrivé à connaître les effets physiologiques produits par une colonne d'air plus pesante que celle qui élève la colonne barométrique à 76 centimètres.

Lorsqu'on augmente de moitié la pression naturelle de l'atmosphère sur le corps d'un individu soumis à l'expérience, la respiration se ralentit et le pouls diminue de quelques pulsations; les mouvements sont faciles et énergiques, la digestion et toutes les sécrétions, particulièrement celles de l'urine et de la salive, s'accomplissent avec aisance. L'expérimenté ne ressent d'ailleurs aucune sensation désagréable; il lui semble même que le poids de son corps soit diminué, et il éprouve parfois un charme particulier, une sorte de délire et d'ivresse (1).

Ces résultats sont conformes aux suivants, observés depuis par M. Pravaz :

Développement plus complet du poumon;

Diminution de la fréquence des inspirations;

Ralentissement de la circulation artérielle;

Accélération de la circulation veineuse;

Activité plus grande de la *rénovation organique*, démontrée, d'une part, par l'augmentation d'acide carbonique exhalé et d'urine sécrétée; d'autre part, par l'augmentation de l'appétit.

On sait que les travaux pour la fondation du pont de Kehl, sur le Rhin, se sont accomplis par l'ingénieuse méthode qui consiste à faire travailler les ouvriers dans un espace où l'air est comprimé à deux atmosphères environ, méthode déjà mise en pratique avec succès en France et en Allemagne. Dans une visite à ces travaux, M. L. Figuier, ayant étudié sur lui-même les impressions physiques que détermine l'augmentation de la pression atmosphérique, considère comme à peu près nulle l'influence que peut exercer sur la santé le séjour dans un air fortement

(1) Bertin, *Étude clinique de l'emploi et des effets du bain d'air comprimé dans le traitement de diverses maladies selon les procédés médico-pneumatiques ou d'atmosphérie de M. Émile Tabarié*. Montpellier, 1855.

condensé. Mais un médecin, M. le docteur François (1), qui a observé d'une manière attentive les ouvriers qui ont séjourné dans les caissons pleins d'air comprimé, pendant le fonçage des piles du pont de Kehl, a recueilli des faits tendant à prouver que ce milieu anormal exerce, au contraire, une influence pernicieuse. Ainsi, il signale des maladies de l'oreille dont presque tous les ouvriers ont plus ou moins souffert, des douleurs musculaires et articulaires de nature rhumatismale, des cas de bégaiement, des congestions pulmonaires, quelquefois terminées par la mort, des bronchites, des lésions du système cérébro-spinal. Ces observations ne détruisent pas l'assertion de M. Figuier ; car les fâcheux résultats constatés par M. le docteur François tiennent moins à l'influence de l'air comprimé — quoique cependant la pression ne doive pas être portée trop loin — qu'aux inconvénients qui résultent d'un trop brusque abaissement de pression et d'une transition trop rapide entre le séjour dans l'air condensé et le retour à l'air libre. Au reste, dans l'établissement créé à Lyon par Pravaz père, pour l'emploi médical de l'air comprimé, jamais le moindre accident n'a été noté depuis vingt ans que l'appareil fonctionne quatre à cinq heures par jour.

Une question importante se présente : Quelle est l'action, sur l'organisme, des variations irrégulières de

(1) *Des effets de l'air comprimé sur les ouvriers travaillant dans les caissons servant de base aux piles du pont du Grand-Rhin* (*Annales d'hygiène*, 1860, 2e série, tome XIV, p. 289).

la pression atmosphérique, que traduisent les oscillations du baromètre? M. Boussingault écrivait à de Humboldt : « Quand on a vu le mouvement qui a lieu dans des villes comme Bogota, Micuipampa, Potosi, etc., qui atteignent 2,600 à 4,000 mètres de hauteur ; quand on a été témoin de la force et de la prodigieuse agilité des toréadors dans un combat de taureaux de Quito, élevé de 3,000 mètres ; quand on a vu, enfin, des femmes jeunes et délicates se livrer à la danse pendant des nuits entières dans des localités presque aussi élevées que le Mont-Blanc, là où le célèbre de Saussure trouvait à peine assez de force pour consulter ses instruments, et où ses vigoureux montagnards tombaient en défaillance en creusant un trou dans la neige ; si j'ajoute encore qu'un combat célèbre, celui de Pichincha, s'est donné à une hauteur peu différente de celle du Mont-Rose (4,736 mètres), on m'accordera, je pense, que l'homme peut s'accoutumer à respirer l'air raréfié des plus hautes montagnes (1). »

Que l'on s'habitue peu à peu à une pression atmosphérique très-faible, comme celles de Quito (553 mill.) et d'Antisana (470 mill.), personne ne le conteste. Mais en conclure qu'une diminution assez forte peut s'opérer brusquement dans la densité de l'air sans influencer le jeu régulier de nos fonctions, ce serait contraire à la raison et à l'observation des faits. Selon le professeur Gavarret, les vrais dangers de la diminution de la pression extérieure viennent du

(1) *Mélanges de géologie et de phys. génér.*, t. 1, p. 183.

dégagement des gaz normalement dissous dans le sang. Chez les êtres qui vivent habituellement sous une pression atmosphérique très-faible, la proportion des gaz du sang se modifie de manière à se mettre en équilibre avec les pressions extérieures, et à faire ainsi disparaître toute cause de perturbation. Mais cet équilibre ne pouvant s'établir instantanément, il en résultera des perturbations inévitables dans l'économie, si la pression extérieure est très-variable. A l'abaissement de deux centimètres de la colonne mercurielle, correspond une diminution de poids de plus de 150 kilogr. Cette circonstance provoque l'évaporation et rend l'air plus sec et plus froid. On conçoit que ces conditions soient nuisibles pour les individus chez lesquels il existe une tendance à la congestion ou à l'irritation. « Au mois de décembre 1747, Duhamel vit, en moins de deux jours, le baromètre tomber de 1 pouce 4 lignes, ce qui représentait une diminution de 1,400 livres dans le poids de l'atmosphère ; aussi y eût-il beaucoup de morts subites (1). »

Les détails précédents feront comprendre l'influence de la pesanteur de l'air sur certaines affections. Une atmosphère peu dense est inévitablement fatale aux individus atteints de maladies des organes respiratoires ou circulatoires, puisqu'elle exalte les fonctions de ces organes et augmente leur impressionnabilité. Il en est de même pour les sujets prédisposés aux hémorrhagies des membranes muqueuses. Je ne

(1) Michel Lévy, *Traité d'hygiène publique et privée.*

saurais donc trop insister sur la nécessité de détourner des localités élevées les personnes atteintes d'affections organiques du cœur, de tubercules, d'emphysême pulmonaire, de bronchites aiguës ou chroniques et d'hémoptysies. Une atmosphère condensée leur conviendrait beaucoup mieux (1).

Par contre, le séjour dans les lieux élevés est favorable aux sujets faibles, à tempérament lymphatique, à chairs molles, à fonctions digestives languissantes, pourvu, je le répète, qu'il n'y ait aucun signe de maladie de poitrine. Les constitutions les plus chétives, portant tous les stigmates d'un lymphatisme profond, et même des scrofules, peuvent être heureusement modifiées par l'influence prolongée de l'air pur et peu dense des montagnes, aidée d'un régime alimentaire approprié.

(1) C'est pour répondre à cette indication qu'un physicien, M. Tabarié, a construit, d'après les indications de Pravaz père, de Lyon, une énorme machine dans laquelle des pompes foulantes accumulent l'air, le condensent, et le renouvellent sans cesse. Cet appareil, qui est une espèce de cabinet en fer avec des croisées et des meubles, peut contenir un ou plusieurs individus qui sont soumis ainsi à l'action d'une atmosphère condensée. Pravaz a fait plusieurs expériences avec succès sur de jeunes phthisiques au premier degré. Le célèbre géomètre Francœur, qui était atteint depuis longtemps d'une affection du larinx caractérisée par une aphonie presque complète, a recouvré la voix, après s'être soumis pendant douze séances à l'action de l'air condensé de la machine dont je viens de parler.

Il existe à Nice et à Lyon des établissements à air comprimé.

ART. II. — AIR CHAUD ET SEC.

Le calorique est un agent essentiel à l'entretien de l'existence de l'homme et au jeu normal de ses fonctions.

Les phénomènes que l'impression d'un air chaud et sec détermine dans le corps humain sont physiques et vitaux : les premiers consistent dans l'expansion des fluides et la dilatation des solides; les autres se rapportent à d'importantes modifications des principales fonctions de l'économie.

Si la température de l'atmosphère est très-élevée, les liquides, par une impulsion centrifuge, se portent à la peau qu'ils gonflent et dont les fonctions sont exaltées. De là une transpiration abondante qu'augmentent encore le mouvement et l'exercice. Par suite de cette exhalation considérable, les autres sécrétions languissent : les urines sont rares, la salive se tarit, la surface des muqueuses se dessèche. La soif, exagérée par les déperditions incessantes de la peau, exige l'ingestion abondante de boissons aqueuses, qui, rapidement absorbées, sont de nouveau éliminées par les sueurs. Du côté de l'appareil de la respiration, il y a augmentation de l'exhalation pulmonaire, mais diminution dans la quantité d'oxygène consommé et d'acide carbonique dégagé. Le foie, participant à l'exagération fonctionnelle de la peau, supplée avec elle à l'insuffisance de la respiration pour la décarbonisation du sang. Voilà pourquoi la bile, dont la sécrétion est augmentée, abonde dans le tube digestif. Heureuse compensation qui rend au fluide nourricier ses qualités stimulantes et réparatrices. Les organes de la digestion sont aussi modifiés dans leurs fonctions : l'appétit diminue, le besoin d'aliments excitants se fait sentir, et l'élaboration des matériaux nutritifs s'opère avec lenteur et difficulté. L'amaigrissement résulte de l'atonie générale de la vie organique. Les systèmes nerveux et musculaire ne restent pas non plus étrangers à cette influence si accentuée d'une forte chaleur atmosphérique sur l'économie : il y a tendance au sommeil, appesantissement de l'intelligence et de la pensée, faiblesse musculaire extrême, et avec cela une facile excitabilité du système nerveux qu'un rien est capable de mettre en jeu. Quant à l'activité plus grande de la sécrétion spermatique, on l'a certainement exagérée.

Les tempéraments bilieux, nerveux et lymphatique prédominent dans les climats chauds et secs. Les maladies régnantes résultent des conditions météorologiques et des modifications organiques qu'éprouvent les principaux appareils : ce sont les affections de la peau, du foie, du système nerveux, les congestions et les hémorrhagies cérébrales, les méningites aiguës et chroniques, la phthisie pulmonaire.

Il existe un rapport direct et constant entre les effets que je viens de décrire et l'intensité de la chaleur atmosphérique. Par conséquent, les influences qui, dans le cas de température très-élevée, sont plutôt nuisibles qu'avantageuses à l'organisation humaine, se modifient dans un milieu moins chaud et deviennent salutaires. C'est ainsi qu'un air sec et de température modérée imprime à la circulation capillaire périphérique une activité qui se propage sympathiquement à tous les appareils organiques, dont la vitalité s'élève et le jeu se régularise. « La circulation capillaire n'est suffisamment étudiée ni dans les livres, ni dans les écoles, et cependant de quelle importance n'est-elle pas dans les maladies et dans la pratique médicale? Si c'est elle qui nous nourrit, puisqu'elle fait le sang; si c'est elle qui nous dépure, puisqu'elle décompose nos tissus, elle est véritablement la clef de tout l'édifice physiologique, en même temps qu'elle doit être l'aboutissant de toute la thérapeutique. (Gerdy.) » Ces réflexions si justes nous montrent l'importance que les modificateurs de la circulation capillaire acquièrent au point de vue de la guérison de certaines maladies.

L'air chaud et sec a toujours été regardé comme *excitant*. Voilà une qualification dont on n'a pas bien précisé le sens. L'activité qu'il imprime aux capillaires sanguins explique bien son action tonique; mais on ne peut attribuer à l'impulsion que reçoit la circulation capillaire, l'agitation et les malaises qu'éprouvent les personnes nerveuses placées dans un milieu chaud et sec. L'électricité est probablement la cause de ces phénomènes.

Les localités dont l'air est sec et très-chaud exercent une influence pernicieuse sur les maladies chroniques en général. Les sujets lymphatiques et scrofuleux, non irritables, à téguments décolorés, à chairs infiltrées, et chez lesquels le lymphatisme et les scrofules se manifestent par des écoulements muqueux du côté des yeux, des oreilles, du nez, de la gorge et des bronches, se trouvent très-bien de l'impression d'un air sec et doux. Ces conditions atmosphériques conviennent aussi dans la chlorose et l'anémie, surtout quand ces états sont liés au lymphatisme ou qu'ils s'accompagnent d'infiltration; dans les flux muqueux tels que la bronchite catarrhale, la leucorrhée, la diarrhée; dans la spermatorrhée, les paralysies indolores, l'albuminurie, le rhumatisme articulaire avec engorgement œdémateux des articulations, les épanchements pleurétiques et la goutte atonique.

La prédominance des accidents nerveux et l'existence des affections bilieuses constituent des contre-indications au séjour dans les climats chauds et secs.

M. Carrière fait observer avec raison que l'élévation très-forte de la température et la sécheresse de l'air sont des conditions défavorables au traitement de la phthisie pulmonaire (1). En effet, l'action continue d'une forte chaleur a l'inconvénient d'affaiblir beaucoup les phthisiques, et de les épuiser par des sueurs intarissables. De plus, la dilatation de l'air par la chaleur entraîne une plus grande activité des organes respiratoires. Mais il est incontestable aussi qu'une atmosphère un peu sèche exerce une influence plus favorable sur la phthisie catarrhale et celle qui

(1) *Ouvrage cité.*

s'accompagne de diarrhée colliquative que l'air humide. Au contraire, la phthisie avec toux brève, fréquente, aride, s'accommode difficilement d'un air sec.

ART. III. — AIR FROID ET SEC.

La sensation du froid indique que notre corps abandonne du calorique à d'autres corps dont la température est moindre que la nôtre, et que l'équilibre s'établit à nos dépens. Le mot *froid* n'exprime donc qu'une idée relative.

De même que la chaleur, le froid agit sur l'homme d'une manière physique et vitale, et les modifications qu'il détermine dans son organisation sont précisément l'inverse de celles que produit la chaleur.

En effet, sous l'influence du froid, les capillaires de la périphérie se contractent, et les liquides refluent de l'extérieur à l'intérieur; d'où la diminution des fonctions cutanées et le développement des actes organiques internes. La respiration s'exécute avec puissance, l'appétit est énergique, et l'élaboration des matériaux réparateurs facile et rapide. La basse température de l'air, nécessitant un supplément de chaleur naturelle, est la raison de l'augmentation des fonctions respiratoires. C'est pourquoi aussi l'influence du froid nous engage à faire usage d'aliments et de boissons stimulantes, qui fournissent au sang une grande quantité de principes alibiles, riches en carbone destiné à être brûlé par l'oxygène. Certaines sécrétions, surtout celle de l'urine, qui languissent par l'action de la chaleur, augmentent par celle du froid. D'un autre côté, la sécrétion biliaire est moins énergique, toujours en vertu de la même solidarité fonctionnelle. Pour mieux faire ressortir la différence de l'action de la chaleur et du froid sur l'homme, pour montrer en même temps le système de compensations fonctionnelles d'où naît l'harmonie nécessaire à la conservation de notre être, j'ai résumé dans le tableau suivant les effets physiologiques de l'air sec et chaud, et ceux de l'air sec et froid.

Air chaud et sec.	*Air froid et sec.*
Afflux du sang de l'intérieur à l'extérieur.	Reflux du sang de l'extérieur à l'intérieur.
Dilatation des vaisseaux capillaires de la peau.	Contraction des vaisseaux capillaires de la peau.
Accélération de la circulation capillaire périphérique.	Ralentissement de la circulation capillaire périphérique.
Augmentation de la sécrétion cutanée.	Diminution de la sécrétion cutanée.
Diminution de la sécrétion urinaire.	Augmentation de la sécrétion urinaire.
Accélération de la respiration.	Ralentissement de la respiration, qui est en même temps plus large et plus énergique.
Consommation moindre d'oxygène, et dégagement	Consommation plus considérable d'oxygène, et par

d'une proportion plus faible d'acide carbonique.	conséquent production d'une plus grande quantité de chaleur animale rendue nécessaire par la basse température de l'air ambiant.
Augmentation de la sécrétion biliaire.	Diminution de la sécrétion biliaire.
Diminution de l'appétit et langueur des fonctions digestives.	Augmentation de l'appétit et énergie de la digestion.
Augmentation de la sécrétion spermatique.	Diminution de la sécrétion spermatique.
Faiblesse musculaire.	Activité et puissance musculaires.
Atonie de la vie organique.	Exubérance de la vie organique.

Des modifications si opposées dans la fonctionnalité de l'homme doivent amener des différences non moins tranchées dans sa constitution physique et morale. Pour s'en convaincre, il suffit de jeter un coup-d'œil sur les populations des climats chauds et sur celles des pays froids.

La force des hommes du nord est en quelque sorte proverbiale. Doués de ce tempérament dans lequel tous les actes organiques s'accomplissent avec aisance, le tempérament sanguin, ils ont, pour la plupart, une grande stature et des muscles bien développés. La vigueur de leur constitution leur fait supporter la fatigue et les exercices corporels énergiques. Leurs fonctions génitales sont peu actives, par suite de la diminution de la sécrétion spermatique, ce qui fait que la fécondité est moins considérable chez eux que chez les peuples du midi. Le caractère des hommes du nord est tranché, froid et calme; leur imagination est peu ardente; mais c'est à tort qu'on a représenté leur intelligence comme lente et paresseuse. « Dans la patrie de Linné et de Berzélius, l'homme se révèle dans toute la noblesse de ses attributs moraux, dans tout l'éclat de ses facultés intellectuelles (1). » Il est vrai que les habitants des climats froids offrent entre eux de grandes différences. Par exemple, il y a loin des Suédois, des Norwégiens, des Danois, etc., qui étaient sans contredit les plus beaux hommes de l'ancien monde, et dont le développement est encore aujourd'hui remarquable, aux Lapons, aux Esquimaux, aux Groënlandais, etc. Toutefois, ces derniers, malgré leur petite taille, n'en sont pas moins vigoureusement bâtis. Il est vrai encore que les fonctions nerveuses languissent d'autant plus qu'on s'approche du pôle; mais faut-il refuser pour cela toute imagination, toute sensibilité à ces peuples lointains? Les récits des voyageurs prouvent le contraire. Ils ont leur poésie populaire, leurs légendes naïves. Braves, sincères, hospitaliers, ils trouvent, dans une santé robuste et dans l'indépendance, une compensation à leur pauvreté, à leur vie sobre et à leur éloignement des plaisirs de la civilisation.

(1) Michel Lévy, *Hygiène publique et privée*, t. 1. p. 508.

La prédominance du lymphatisme et du tempérament bilieux, la débilité du système musculaire poussent les indigènes des contrées méridionales au repos et à la nonchalance. Ils supportent difficilement la fatigue, et les exercices violents leur déplaisent. Par un contraste inhérent à leur constitution et à l'influence de leur climat, l'indolence et l'apathie coïncident chez eux avec l'exaltation du système nerveux et la fougue des passions. Leur imagination est vive, mobile et impressionnable ; ils aiment le merveilleux et la contemplation. L'amour physique porté au suprême degré les conduit à la polygamie.

Les pays froids sont plus sains que les pays chauds; l'acclimatement s'y opère avec plus de facilité; et si la fécondité est moins considérable que dans les contrées méridionales, la mortalité y est relativement moins élevée.

Quand le froid sec est porté à un degré rigoureux et se prolonge, la vascularité de la peau paraît effacée, et le sang, qui congestionne les parties profondes, ne revient pas à la surface. C'est principalement sur le cerveau que le mouvement congestionnaire se concentre : l'intelligence s'affaiblit et s'embarrasse, les sens se troublent, la marche est difficile et chancelante, il survient un état d'insensibilité complète, du côma,... puis la mort. La désastreuse campagne de 1812 n'a que trop souvent fourni à Larrey l'occasion d'observer sur nos infortunés soldats ces effets d'un froid intense et incessant. Des données authentiques prouvent qu'il meurt en moyenne, dans l'empire Russe, 694 personnes en une année par l'action du froid (1).

Le froid sec agit-il passagèrement et avec moins d'intensité, la scène change : le sang, primitivement porté vers les organes profonds, reflue de l'intérieur à l'extérieur, et la circulation capillaire périphérique devient plus active. Le mouvement vital qui produit ces effets secondaires constitue la réaction.

Nous avons vu à l'article précédent que l'air doux et sec, en activant la circulation cutanée, développait des effets toniques et décentralisateurs favorables à la résolution de plusieurs affections chroniques : par conséquent l'air froid et sec, qui exerce sur les fonctions externes une action inverse et concentre l'énergie vitale sur les organes internes, est nuisible à ces mêmes maladies.

Si le passage dans les pays chauds convient aux habitants des contrées septentrionales, pour la guérison de certaines affections, les malades des contrées méridionales ne retirent pas les mêmes avantages de leur passage dans les climats froids. Cependant, la dyssenterie et les maladies du foie peuvent s'amender et guérir sous l'influence de l'air des localités du nord, pourvu qu'elles ne soient ni trop anciennes, ni caractérisées par des désordres organiques trop graves.

(1) Dr Krajewski, *Des effets d'un grand froid sur l'économie animale*, couronné par la Société des médecins polonais.

ART. IV. — AIR CHAUD ET HUMIDE.

Dans une atmosphère chaude et humide, l'air déjà dilaté par la chaleur est encore raréfié par l'interposition de la vapeur aqueuse: il présente donc sous un volume donné le moins d'éléments respirables. Ajoutons qu'étant saturé d'eau, il ne peut débarrasser le poumon de la vapeur contenue dans l'exhalation pulmonaire. De telles conditions rendent la respiration fréquente et pénible, et l'hématose incomplète, de sorte que le sang artériel est renouvelé dans une proportion insuffisante. Les liquides affluent dans les vaisseaux périphériques; mais la circulation capillaire est languissante, la transpiration se ralentit, et l'humidité de l'air s'oppose à l'évaporation de la sueur qui reste à la surface du corps. L'afflux des liquides et l'accumulation de la graisse dans les tissus sous-cutanés arrondissent les formes et leur donnent un certain volume qui dénote plutôt une faiblesse générale de l'économie qu'une nutrition énergique. La sécrétion urinaire est accrue sans être cependant assez considérable pour compenser le ralentissement de l'exhalation pulmonaire et cutanée. L'appétit est émoussé et la digestion paresseuse. Par suite de la raréfaction de l'air et du relâchement des tissus, l'humidité chaude prédispose aux congestions et aux hémorrhagies. Enfin elle débilite le système musculaire et rend les mouvements lents et difficiles, ce qui fait dire que l'air est lourd, quoiqu'en réalité il ait perdu une partie de sa pesanteur spécifique. Il y a aussi un phénomène important que je ne dois pas omettre de signaler : je veux parler de l'augmentation de poids que le corps acquiert en passant d'un air sec dans un air humide, et qui a été évaluée à 500 grammes environ au bout d'une heure.

Le lymphatisme mat et bouffi forme le caractère constitutionnel des habitants des contrées chaudes et humides, et les maladies nerveuses occupent la première place dans le mouvement annuel de la pathologie.

Combien J. Clarke avait raison de considérer l'humidité comme l'une des qualités physiques de l'air qui sont le plus nuisibles à la vie humaine!

Les effets physiologiques de l'humidité chaude indiquent que les personnes atteintes d'affections du cœur et de l'appareil respiratoire doivent se soustraire à son action. Cependant, si la température atmosphérique n'est pas trop élevée, l'influence d'un milieu humide conviendra dans certains cas où l'air sec est contre-indiqué; car celui-ci resserre et crispe les muqueuses, dont il tarit les sécrétions, tandis que l'air chaud et humide les détend, calme leur susceptibilité et stimule leurs fonctions. Le premier, tonique et excitant, exalte l'innervation; le second, au contraire, dépressif et calmant, éteint les foyers d'irritation, assoupit la force nerveuse et contribue à son harmonie.

Les indications thérapeutiques découlent de cette importante distinction. Ainsi, les phthisiques à tempérament nerveux et irritable, ceux qui offrent des complications inflammatoires ou de la tendance aux hémoptysies actives, ceux enfin dont la toux est sèche, fréquente et pénible, devront rechercher un climat doux et humide. Il en sera de même des malades atteints de bronchite avec toux aride et susceptibilité des voies aériennes, de laryngite chronique, d'asthme sec. Une douce moiteur convient encore aux rhumatisants et aux goutteux à constitution nerveuse, aux névralgiques, aux névropathiques, aux chloro-anémiques à tempérament sec et irritable, aux personnes atteintes de calcul et de gravelle.

ART. V. — AIR FROID ET HUMIDE.

Cet air exerce sur l'homme une influence dont les effets sont subordonnés à la durée de son action. D'abord il enlève au corps plus de chaleur que l'air froid et sec — l'eau qu'il contient augmentant sa conductibilité pour le calorique —, et, par conséquent, il exige la production d'une quantité plus considérable de chaleur animale. Par suite de son action prolongée, il y a dépression des fonctions cutanées, sans surcroît d'activité des fonctions centrales, contrairement à ce qui existe sous l'influence de l'air froid et sec : la vie languit dans ses réceptacles internes comme à la périphérie. Il est vrai que les sécrétions des membranes muqueuses et celle des urines augmentent ; mais cette exaltation fonctionnelle des muqueuses indique plutôt une disposition morbide qu'une turgescence vitale.

En somme, de toutes les influences météorologiques, l'humidité froide est une de celles qui apportent le plus de trouble et d'irrégularité dans les actes organiques. Suivant la remarque de M. Lévy (1), « il est difficile de préciser la modification intime que subit chaque appareil ; mais on peut dire que l'action combinée du froid et de l'humidité est essentiellement perturbatrice de l'ordre naturel des mouvements organiques, et quand elle sévit d'une manière habituelle, comme il arrive dans certaines localités, elle finit par altérer l'hématose et la complexion des tissus; elle développe alors une condition organique qui prédispose aux affections catarrhales, scorbutiques, rhumatismales, vermineuses, aux engorgements des viscères, aux hydropisies, à la cachexie scrofuleuse, etc. Cette forme de constitution se propage par voie d'hérédité, et caractérise des populations entières. Aussi, les effets de l'état atmosphérique dont il s'agit ressortent-ils mieux de l'étude des endémies de certaines localités que d'une analyse fonctionnelle. »

L'humidité froide, quand son influence est passagère et de courte durée, peut ne produire aucun effet nuisible sur l'homme, pourvu qu'il prenne les précautions convenables pour la combattre, précautions qui consistent à protéger le corps contre les atteintes du froid humide, et à compenser par une chaleur artificielle suffisante la soustraction rapide du calorique. Dans le cas contraire, l'impression brusque de l'air froid et humide détermine, surtout si la transpiration est activée, des maladies dont la nature varie suivant le

(1) *Ouvr. cit.*, p. 366.

tempérament des individus, leur prédisposition spéciale, les localités qu'ils habitent, la constitution médicale régnante, etc. Il suffit de réfléchir au rôle important des fonctions cutanées pour comprendre que la suppression et même la diminution instantanée de ces fonctions réagisse immédiatement sur les organes avec lesquels la peau sympathise directement (1).

Les affections de poitrine, les rhumatismes et les névralgies sont les maladies qui se développent le plus fréquemment par l'action de l'humidité froide : d'où la nécessité pour les personnes atteintes de ces maladies de s'éloigner des climats froids et humides, et dans lesquels des variations brusques de température se font souvent sentir.

ART. VI. — AIR AGITÉ.

Les vents, c'est-à-dire l'air en mouvement, agissent sur l'homme de trois manières : mécaniquement, par leurs qualités météorologiques, et par les matières dont ils sont le véhicule.

Dans une atmosphère agitée, nous recevons une série de percussions successives plus ou moins fortes,

(1) Une expérience curieuse de MM. Breschet et Becquerel prouve que la suppression absolue des fonctions de la peau détermine rapidement un abaissement de la température intérieure et la mort : un chien, dont la peau avait été couverte d'un enduit résineux, est mort au bout de quelques heures, après avoir présenté un abaissement de température de 6° au-dessous du degré de chaleur normale.

selon l'impétuosité des courants, et que l'on peut comparer, jusqu'à un certain point, aux chocs que les lames de la mer produisent sur le corps des baigneurs. Cette espèce de massage exercé sur nous par les courants d'air fortifie les tissus de la périphérie, et y active la circulation. Mais à côté de ces avantages sont aussi des inconvénients. Ainsi, les couches d'air en mouvement activent l'évaporation cutanée, et il peut en résulter un refroidissement qui occasionne des maladies plus ou moins graves. Ces effets sont d'ailleurs subordonnés aux qualités météorologiques des vents.

Ce que j'ai dit dans les articles précédents sur l'action physiologique de l'air en repos, selon sa température et son état hygrométrique, lui est aussi applicable lorsqu'il est en mouvement : je ferai seulement observer que l'agitation des couches d'air exagère leurs effets. Par exemple, la dyspnée et le malaise qui résulte de la raréfaction de l'air par la chaleur sont plus prononcés, à température égale, sous l'influence du vent, que dans une atmosphère calme. La peau est aussi plus aride et la soif plus vive ; et cela doit être, puisque le renouvellement incessant des couches d'air est la condition la plus favorable à l'évaporation des liquides qui se trouvent accidentellement à la surface du corps (1). L'air froid nous enlève une quantité de calorique plus considérable que lorsqu'il est calme.

(1) Les Perses s'enduisent le corps de boue humide, et les Africains de graisse, pour empêcher l'évaporation d'être trop rapide sous l'influence des vents chauds.

Aussi, personne n'ignore combien est dangereuse l'impression d'un courant d'air froid et humide sur le corps en sueur.

Les vents entraînent souvent avec eux, et à des distances plus ou moins considérables, des matières nuisibles à l'homme : le *simoun* soulève un sable brûlant qui développe des ophtalmies endémiques, et qui a été quelquefois assez considérable pour engloutir des caravanes entières. Des voyageurs ont vu des vents du nord chargés d'une poussière de glace qui fatiguait les yeux et déchirait le visage. Enfin, les vents servent encore de véhicule à des principes morbifiques ou miasmes, qu'ils sèment sur les différents points de leur passage. Beaucoup de faits prouvent la puissance prodigieuse des courants d'air comme agents propagateurs des miasmes.

Ces inconvénients contre lesquels l'homme peut se prémunir, s'effacent devant l'immense utilité des vents. Non-seulement ceux-ci portent au loin les nuages destinés, par la pluie qu'ils répandent, à fertiliser la terre et à alimenter les sources des fontaines et des fleuves, mais encore ils modèrent la chaleur, renouvellent l'air, le purifient en le débarrassant des vapeurs et des miasmes qu'il contient, maintiennent l'uniforme composition de l'atmosphère, etc.

Les vents ont aussi leur application thérapeutique. Je ne prétends pas, avec certains médecins — rares à la vérité —, que beaucoup de malades, qui vont chercher la santé dans une atmosphère calme, s'accommoderaient mieux des rafales et des bourrasques;

mais je pense qu'un air modérément agité, pourvu qu'il soit peu humide et suffisamment chaud, exerce une heureuse influence sur les constitutions lymphatiques et inertes, prédisposées à la diathèse tuberculeuse.

ART. VII. — ÉLECTRICITÉ ATMOSPHÉRIQUE.

Si nous savons peu de chose sur l'action de l'électricité dans la production des phénomènes météorologiques, nous en savons encore moins relativement au rôle qu'elle joue dans l'organisation humaine. Placé, pour ainsi dire, entre deux immenses piles toujours en activité et d'électricités contraires, le sol et l'air, le corps de l'homme, bon conducteur, est sans cesse traversé par des courants dus à la réunion de l'électricité positive de l'atmosphère et de la négative du sol. Quelle influence ces courants exercent-ils sur nos fonctions, et quelles modifications spéciales les variations qu'ils éprouvent impriment-elles aux actes organiques de notre économie? Nous l'ignorons. Cependant, tout démontre le rôle important de l'électricité dans les phénomènes de la vie. Les graines des végétaux germent avec vigueur au pôle négatif d'une pile, tandis que la végétation languit et s'arrête au pôle positif (1). Pourquoi donc l'économie animale ne subirait-elle pas les mêmes alternatives de turgescence et de dépression vitale dans des conditions déterminées

(1) Davy et Becquerel.

d'électricité? Pourquoi certaines altérations pathologiques ne seraient-elles pas produites par une cause analogue à celle qui flétrit la radicule, les cotylédons et la gemmule de la graine végétant dans un milieu électrisé positivement? Je n'ignore pas que quelques médecins ont placé la cause de plusieurs maladies épidémiques et endémiques, telles que le choléra et les fièvres paludéennes, dans une perturbation de l'électricité atmosphérique; mais ce sont des suppositions dont rien ne justifie l'exactitude. Laissons donc le terrain de l'inconnu et des hypothèses pour nous renfermer dans le domaine de nos connaissances actuelles, quelque restreintes qu'en soient les limites.

La présence d'une grande quantité d'électricité dans l'air, quand elle est normale (positive), n'entrave point le jeu de nos fonctions; au contraire, celles-ci s'accomplissent avec plus d'aisance. Il n'en est pas de même s'il y a prédominance du fluide négatif; et c'est à son influence que l'on doit attribuer les effets pénibles que nous éprouvons ordinairement à l'approche des orages. Ainsi, beaucoup de personnes bien portantes se plaignent de céphalalgie, de douleurs vagues, d'inertie musculaire et de pesanteur générale. La plupart des malades éprouvent une aggravation dans leur état: les rhumatisants et les goutteux sentent se renouveler leurs anciennes souffrances, ou celles qui existaient déjà augmenter d'intensité; les blessés ressentent des douleurs aiguës dans leurs plaies; les scrofuleux voient souvent les accidents dont ils sont atteints s'accroître; les accès névralgiques reparaissent ou s'exaspèrent; la dyspnée, due à des affections chroniques du cœur ou des poumons, redouble; enfin, dans les maladies dont l'issue doit être funeste, le terme fatal est quelquefois avancé. Mais ce sont principalement les constitutions nerveuses que tourmentent les perturbations électriques de l'atmosphère. Un névropathique est un électromètre très-sensible.

La recomposition instantanée de l'électricité positive ou négative d'un nuage avec l'électricité d'espèce contraire, développée par influence à la surface de la terre, constitue la foudre. Cette réunion des deux fluides se fait avec fracas et lumière. Les effets terribles et bizarres qu'elle produit ne doivent point nous occuper ici.

ART. VIII. — OZONE.

Dès que la découverte de M. Schœnbein fut connue, on ne manqua pas d'exagérer le rôle physiologique de l'ozone. On lui attribua une action irritante sur la muqueuse bronchique, des propriétés anti-putrides et anti-miasmatiques. Selon le docteur Bœckel, l'ozonoscope marquerait zéro lorsque les fièvres paludéennes règnent avec une certaine intensité. La présence du choléra coïnciderait aussi avec l'absence de l'ozone dans l'air, d'après MM. Billard, Wolf et Bœckel. Ce dernier médecin admet encore que le nombre des maladies pulmonaires et des décès par ces maladies est à la fois en rapport direct avec la quantité d'ozone, et en rapport inverse avec la température, etc., etc.

Des observations contraires détruisent toutes ces

assertions. Par exemple, les nombreuses recherches ozonométriques qui ont été faites depuis la découverte de M. Schœnbein tendraient à prouver que l'ozone exerce une action plutôt sédative qu'excitante sur les organes de la respiration. Au reste, si la présence de l'ozone dans l'air se rattache réellement à la prédominance de l'électricité positive (ce qui n'est point prouvé), on s'explique, d'après ce qui a été dit plus haut sur l'action de ce fluide, que les fonctions de l'économie s'exécutent avec harmonie et aisance quand l'ozonomètre marque un degré élevé, et que l'inverse existe lorsqu'il est à zéro.

Tout cela, je le répète, n'est point démontré, et l'action physiologique de l'ozone, sa nature même ne sont pas assez connues pour qu'on puisse lui assigner une place importante dans la météorologie médicale.

ART. IX. — ATMOSPHÈRE LUMINEUSE.

Privées de lumière, les plantes se décolorent, s'étiolent, se déforment, et se gorgent de sucs aqueux sans saveur. De même, les individus qui passent une partie de leur vie dans des lieux obscurs ou mal éclairés sont frappés d'atonie : leurs chairs deviennent molles, bouffies, infiltrées; ils présentent tous les attributs du lymphatisme et des scrofules, et c'est sur eux que la phthisie pulmonaire sévit le plus. La lumière artificielle, quelque intense qu'elle soit, ne peut remplacer le moindre rayon de soleil pour l'économie animale comme pour les végétaux.

En même temps qu'ils favorisent le jeu des forces nutritives, les rayons solaires assurent la régularité du développement et l'harmonie des formes. Aussi les déviations et les difformités du corps sont-elles infiniment rares dans les régions équinoxiales (de Humboldt).

L'atmosphère de certaines localités est très-lumineuse et réfléchit l'azur avec intensité. Ce milieu vivifiant doit donc exercer une influence salutaire sur les constitutions inertes, et chez lesquelles les centres nerveux ont besoin de stimulation ; mais il ne faut pas oublier que, pour beaucoup de malades, ces avantages ne sauraient compenser les désastreux effets des vicissitudes de température. Un ciel clair et azuré est aussi plus excitant que celui dont l'éclat est affaibli par des vapeurs aqueuses. Enfin, la lumière vive oblige à des contractions violentes et inaccoutumées de la pupille oculaire, détermine des éblouissements, des tiraillements nerveux, des illusions d'optique, des maux de tête, etc.

Il n'est pas sans intérêt de faire remarquer que l'action incessante de la lumière solaire sur l'organisme produit à peu près les mêmes effets que son insuffisance ou son absence. « Passé le cercle polaire, un jour presque continuel succède à une longue nuit, et le défaut d'alternance entre l'obscurité et la lumière influe péniblement sur la santé. Le sommeil en particulier n'est jamais complet ni réparateur. En hiver, les habitants des plus petites villes cherchent à prolonger la veillée aussi longtemps que possible en dansant, en jouant la comédie; car chacun retarde le plus possible le moment de se coucher, parce qu'il sait qu'il ne trouvera pas le sommeil. Les enfants et les femmes sont surtout affectés de cette insomnie; les petits enfants même passent la nuit à s'agiter dans leurs berceaux : bientôt ils s'étiolent, deviennent rachitiques et meurent, si on ne les envoie dans un climat meilleur au sud de la Norwége. En été, le même inconvénient subsiste, nous l'avons éprouvé par nous-même, et les gens du pays l'éprouvaient comme nous. Le soleil ne se couche pas; *l'action excitante de la lumière est continuelle,* et on ne sent pas le besoin de dormir comme chez nous. Vers onze heures, minuit, même une heure, les habitants sont dans les rues, oisifs devant leurs portes; enfin on est pris d'un sentiment de fatigue, de lassitude; on gagne son lit, mais on n'y trouve qu'un sommeil agité et qui répare incomplètement les forces. S'entourer d'obscurité est précaution peu efficace, et il faut que les habitants l'aient éprouvé, car il n'y a ni contrevents ni volets à leurs fenêtres. La constitution physique des habitants du Finmarck porte l'empreinte de ces influences. Les hommes, mais surtout les femmes, sont grêles, étiolés, souvent rachitiques; les incurvations de la colonne vertébrale sont fréquentes, la menstruation difficile et tardive; l'embonpoint est fort rare, ainsi que la coloration des joues. Au milieu de ces circonstances physiques et physiologiques, il semblerait que la phthisie dût être très-commune; je crois néanmoins qu'elle est très-rare, *et je ne me rappelle pas avoir vu un seul phthisique dans le Finmarck, et tous les médecins de la Scandinavie sont d'accord pour affirmer que cette maladie devient d'autant moins commune qu'on s'avance vers le nord* (1). » Est-ce à l'influence continue de la lumière qu'il convient de rapporter cette rareté de la phthisie pulmonaire ?..

ART. X. — AIR ALTÉRÉ PAR DES PRINCIPES ÉTRANGERS A SA COMPOSITION.

Les gaz qui vicient l'atmosphère, et que j'ai signalés à la page 45, sont impropres à la respiration ; mais leurs effets ne deviennent appréciables que si l'air les renferme en proportion assez forte.

Quelques observateurs attribuent la cause des fièvres paludéennes aux gaz toxiques qui se dégagent des marais, et surtout à l'hydrogène sulfuré. Dans une de ses revues scientifiques, M. L. Figuier, après avoir parlé avec beaucoup de bienveillance de mes recherches sur les émanations marécageuses, ajoute : « Pour exprimer toute notre pensée sur cette grave question de la nature des miasmes paludéens, nous dirons que la véritable explication de ce phénomène tant discuté, nous paraît avoir été fournie par les chimistes. C'est bien probablement à la présence de gaz toxiques, accidentellement produits au sein des marais, qu'il doit son néfaste privilége. La question ne comporte plus de doutes pour les marécages salés ; il a été prouvé à bien

(1) Martins, *Revue médicale*, 1847.

des reprises, que l'air des marécages situés vers le littoral de la mer est vicié par la présence de l'hydrogène sulfuré. On a parfaitement expliqué la provenance de ce gaz délétère par la décomposition des sulfates contenus dans l'eau de la mer; cette décomposition est opérée par les plantes sur un sol alternativement inondé et découvert. Par l'action des matières organiques, c'est-à-dire par l'hydrogène des plantes, ces sulfates sont transformés en sulfures, et, consécutivement, grâce à l'acide carbonique de l'air qui décompose les sulfures, en hydrogène sulfuré gazeux. Cette production d'hydrogène sulfuré, dans certaines saisons, est la cause positive de l'insalubrité des régions marécageuses, sur notre littoral méditerranéen, comme sur plusieurs côtes de l'Afrique, et en général aux embouchures de tous les grands fleuves qui entraînent de vastes amas de plantes et de matières organiques (1). »

Je ferai les objections suivantes au savant critique: l'hydrogène sulfuré préparé artificiellement peut être respiré dans des proportions assez considérables, et pendant longtemps, sans déterminer des accidents analogues à ceux de l'impaludation; ce gaz existe dans les pays où il n'y a pas de fièvre, dans les fumiers, les lieux-d'aisance, les eaux minérales sulfureuses, etc. Pour les mêmes raisons, on ne peut admettre avec M. le docteur Roy que les émanations phosphorées, qui se dégagent des argiles et des

(1) Journal *La Presse*, 6 août 1859.

terrains marécageux, engendrent les fièvres intermittentes.

La décomposition putride imprimant aux matières végétales et animales des qualités différentes suivant leur nature, la température de l'air, son état de sécheresse ou d'humidité, et tant d'autres circonstances qui nous échappent, les effets produits par les miasmes sont extrêmement variables. A la page 30 de l'ouvrage dont j'ai parlé plus haut, je dis : « on objectera peut-être que si les effets de l'impaludation sont réellement causés par les détritus organiques suspendus dans l'atmosphère des marais, les mêmes effets doivent être observés partout où existent des foyers actifs de décomposition de matières végétales et animales, tels que les fumiers et les amas d'immondices. Je répondrai à cela que les matières organiques qui forment les fumiers et les amas d'immondices diffèrent de celles qui sont contenues dans les eaux marécageuses, et que cette seule diversité des substances que renferment les foyers d'insalubrité suffit pour expliquer la diversité de leurs effets, en vertu de ce principe *que les matières organiques, comme les substances salines, n'ont pas toutes la même action sur l'économie lorsqu'elles ont été absorbées.* » Magendie a démontré que l'eau putréfiée d'huître n'a pas d'effets très-violents, tandis que quelques gouttes d'eau putride de poisson injectées dans les veines d'un chien produisent, en moins d'une heure, des symptômes qui ont de l'analogie avec le typhus et la fièvre jaune.

Si l'on considère aussi que la putréfaction ne détruit pas certains principes toxiques qui se développent dans le corps des animaux pendant la vie, l'on comprendra combien les émanations provenant des cadavres de ces animaux doivent être dangereuses.

L'air est d'autant plus tonique et excitant qu'il est plus pur; et les principes organiques qu'il renferme augmentent encore les effets sédatifs et relâchants de l'humidité chaude. Les médecins qui regardent l'oxygène comme une cause incessante d'irritation dans les maladies chroniques de l'appareil respiratoire, et, à plus forte raison, ceux pour lesquels la phthisie résulte d'une oxydation trop active de l'organisme, attribuent une influence salutaire sur cette maladie à un milieu dont l'air est altéré dans sa quantité et ses qualités, par l'interposition de vapeurs aqueuses et la présence de certains principes étrangers à sa composition.

Dans le courant de l'année 1843, l'Académie de médecine reçut plusieurs communications tendant à prouver que les conditions des localités marécageuses étaient un obstacle au développement de la phthisie pulmonaire, et même un préservatif pour ceux qui y sont prédisposés. Il me paraît inutile de passer en revue les nombreux documents qui ont été produits sur cette grave question aujourd'hui tranchée; seulement je répèterai ce que j'ai déjà dit plusieurs fois, que les statistiques apportées aux débats prouvent encore que la méthode numérique est souvent, en médecine, *l'art d'embrouiller les choses.*

Il n'y a point incompatibilité, antagonisme — pour me servir du mot sacramentel — entre la phthisie et la fièvre intermittente ; mais il est certain que les influences paludéennes, dans des conditions climatériques déterminées, sont propices à une certaine classe de tuberculeux. Qu'en général, la phthisie soit rare dans les pays marécageux, cela n'a rien de surprenant, si l'on réfléchit que chez les hommes et les animaux de ces pays, la vie domine vers les organes du ventre, qui prennent quelquefois un développement tel que cet état devient une maladie. Le système pulmonaire doit donc être rarement affecté par suite de la dérivation opérée vers les organes abdominaux. De même, chez les femmes poitrinaires, le mal est ordinairement enrayé, lorsqu'elles deviennent enceintes, parce que la vitalité détournée des autres organes se concentre sur l'utérus. C'est encore par une action dérivative que les hémorrhoïdes préservent des congestions viscérales et de quelques maladies aiguës, comme la pleurésie et la pneumonie. Ces phénomènes d'antagonisme n'avaient point échappé aux anciens, et nous les trouvons indiqués dans Hippocrate.

Sous le rapport de l'influence climatérique, quelques localités marécageuses doivent être assimilées aux climats doux et humides dont j'ai parlé plus haut (page 76). De plus, l'air de ces localités est chargé de matières organiques qui peuvent modifier avantageusement les surfaces malades, quand elles pénètrent dans les voies aériennes. « Il y a assurément, dit M. Carrière, dans cette humidité grasse des lieux marécageux, des éléments qui, en se mêlant à l'atmosphère, y introduisent des qualités favorables à l'amélioration de certaines classes de maladies (1). »

Ainsi, le séjour dans les localités maremmatiques, à température douce et exempte de variations trop brusques et trop accentuées, conviendra aux phthisiques chez lesquels prédominent les accidents inflammatoires, et dont l'état exige des influences émollientes et plutôt sédatives que toniques.

CHAPITRE II.

De l'influence curative du climat de la mer. Voyages maritimes.

Que faut-il attendre de la navigation comme moyen thérapeutique? Cette question est depuis longtemps l'objet d'interminables controverses, et nous en sommes encore aujourd'hui à l'antagonisme des opinions les plus opposées. Il me semble cependant qu'il n'est pas impossible de s'entendre.

D'abord tout le monde est d'accord, ou à peu près, sur les heureux effets des voyages maritimes dans la débilité congéniale, le lymphatisme et les scrofules; mais quand il s'agit de la phthisie pulmonaire confirmée, les avis sont partagés.

(1) *Ouv. cit.* p, 520.

Selon M. Rochard, auteur d'un remarquable mémoire couronné par l'Académie impériale de médecine, « les voyages sur mer accélèrent la marche de la tuberculisation pulmonaire beaucoup plus souvent qu'ils ne la ralentissent, parce que cette maladie, loin d'être rare parmi les marins, est, au contraire, beaucoup plus fréquente chez eux que dans l'armée de terre. Elle sévit avec une égale intensité dans les hôpitaux des ports, dans les stations, dans les escadres. Les officiers de marine, les médecins, les commissaires, tout ce qui navigue, en un mot, subit cette loi commune (1). »

L'homme qui navigue et celui qui réside sur les côtes ne reçoivent pas l'influence maritime dans les mêmes conditions. En effet, si l'air du littoral renferme des matières salines comme celui du large, il en diffère par plusieurs points essentiels, principalement par des vicissitudes de température beaucoup plus accentuées et la fréquence des météores aqueux tels que les brouillards, les averses, etc. Les faits recueillis dans les hôpitaux des ports sont donc hors de cause, puisqu'il s'agit de l'influence du séjour sur la mer et non sur le littoral.

Quant aux relevés concernant les individus qui naviguent, M. Rochard les infirme lui-même par le passage suivant de son mémoire : « Les tuberculeux ne pourraient retirer quelques fruits de la navigation qu'en se plaçant à bord dans des conditions

(1) *De l'influence de la navigation et des pays chauds sur la marche de la phthisie pulmonaire.*

hygiéniques spéciales, qu'en changeant de climat et de localités, au gré des saisons et des vicissitudes atmosphériques, *toutes choses qu'il est impossible de réaliser à bord des navires qui ont une mission à remplir.* » Ainsi M. Rochard reconnaît que les phthisiques qui naviguent sur les bâtiments de l'État se trouvent dans les conditions les plus défavorables; par conséquent de tels témoignages doivent être récusés au nom de la logique.

Enfin M. Rochard admet — ce qui n'est contesté par personne — que les régions situées sous la zone torride, ou pays chauds proprement dits, exercent une influence fâcheuse sur la marche de la phthisie pulmonaire; et, dans ses statistiques, je trouve, si je ne me trompe, que le plus grand nombre des tuberculeux auxquels la navigation paraît avoir été fatale, ont stationné pendant un temps plus ou moins long sous ces latitudes meurtrières. Quelle est donc la cause véritable de l'aggravation de la maladie, du climat ou de la navigation?..

En somme, que M. Rochard eût conclu de son intéressant et consciencieux travail que la navigation sur les navires de l'État est funeste aux phthisiques, parce que ceux-ci sont placés dans des conditions hygiéniques et climatériques capables d'activer le développement de la tuberculisation pulmonaire, plutôt que de l'enrayer, je le comprendrais; mais qu'il se croie autorisé par les faits qu'il invoque à dire d'une manière générale que les voyages sur mer accélèrent la marche de la phthisie, c'est ce qu'on ne saurait admettre.

Les médecins qui attribuent à l'atmosphère maritime

une influence salutaire sur la tuberculisation pulmonaire, invoquent les raisons suivantes à l'appui de leur opinion : l'humidité saline est absorbée sans irriter les surfaces pulmonaire et digestive ; au large, la lumière se répand en liberté et sans rencontrer les obstacles qui la brisent avant qu'elle ne pénètre dans les couches inférieures de l'atmosphère terrestre ; la colonne barométrique est plus haute, et ses oscillations sont moins étendues sur la mer que sur les continents ; l'état thermique de l'air y est aussi plus stable ; les saisons tendent davantage à s'égaliser ; les étés sont moins chauds et les hivers moins froids ; la température du jour contraste beaucoup moins avec celle de la nuit ; enfin, ventilé presque incessamment par les brises, l'air marin présente en général une pureté parfaite ; il n'est jamais altéré par les effluves qui se dégagent des nombreux foyers d'infection dont la terre est couverte.

Il serait difficile assurément de trouver un ensemble de conditions plus favorables aux tuberculeux ; mais l'application en a été trop généralisée.

« L'air maritime, dit M. Requin, est constamment imprégné d'une eau saline, qui s'y insinue en imperceptibles gouttelettes jusqu'à une grande hauteur, par l'agitation des vagues et par le souffle de la brise. Or, ces particules de sel qui, à chaque inspiration, pénètrent avec l'air dans les ramifications bronchiques, exercent-elles une action nuisible ou salutaire? La question est en litige chez nous ; mais elle est résolue en mauvaise part dans le code de la médecine napolitaine. Nos confrères de Naples croiraient commettre un barbarisme thérapeutique s'ils laissaient un phthisique demeurer sur le rivage, et s'ils ne le faisaient transporter dans les quartiers les plus éloignés de la ville (1). »

Le code de la médecine napolitaine n'est pas plus infaillible que celui de la médecine française; et dans l'art de guérir, l'exclusivisme conduit généralement aux plus déplorables erreurs.

Les particules salines qui pénètrent dans les ramifications bronchiques excitent la muqueuse pulmonaire, comme on peut en juger par la sensation désagréable de cuisson qu'elles occasionnent en se déposant sur les lèvres et sur la conjonctive. L'air maritime est riche de lumière, plus élastique et moins variable que celui des continents, cela est vrai; mais la température atmosphérique, quoique plus uniforme en mer que sur terre, éprouve néanmoins des vicissitudes dues aux brises quotidiennes et aux changements brusques et fréquents dans l'orientation des vents. On sait aussi que les tempêtes et les ouragans ne sont pas rares au large. L'air marin est beaucoup plus pur que celui des continents, cela est encore incontestable; mais cette grande pureté de l'air le rend plus excitant.

En résumé, l'air de la mer est tonique et stimulant par sa mobilité, sa densité, sa pureté et les matières salines qu'il renferme. Son application au traitement de la phthisie pulmonaire découle de ces qualités. Ainsi, les

(1) *Gazette médicale*, 1834.

voyages maritimes ne devront être conseillés que contre les formes atonique et catarrhale de la maladie, à sa première période, et, exceptionnellement, au commencement de la seconde. Les mouvements congestionnaires et la réaction fébrile sont des contre-indications formelles; car la navigation devient funeste aux phthisiques atteints ou menacés de complications inflammatoires.

Le mal de mer a été considéré aussi par plusieurs praticiens (Robinson, Fothergill, Reid, Whitt, Gilchrist, Bricheteau) comme la cause du soulagement éprouvé par les phthisiques pendant la navigation. Les vomissements et les nausées profitent certainement aux tuberculeux, par la dérivation qu'ils provoquent du côté du tube digestif; mais le mal de mer trop prolongé aurait plutôt des inconvénients que des avantages, à cause de l'état de faiblesse et d'anéantissement qu'il produirait. Au reste, si l'efficacité nautique contre la phthisie se résumait dans le mal de mer, à quoi bon recommander aux malades des voyages lointains et dispendieux, puisqu'avec des vomitifs on pourrait leur procurer cette perturbation salutaire, sans qu'ils sortissent de leur chambre?

J'accorde plus volontiers au changement de vie et d'habitudes une place parmi les influences modificatrices. « Les malades auxquels on peut conseiller d'aussi coûteux remèdes appartiennent, pour la plupart, aux classes élevées de la société. A cet âge de la vie où les passions parlent plus haut que la raison, et dans des conditions de fortune qui permettent de les satisfaire, il est bien difficile de résister à l'attrait des plaisirs à l'aide desquels la jeunesse des grandes villes escompte trop souvent l'existence; c'est déjà rendre un grand service aux tuberculeux que de les arracher à ce milieu. Une fois à bord, la vie la plus calme commence pour eux. Longues nuits de sommeil, repas réguliers, vie au grand air, absence de toute préoccupation, silence des passions, conditions analogues, en un mot, à celles que tant de malades vont chercher aux eaux thermales, aux bains de mer, à la campagne (1). »

Sous quelles latitudes et à quelle époque de l'année doivent avoir lieu les voyages maritimes?

Les limites qui circonscrivent la zone dans laquelle se trouvent les principales stations médicales, c'est-à-dire le 28e et le 46e degré de latitude boréale, et le 30e degré de longitude occidentale et orientale, sont aussi celles qu'il faut assigner aux valétudinaires pour leurs pérégrinations nautiques. Cependant ils pourront passer le 30e degré de longitude sur l'Océan; mais ils devront s'éloigner des latitudes équatoriales.

La belle saison est l'époque la plus favorable pour les voyages maritimes entrepris dans un but thérapeutique.

Les relâches seront de courte durée, attendu que les influences des côtes diffèrent beaucoup de celles du large. Madère offre aux malades qui voyageront sur l'Océan un délicieux asile où ils pourront se reposer

(1) Rochard, *ouvr. cit* , p. 32.

au sein des meilleures influences. La Sicile, Malte et Smyrne sont les points les plus propices pour les escales dans la Méditerranée. On évitera Constantinople autant que possible.

Par une heureuse coïncidence, le séjour de plusieurs stations médicales, qu'on ne peut atteindre qu'en traversant la mer, est indiqué dans les mêmes cas que la navigation; d'où il suit que l'action du voyage maritime s'ajoute à celle du climat. D'autres fois, au contraire, l'air des localités recommandées aux malades possède des qualités opposées à celles de l'atmosphère marine, et convient pour des cas où celle-ci est contre-indiquée. Dans ce cas, le voyage par mer pourrait devenir funeste aux émigrants. C'est ainsi que les malades qui vont à Pise ou à Rome devraient s'y rendre de préférence par la voie de terre; mais la traversée s'effectuant en deux jours au plus, ils nont pas à redouter les inconvénients d'un séjour trop prolongé sur la mer.

Certaines conditions hygiéniques sont indispensables pour le succès du traitement par la navigation, notamment la salubrité du bâtiment et une nourriture convenable. Les malades ne devront donc s'embarquer que sur un navire qui leur offre ces conditions.

Dans plusieurs stations, telles que Venise, Madère, Alger, les excursions sur mer aideront le traitement climatologique.

SECTION III.

DISTRIBUTION GÉOGRAPHIQUE DES CLIMATS LES PLUS PROPICES A LA GUÉRISON DES MALADIES CHRONIQUES.

Nous avons vu précédemment que l'air, qui est la première de toutes les causes morbifiques, pouvait devenir aussi un agent thérapeutique précieux, s'il possédait certaines qualités qu'il était indispensable de bien déterminer, pour sortir de la confusion engendrée par une méthode peu rationnelle, suivie jusqu'à présent dans l'étude de l'influence hygiénique et curative des climats.

D'abord, la température atmosphérique doit être modérée; car l'extrême chaleur est aussi funeste à la plupart des organisations souffrantes que le froid intense. Vient ensuite la stabilité des conditions météorologiques et surtout de l'état thermique de l'air. Cette qualité est sans contredit la plus rare, et, dans beaucoup de stations très-fréquentées, le thermomètre accuse des écarts assez étendus. Enfin une atmosphère raréfiée, pure et agitée convient à quelques valétudinaires, tandis qu'à d'autres il faut un air calme, dense et en même temps sec ou humide.

En examinant les conditions territoriales des climats, j'ai fait remarquer que le voisinage des mers occasionnait des différences tranchées entre les climats de l'intérieur des terres et ceux des contrées maritimes. Sur le littoral, dans les îles et les péninsules, la température est plus constante et plus régulière que dans les continents, les hivers sont moins froids et les étés moins chauds, comme l'attestent d'ailleurs les caractères de la végétation. « Le chêne vert, le myrte et l'arbousier du midi de la France, le laurier d'Italie, les camélias du Japon, les fuschias et les budleia de l'Amérique passent sans abri l'hiver en pleine terre dans le sud de l'Angleterre et en Bretagne, tandis qu'ils périssent souvent dans les hivers de Paris, et ne supportent jamais ceux de Vienne. En revanche, les hivers sans rigueur ne tuent point les végétaux, mais aussi les étés sans chaleur ne mûrissent pas leurs fruits. Ainsi, en Vendée, on ne récolte que du mauvais vin, et dans la Bretagne, entre le 48° et le 49e degré de latitude, le raisin en espalier ne mûrit pas tous les ans. Sous le méridien de Paris, la vigne en pleine terre ne dépasse pas le 49e; sur les bords du Rhin, au contraire, elle remonte jusqu'à Dusseldorf, et, dans le centre de l'Allemagne, on la trouve encore à Dresde au-delà du 51e degré de latitude. En Hongrie la vigne s'arrête au 49e, parce qu'elle ne saurait résister à la rigueur des hivers, qui deviennent d'autant plus froids qu'on s'éloigne davantage des côtes de l'Océan. Tandis que l'Angleterre se contente de pommes vertes et de cerises sans saveur, on obtient les fruits les plus savoureux dans presque toute l'Allemagne (1). »

Cette influence du voisinage des mers justifie la distinction des climats en *continentaux* et *marins*. C'est principalement parmi ces derniers que nous trouverons les climats les plus favorables aux malades.

La nécessité d'une chaleur douce et uniforme fait naître immédiatement l'idée de rechercher ces conditions dans les pays chauds pendant la saison froide et dans les pays tempérés pendant la saison chaude.

Dans les traités d'hygiène, les climats sont divisés en chauds, tempérés et froids.

Les premiers s'étendent de l'équateur aux tropiques, et des tropiques au 30e ou 35e degré de latitude australe et boréale. Ils comprennent la plus grande partie de l'Afrique et les îles qui l'avoisinent : Madagascar, les Séchelles, Bourbon, Maurice, etc. ; le midi de l'Asie et en particulier la Syrie, l'Arabie, la Perse, l'Inde, la Cochinchine, le sud de la Chine ; les îles de Ceylan, les Maldives, etc.; presque toute la Nouvelle-Hollande ; les îles nombreuses de l'Océanie ; la partie de l'Amérique septentrionale située entre le golfe de Californie et l'isthme de Panama ; et dans l'Amérique du sud, la Colombie, les Guyanes, le Paraguay, le nord de la Plata, les Antilles.

(1) Boudin, *ouv. cit.*, p. 218.

Les limites des climats tempérés sont le 30e ou le 35e degré et à peu près le 50e ou 55e degré de latitude australe et boréale. Ces climats comprennent les pays suivants : l'Europe presque entière et ses îles ; l'Asie, depuis la Méditerranée et la mer Noire à l'ouest jusqu'au Japon et à l'Océan Pacifique à l'est ; en Amérique, la Californie, une partie du Mexique, le Canada, les États-Unis, le Chili, la Patagonie.

Les climats froids s'étendent du 55e degré de latitude boréale et australe jusqu'aux pôles. Ils embrassent le nord de l'Écosse, la Suède, la Norwége, la Finlande, la Russie, la Sibérie, la Laponie, l'Islande, le Groënland, le Kamtschatka, la Nouvelle-Zemble, le pays des Samoïèdes, celui des Esquimaux, le Spitzberg (1).

Laissant de côté cette division classique, je partagerai en trois zones la portion de la surface du globe qui correspond aux climats chauds et tempérés et où les malades peuvent trouver des influences salutaires pendant certaines époques de l'année. La première, que j'appellerai ZONE EXTRATROPICALE SEPTENTRIONALE,

(1) On peut admettre sept espèces de climats en se fondant sur les lignes isothermes :

1.	Climat brûlant,	de 27°,5,	température moyenne	à 25°	Climats chauds de la division précédente.
2.	— chaud....	25	—	à 20	
3.	— doux......	20	—	à 15	Climats tempérés de la division précédente.
4.	— tempéré..	15	—	à 10	
5.	— froid.....	10	—	à 5	
6.	— très-froid.	5	—	à 0	Climats froids de la division précédente.
7.	— glace... .	au dessous de 0...........			

est bornée au sud par le tropique du Cancer et au nord par le 50e degré de latitude; la seconde, ou ZONE INTRATROPICALE, comprend l'espace que limitent les deux tropiques; la troisième, ou ZONE EXTRATROPICALE MÉRIDIONALE, s'étend du tropique du Capricorne au 50e degré de latitude australe.

Nous parcourrons les régions les plus connues de cette immense étendue de territoire, et nous verrons, après avoir examiné les conditions climatériques de chacune d'entre elles, qu'il existe bien peu de localités, dans l'état actuel de nos connaissances, où l'air possède les qualités nécessaires pour exercer une action favorable sur les maladies chroniques. C'est dans l'espace circonscrit par le 46e et le 28e degré de latitude boréale et le 30e degré de longitude à l'ouest et à l'est que sont les stations médicales les plus importantes. Cet espace embrasse le midi de la France, la Suisse, l'Italie, l'Espagne, le Portugal, dont Madère est une dépendance, le nord de l'Algérie et de l'Egypte.

PREMIÈRE PARTIE.

ZONE EXTRATROPICALE SEPTENTRIONALE

(comprise entre le tropique du Cancer et le 50e degré de latitude septentrionale).

FRANCE.

La France a le privilége de réunir les divers types des climats circonvoisins. M. Martins l'a divisée en cinq régions climatoriales, ou climats différents :

1. Le climat vosgien, ou du nord-est;
2. Le climat séquanien, ou du nord-ouest;
3. Le climat girondin, ou du sud-ouest;
4. Le climat rhodanien, ou du sud-est;
5. Le climat méditerranéen, ou provençal.

Les deux premiers nous offrent l'exemple de climats assez froids; l'un est continental, comme celui de l'Allemagne, et l'autre marin, comme celui de l'Angleterre. Les deux suivants présentent la même différence, mais ils sont beaucoup plus tempérés. Le climat provençal fait partie du groupe de la Méditerranée. Je vais indiquer sommairement les caractères de chacun de ces climats :

1. Climat vosgien ou du nord-est. — C'est celui

de toute la région comprise entre le Rhin, la Côte-d'Or, les sources de la Saône et la chaîne qui s'étend de Mézières à Auxerre.

La température annuelle moyenne des villes de cette région est de 9°, 6 environ. Les hivers y sont plus froids et les étés beaucoup plus chauds, à latitude égale, que dans les régions occidentales. L'hiver et l'été présentent une différence moyenne d'environ 18°, 0. Le nombre des jours de gelée s'élève, année commune, à 70, tandis qu'à Paris il n'est que de 56.

On a évalué à 669 millimètres la quantité moyenne de pluie qui tombe annuellement. Le nombre moyen des jours pluvieux est de 137. Les pluies d'été l'emportent sur celles d'automne.

Les vents du sud-ouest et du nord-est dominent, sauf un petit nombre d'exceptions locales.

On compte annuellement de 20 à 25 orages.

2. Climat séquanien ou du nord-ouest. — Il comprend toute la frontière du Nord, depuis Mézières jusqu'à la mer, d'un côté; et de l'autre, le cours de la Loire et du Cher jusqu'à Auxerre.

Les moyennes de la température sont :

Pour l'année.	10°, 9
— l'été.	17°, 6
— l'hiver.	3°,95
Différence des moyennes de l'été et de l'hiver.	13°, 6

Le nombre des jours de gelée est moindre que dans le climat nord-est; il s'élève, en moyenne, à 50 pour Bruxelles, Paris et Bourges.

Ainsi, dans la région séquanienne, les hivers sont moins rudes et les étés moins chauds que dans la région vosgienne. La différence entre la température moyenne annuelle de l'hiver et celle de l'été y est aussi moins forte, et elle devient d'autant plus faible qu'on s'avance davantage vers l'ouest. Ces différences tiennent à l'influence du grand courant d'air océanien qui réchauffe les côtes de la France pendant l'hiver et les rafraîchit pendant l'été.

La quantité moyenne annuelle de pluie est de 548 millimètres, par conséquent moindre que pour le climat vosgien; mais elle va en augmentant à mesure que l'on s'avance vers l'ouest. Tout le long du littoral, les pluies d'automne l'emportent sur les pluies d'été; tandis que, dans l'est de la région, la plus grande quantité de pluie tombe en été. Le nombre moyen annuel des jours pluvieux est de 140.

Vents dominants : Le sud-ouest, qui souffle pendant un tiers de l'année, puis le nord-est et le nord.

Nombre annuel des orages : Moindre que dans les autres régions de la France, et variant de 12 à 20.

3. Climat girondin ou du sud-ouest.—Il s'étend depuis la Loire et le Cher jusqu'aux Pyrénées et participe à la fois du climat séquanien et du climat rhodanien.

Moyennes de la température :

Pour l'année..............	12°, 7
— l'été................	20°, 6
— l'hiver..............	5°, 0
Différence des moyennes de l'été et de l'hiver.......	15°, 7

Les hivers ne sont donc guère plus doux que dans le nord-ouest, mais les étés y sont plus chauds.

Le nombre moyen annuel des jours pluvieux ne s'élève qu'à 130, et la quantité de pluie qui tombe annuellement est de 586 millim. Les saisons doivent être rangées dans l'ordre suivant, eu égard aux quantités de pluies : l'automne, l'hiver, l'été, le printemps.

Les vents du sud-ouest dominent ; mais à mesure qu'on s'avance vers le sud, ce sont ceux de l'ouest qui l'emportent.

Plus communs que dans le nord-ouest de la France, les orages le sont moins que dans le nord-est et le sud-est. La plupart éclatent pendant l'été ; leur nombre varie entre 15 et 20.

4. Climat rhodanien ou du sud-est. — Ce climat comprend toute la vallée de la Saône et du Rhône.

Les moyennes de la température sont :

Pour l'année..............	11°, 0
— l'été.................	21°, 3
— l'hiver...............	2°, 5
Différence des moyennes de l'été et de l'hiver........	18°, 8

Ainsi la différence entre l'hiver et l'été est aussi forte que dans le climat vosgien. Les hivers y sont plus doux, mais aussi les étés sont beaucoup plus chauds.

Il tombe annuellement dans la région rhodanienne 946 millimètres d'eau, quantité supérieure à celle qu'on observe dans toute la France. Le nombre annuel des jours pluvieux est de 120 à 130. Les saisons doivent être ainsi rangées, d'après les quantités de pluie : l'automne, le printemps, l'été, l'hiver.

Ce sont les vents du nord et du sud qui dominent dans la vallée de la Saône et du Rhône; après eux viennent le nord-ouest et l'ouest.

Le nombre des orages est considérable; il varie de 25 à 30.

Les tremblements de terre sont plus communs que dans le reste de la France.

5. Climat méditerranéen ou provençal. — Le triangle formé par les villes de Montpellier, Marseille et Viviers constitue cette région.

Moyennes de la température :

Pour l'année..............	14°, 8
— l'été................	22°, 6
— l'hiver...............	7°, 5
Différence des moyennes de l'été et de l'hiver........	16°, 1

Le climat méditerranéen est donc le plus chaud de la France; il tient le milieu entre les climats marins et les continentaux.

La quantité moyenne annuelle de pluie (651 millim.) est aussi considérable que dans le nord-est et le sud-est; mais le nombre annuel des jours de pluie (53) est moindre que dans tout le reste de la France, ce qui indique que les pluies tombent avec plus d'abondance sur les bords de la Méditerranée. L'automne, l'hiver et le printemps sont les saisons pluvieuses; une sécheresse extrême règne pendant l'été.

Le *mistral*, ou vent du nord-ouest, domine dans la

moitié orientale de la région; l'ouest est le plus fréquent dans la moitié occidentale.

C'est surtout en été et au printemps que les orages ont lieu. Toutefois ils sont plus communs en automne et en hiver que dans le reste de la France. Leur nombre annuel est de 11 à 25.

On voit, par les données précédentes, que les conditions climatologiques des régions du nord-est et du sud-est de la France s'éloignent beaucoup de celles que nous recherchons pour les valétudinaires.

La température hivernale de la lisière maritime du nord-ouest, quoique plus élevée que celle des climats de l'est (vosgien et rhodanien), est loin de présenter assez de douceur et d'égalité pour que les malades puissent trouver dans cette région un refuge contre le froid. La fréquence des météores aqueux est aussi une circonstance nuisible qui doit les en éloigner. Mais les étés étant moins chauds dans la zone maritime de la région du nord-ouest que dans l'est et le midi, la résidence sur les côtes de la Bretagne, pendant la saison estivale, pourrait être avantageuse aux malades dont l'état serait aggravé par une chaleur plus forte. Suivant M. Bricheteau, cette résidence d'été convient particulièrement aux tuberculeux sujets aux catarrhes pulmonaires et aux irritations gastriques (1). Quoi qu'il en soit, il n'est pas possible actuellement d'indiquer aux malades les stations qu'ils devront préférer

(1) *Ouv. cit.* p. 188.

dans la zone maritime du climat séquanien, pendant l'été, parce que la météorologie particulière de la plupart des localités de ce climat est encore incomplète et même inconnue.

C'est dans le midi de la France que sont situées les seules stations sur lesquelles nous possédions des renseignements suffisants, et qui sont recommandées aux valétudinaires dans un but thérapeutique. La partie du territoire qui les comprend peut être divisée en *lisière maritime,* longeant la Méditerranée, et *lisière continentale,* bornée par la chaîne pyrénéenne. PAU est l'unique station de la lisière continentale — le climat d'AMÉLIE-LES-BAINS, qui paraît réunir d'heureuses conditions, n'a été étudié que très-imparfaitement sous le rapport médical. Sur la lisière maritime, je citerai HYÈRES, CANNES, NICE et MENTON. Ces localités sont des résidences d'hiver fréquentées tous les ans par un grand nombre de malades.

Tableau résumé, ou parallèle des conditions météorologiques des cinq régions climatoriales de la France.

NOMS des CLIMATS.	VENTS DOMINANTS.	TEMPÉRATURE.				PLUIE.			NOMBRES des ORAGES.
		Moyennes annuelles.	Moyennes de l'été.	Moyennes de l'hiver.	Différences des moy. de l'été et de l'hiver.	Quantités moyennes annuelles.	Nombres moy. des jours de pluie.	Ordre des saisons eu égard aux quantités de pluie.	
Vosgien ou du nord-est.	S.-O. N.-E.	9°, 6	18°, 6	0, 6	18°, 6	669 millim.	137	Été. Automne. Printemps. Hiver	20 à 25
Séquanien ou du nord-ouest.	S.-O. N.-E. N.	10°, 9	17°, 6	3°, 95	13°, 6	548 —	140	Automne. / Été. .... } tout le long du littoral. Été. .... / Automne } dans l'est de la région	12 à 20
Girondin ou du sud-ouest.	S.-O. O.	12°, 7	20°, 6	5°, 0	15°, 6	586 —	130	Automne. Hiver. Été. Printemps.	15 à 20
Rhodanien ou du sud-est.	N. S. N.-O. O.	11°, 0	21°, 3	2°, 5	18°, 8	946 —	120 à 130	Automne. Printemps. Été. Hiver.	25 à 30
Méditerranéen ou provençal.	N.-O. O.	14°, 8	22°, 6	6°, 5	16°, 1	651 —	53	Automne. Hiver. Printemps. Été.	11 à 25

Les cinq stations hivernales de la France présentent des conditions assez variées pour satisfaire aux principales indications médicales. Il ne faut pas croire néanmoins qu'elles puissent toujours suppléer les autres stations plus éloignées avec lesquelles elles ont d'étroites analogies, mais dont le climat possède des avantages qu'on ne trouverait pas sur la lisière méridionale de notre continent. « Sans contester la valeur des stations médicales situées hors de France, dit M. Bonnet de Malherbe, aujourd'hui que Nice et Menton font partie d'un nouveau département français, les Alpes-Maritimes, nous croyons qu'on peut pourvoir à toutes les indications médicales pour le choix d'une station hivernale, sans sortir du continent français, considération qui très-souvent est d'une haute importance. Ainsi, il y a un grand nombre de malades qui redoutent beaucoup un voyage sur mer, et, malgré la très-grande valeur du climat de Madère, par exemple, cette station n'est guère fréquentée que par les Anglais, qui se déplacent beaucoup plus facilement que les peuples continentaux et pour lesquels une traversée de huit jours n'est rien. Alger lui-même, bien que la distance soit moins grande, effraie encore beaucoup de malades. Enfin, les événements politiques qui depuis quelque temps se passent en Italie en éloignent naturellement les malades, pour lesquels il faut avant tout la sécurité et la tranquillité.

» Au reste, quelles que soient les idées pour ainsi dire classiques que le nom de ce beau pays éveille dans l'esprit des médecins et des malades, plusieurs stations françaises nous semblent dans des conditions climatériques préférables au point de vue médical, et, lors même que les circonstances politiques ne créeraient pas pour les premières un grave inconvénient, c'est encore aux secondes que, le plus souvent, nous donnerions la préférence (1). »

Je ne puis partager cette opinion. Sans parler de Nice, dont le climat répond à un nombre très-limité d'indications, je crois que Menton, où l'on rencontre des influences si favorables, ne remplacera pas toujours avantageusement Venise, Pise et surtout Madère. Pour ce qui concerne les voyages sur mer, nous avons vu qu'ils sont parfois de puissants auxiliaires du traitement par le climat. Cette considération doit influer sur les conseils du médecin et la détermination du malade. La France possède des eaux ferrugineuses et alcalines : d'où vient donc que nous envoyons certains malades plutôt à Spa, en Belgique, qu'à Forges, plutôt à Ems, dans le duché de Nassau, qu'à Vichy? C'est que nous avons une raison scientifique. Il en est de même pour les climats. L'air de Menton a des qualités sédatives comme celui de Venise; cependant il n'est pas indifférent de conseiller l'un ou l'autre. Voilà pourquoi une classification des climats ne me paraît guère possible.

(1) *Du choix d'un climat d'hiver*, dans *l'Union médicale*, octobre 1860.

SECTION PREMIÈRE.

LISIÈRE MARITIME DU MIDI DE LA FRANCE.

CHAPITRE PREMIER.

La Provence, Toulon, Marseille, Aix, Montpellier.

Louis XIV comparait la Provence à « *une coquette parfumée dont il fallait se méfier.* » Cette comparaison tire son exactitude de l'inconstance du climat provençal.

Le mistral joue un grand rôle dans les conditions météorologiques de la Provence. Sa violence est extrême, et il parcourt quelquefois jusqu'à 20 mètres par seconde. C'est dans la vallée de la Durance qu'il souffle avec le plus de force et de fréquence; puis à Arles, à Aix et à Marseille (1). Il est beaucoup moins fort dans le bas Languedoc, à Nîmes, à Montpellier et dans la vallée de l'Aude. Le caractère de ce vent

(1) Il existe un ancien proverbe provençal qui dit :
Le parlement, le mistral et la Durance
Sont les trois fléaux de la Provence.

impétueux ne paraît pas s'être modifié depuis les premiers temps historiques, malgré les révolutions que l'agriculture a fait subir au sol. Ainsi, Strabon écrit que toute la région située au-dessus de Marseille et des Bouches-du-Rhône est exposée au vent septentrional, qui se déchaîne violent et redoutable sur cette surface, roulant et emportant les pierres, renversant les hommes de leurs chars, et les dépouillant de leurs armes et de leurs vêtements (1). Qui ne reconnaît là le mistral?

La température de la Provence est marquée par des vicissitudes journalières, et ces variations sont si brusques quand souffle le nord-ouest, qui occasionne en même temps une sécheresse excessive de l'air, qu'on en ressent l'influence même dans les appartements fermés. Le séjour de cette contrée serait donc funeste aux santés délicates. Aussi Clark disait-il avec raison en parlant de la Provence et du Languedoc : « On a recommandé à différentes époques le séjour de plusieurs résidences, comme offrant en hiver un climat favorable aux malades atteints de consomption; mais il est très-difficile de s'expliquer comment un pareil conseil a pu être donné, puisque l'expérience de ces dernières années le contredit complètement, et que les caractères généraux et distinctifs du climat n'ont jamais fourni la moindre raison qui l'autorisât (2). »

Marseille et Toulon jouissent de conditions à peu près identiques. En hiver, le froid y est souvent vif et

(1) *Géograph.* Liv. III.

(2) *On climate*, p. 194.

fait dominer les affections de poitrine. Pendant la belle saison, la chaleur est accablante et mortelle aux tuberculeux. Suivant M. Raymond, c'est pendant l'été que les phthisies se forment à Marseille et qu'elles se terminent.

CLIMAT DE MARSEILLE.

Moyennes de la température.	Pour l'année......	14°,08
	— l'été.	21°,11
	— l'automne. ..	14°,96
	— l'hiver.	7°,42
	— le printemps.	12°,80

Le port a gelé dans les années 1493, 1507, 1594, 1638, 1709.
Moyenne annuelle de la pluie = 512 millim., 3.

Moyennes de la pluie par saison.	Été.............	55mm,1
	Automne........	205 ,9
	Hiver...........	132 ,8
	Printemps.......	118 ,5

Nombre annuel moyen des jours de pluie = 59.

Nombres moyens des jours de pluie par saison.	Été............	8 jours.
	Automne.......	17 —
	Hiver..........	17 —
	Printemps......	17 —

Nombre annuel moyen des jours de gelée = 11.

Les vicissitudes atmosphériques sont aussi très-communes à Aix, jadis si fréquentée par les phthisiques. « L'air de cette ville, dit l'auteur d'une histoire naturelle de la Provence, est souvent agité par le souffle des vents qui s'y font sentir plus qu'ailleurs. » Ainsi s'explique la fréquence des bronchites, des fièvres catarrhales, des maladies de poitrine, des rhumatismes, etc.

Le climat provençal se modifie à CANNES et à HYÈRES qui, grâce à des circonstances toutes locales, comptent au nombre des meilleures stations médicales que nous connaissions jusqu'à ce jour.

Les environs tant vantés de MONTPELLIER ne conviennent pas mieux aux valétudinaires que Toulon, Marseille, Aix, et en général toutes les localités de la Provence en dehors des deux stations du département du Var, dont je viens de parler.

Baumes, l'une des gloires de la Faculté de Montpellier, s'exprime ainsi à l'égard du climat de cette ville : « Le vent du nord règne le plus ordinairement en hiver et au printemps ; sa violence est souvent très-incommode, parce qu'il est très-froid, pour avoir passé sur la neige des montagnes voisines. Il faut avoir la poitrine bien constituée pour résister à ses impressions (1). »

D'après une topographie publiée en 1810 par Muret, il y eut en 1763, à l'Hôtel-Dieu, 2,750 admissions et 154 décès, sur lesquels on ne comptait pas moins de 55 poitrinaires, ce qui fait plus de 1/3 des individus décédés ; même proportion qu'en Angleterre. (Bricheteau.)

CLIMAT DE MONTPELLIER.

Moyennes de la température.	Pour l'année......	13°, 6
	— l'été..........	22°, 0
	— l'automne.....	14°, 3
	— l'hiver........	5°, 8
	— le printemps...	12°, 6

(1) *Traité de la phthisie pulmonaire*, p. 237.

Moyenne annuelle de la pluie = 824 millim., 7.

Pluie par saison.	Été.	105mm, 5
	Automne.	303 , 2
	Hiver.	232 , 7
	Printemps.	183 , 0

Nombre annuel moyen des jours de pluie = 67.

Fréquence relative des vents.	N.-O. (magistraou)	262
	S.-E. (marin)	186
	O. (ponant)	186
	S. (marin)	124
	N.-E. (grec)	124
	E.	84
	N. (tramontane)	29
	S.-O.	14

CHAPITRE II.

Nice.

(Alpes-Maritimes.)

Nice mérite-t-elle la renommée médicale qu'on lui a faite? Quelques citations vont nous montrer que la tradition n'a point pour elle l'opinion unanime des praticiens.

Le professeur **Andral :** Nice, intermédiaire entre le midi de la France et l'Italie, a, de tout temps, aussi attiré beaucoup de malades. Nous pensons que c'est bien à tort que les médecins conseillent le séjour de cette ville, car les variations de température y sont assez fréquentes, et il y a un grand nombre de phthisiques indigènes.

Fodéré, Barth, Honnoraty : Nice sera toujours préférée par ceux qui voyagent pour se distraire ou se guérir de quelque affection morale. Laissez donc aller dans cette ville ceux qui s'amusent, plutôt que ceux qui souffrent de la poitrine.

Clarke : L'irritabilité est incompatible avec le séjour de Nice, et il faut que la phthisie ne soit pas compliquée d'un état inflammatoire, si l'on veut qu'elle ne s'y aggrave pas davantage.

Carrière : Nice est au-dessous de la renommée qu'on lui a faite, et que le vulgaire lui conserve malgré de nombreuses déceptions. On voit sévir chaque année, sur la colonie des phthisiques Anglais qui adoptent cette résidence, une mortalité décourageante pour ceux qui seraient tentés d'imiter leurs devanciers. Le climat niçois ne convient qu'à la phthisie scrofuleuse, la bronchite catarrhale, la pleurite avec épanchement chronique, mais à la condition pour les malades de fuir le rivage et de se séquestrer dans les anfractuosités de la campagne.

Amédée Latour : Les malades qui habitent les grandes villes et des quartiers peu aérés, se trouvent tout aussi bien du séjour à la campagne que du séjour à Nice.

Michel Lévy : Nice ne justifie point la vogue que lui fait la routine.

Champouillon : Nice est surtout remarquable en ce que les vents de terre et de mer s'y exercent périodiquement avec leurs qualités variables de sécheresse et d'humidité, d'âpreté ou de tiédeur. Pendant le jour, le soleil est brûlant; dès quatre heures du soir, les vents qui débouchent des vallées apportent avec eux un froid vif, pénétrant et souvent humide. Ces alternatives de température et d'hygrométrie n'affectent point une régularité ponctuelle dans leurs apparitions, car quelquefois elles font invasion en plein midi. Aussi les indigènes, instruits par l'expérience, ne sortent-ils jamais de leur demeure sans s'être pourvus d'un manteau. Les étrangers, au contraire, séduits par l'éclat du soleil, confiants dans la douce influence d'un air méridional, négligent naturellement cette précaution et s'exposent à des réfrigérations meurtrières. Les malades, en se réfugiant dans leurs appartements, ne s'y trouvent pas pour cela protégés contre ces bises glaciales, parce qu'à Nice les maisons sont faites pour l'été et non pour l'hiver.

« Que les vents soufflent avec modération ou avec impétuosité, il s'élève des rues macadamisées des tourbillons de poussière qui offensent les yeux et irritent les bronches des promeneurs. Cela peut-il s'appeler une délectation ?

» L'estomac débile et capricieux des poitrinaires exige une nourriture délicate et variée. Pour vivre dans les hôtelleries de Nice, il faut être deux, l'un pour manger, l'autre pour digérer.

» En résumé, autant vaudrait-il pour les phthisiques passer l'hiver à Paris ou à Londres, que d'aller s'établir pendant cette saison dans la ville de Nice. »

A ces citations je pourrais en opposer d'autres qui seraient tout en faveur du climat niçois, et émanant de médecins également recommandables. Mais l'exposé de ces opinions contradictoires n'est point nécessaire pour fixer le lecteur sur les avantages et les inconvénients du séjour de Nice. D'ailleurs il est incontestable que l'usage fort ancien d'acheminer les valétudinaires vers cette localité se justifie par des succès, et que sa réputation, tout en n'étant pas une preuve absolument péremptoire de son mérite, repose néanmoins sur des faits et des documents dignes d'un examen sérieux. En un mot, il y a un terme moyen entre ces deux opinions extrêmes dont l'une n'accorde à Nice aucune influence salutaire sur les maladies, et dont l'autre veut faire de cette résidence la terre promise de tous les valétudinaires.

I.

Conditions territoriales.

LATITUDE 43° 42′. LONGITUDE 4° 57′ E.

Nice est assise autour d'un promontoire qui touche à la mer par sa face méridionale, et derrière lequel s'arrondit en forme de cirque un bassin large et découvert. Ce promontoire mesure 93 mètres de hauteur sur une base de 700 mètres de long et 300 de large; il divise la ville en deux parties : l'une, occidentale, est la plus étendue et renferme les plus beaux quartiers; l'autre, orientale, se trouve resserrée dans un étroit espace protégé par les hauteurs.

Du rivage au pied des montagnes, la plaine se relève en molles ondulations et en gracieuses collines diversement nuancées par les produits du sol. Les principaux reliefs sont formés de plusieurs variétés de calcaire et de granit, et une assez forte couche d'humus alimente une riche végétation sur les collines et dans les vallées.

Outre le torrent Paillon qui sépare la ville des faubourgs, et le Var qui coule à l'occident, le bassin compte de nombreux cours d'eau dont l'agriculture tire parti. Ces surfaces d'évaporation, ainsi que les arbres qui remplissent les vallées et couvrent les flancs des montagnes, influent sur la température et la constitution hygrométrique de l'atmosphère. Le Paillon agit encore par sa direction, sur le climat de la ville. C'est, en effet, par le point de l'enceinte qui livre passage à ce cours d'eau que les vents septentrionaux se précipitent et pénètrent dans les quartiers de l'occident.

M. Carrière compare le bassin de Nice à un immense éventail ouvert, dont l'arc serait formé par les montagnes, et la corde par le littoral que coupent à l'occident l'embouchure du Var, et, plus à l'orient, le monticule isolé autour duquel se groupent les rues et les monuments de Nice. Le rivage correspond au midi, et l'ellipse de montagnes défend le territoire depuis l'orient jusqu'à l'occident, en y comprenant les points intermédiaires (1). Cette enceinte orographique est double et formée par deux systèmes en quelque sorte

(1) *Le climat de l'Italie sous le rapport hygiénique et médical*, Paris, 1849, p. 516.

superposés. Le premier, c'est-à-dire celui qui se rapproche le plus de la Méditerranée, présente une succession de montagnes et de collines couvertes de cultures ombragées, et qui s'abaissent progressivement du pourtour du bassin vers la mer — le plus élevé de ses sommets, le mont Calvo, mesure 867 mètres. Les chaînes de montagnes qui constituent le second système sont beaucoup plus puissantes : quelques-uns de leurs sommets atteignent près de 2,800 mètres.

Cependant le territoire de Nice n'est pas aussi abrité contre les vents du continent que pourraient le faire croire les conditions hypsométriques de son bassin. Cela tient à l'infériorité des collines de la première enceinte et aux dépressions profondes et nombreuses qui découpent le système de la seconde. Les vents, pénétrant à travers ces dépressions, débouchent par les vallées et portent leur influence jusqu'à la mer. Nous verrons bientôt que l'orientation des différents quartiers de la ville et de ses environs modifie les conditions météorologiques.

En comparant les caractères de la végétation du bassin de Nice à ceux du littoral qui s'étend depuis Menton jusqu'à Port-Maurice, on remarque des changements qui révèlent de profondes différences dans les conditions du ciel. Ainsi, à Nice, le limonier ne réussit qu'en espalier, et les orangers n'ont pas cette vigueur qu'on admire dans les vallées de Villefranche et de Menton. C'est qu'en effet ces dernières jouissent d'une température plus douce et plus égale que la capitale des Alpes-Maritimes.

II.

Conditions atmosphériques.

Vents. — On a prétendu que Nice était privilégiée sous le rapport de la ventilation, parce que les courants maritimes, soufflant pendant le jour, venaient attiédir l'atmosphère au moment de la vie extérieure et active, tandis que les vents continentaux, régnant sur la ville pendant la nuit, renouvelaient et rafraîchissaient l'air au moment du repos et du sommeil. « Que l'inverse eût lieu, dit M. Chatin, et Nice ne serait plus qu'une plage inhospitalière (1). » Or, les inconvénients résultant de cette perturbation dans l'ordre anémoscopique se manifestent assez fréquemment sous le ciel de Nice.

Les vents septentrionaux soufflent ordinairement pendant la nuit, à partir de quatre heures du soir jusque vers onze heures du matin : alors ils sont remplacés par les courants du sud. Ainsi, en réunissant l'anémométrie du matin et du soir à celle du milieu du jour, il y a deux faits d'influence septentrionale contre un d'influence méridionale; en d'autres termes, les tièdes haleines de la Méditerranée ne se font sentir sur le territoire de Nice que quatre ou cinq heures par jour.

(1) Rapport lu à l'Académie de médecine, le 9 octobre 1860, sur un mémoire de M. Macario concernant *l'influence médicatrice du séjour à Nice*. (*Bullet. de l'Acad. de médecine*, t. XXVI, p. 28.)

Encore cette alternance n'est pas constante; car, assez souvent, l'influence nocturne des vents du nord se prolonge ou reparaît brusquement dans les intervalles horaires assignés à leurs antagonistes. D'autrefois il y a lutte entre les vents continentaux et les vents maritimes. On entrevoit les modifications importantes que ce jeu de la ventilation doit faire subir aux qualités de l'air.

Le nord, le nord-est, le nord-ouest et l'ouest-nord-ouest se partagent la prépondérance en hiver. Pendant l'automne, ce sont le nord, l'est et le nord-ouest qui dominent; toutefois ce dernier souffle plus fréquemment que les deux autres. Au printemps, l'atmosphère est agitée principalement par le sud, le sud-est, le sud-sud-est, et beaucoup plus rarement par l'ouest-nord-ouest. Enfin, en été, le sud-est a une prépondérance très-marquée.

De tous les courants de la demi-rose nord, le mistral, ce fléau des côtes méditerranéennes de l'Italie et de la France, est le plus redoutable pour Nice, par sa violence et sa température glaciale. Il règne souvent en hiver et surtout en automne. Le nord et le nord-est, également froids, sont moins impétueux. L'ouest-nord-ouest se rapproche du mistral par ses qualités. L'ouest, qui est un des vents les moins fréquents, à cause de l'élévation du rempart de calcaire et de granit qui sépare le bassin de Nice de la Provence, exerce quelques-unes de ces délicieuses influences qui l'ont fait surnommer le Zéphyr de la Ligurie. Le sud, tiède et humide, n'agite pas violemment l'atmosphère, tandis que le sud-ouest (Libeccio) souffle avec impétuosité et soulève les vagues. L'est et le sud-est figurent parmi les bons vents du bassin ; mais le sud-sud-est est désastreux pour la santé comme pour les récoltes : heureusement il règne rarement.

Cet aperçu sur la distribution et les qualités des vents servira à nous faire comprendre les conditions thermométriques et hygrométriques de l'atmosphère dans le bassin de Nice.

TEMPÉRATURE. — Une période de plus d'un demi-siècle (de 1806 à 1859) a fourni à M. Macario les moyennes thermométriques suivantes :

Pour l'année..............	16°, 3
— l'été................	22°, 5
— l'automne...........	17°, 5
— l'hiver..............	9°, 0
— le printemps.........	13°, 4

Les variations du thermomètre d'un mois à l'autre ne sont que de 2 à 3 degrés.

Nous savons qu'il ne faut pas accorder une trop grande importance aux moyennes thermométriques, et que les conditions climatériques les plus mauvaises peuvent se dissimuler sous des chiffres. C'est ce qui fait que le climat de Nice n'est pas aussi doux ni aussi égal qu'on serait tenté de le supposer d'après les renseignements météorologiques fournis par M. Macario. D'abord, selon ce médecin, le thermomètre centigrade descend rarement au-dessous de zéro pendant l'hiver. Mais Schouw, qui a opéré sur une base de vingt ans, de 1806 à 1825, prouve que la température s'est abaissée jusqu'à — 9°. Ensuite, les chaudes influences du midi, ne se faisant sentir que quelques heures pendant le jour, sont impuissantes à modérer l'âpreté des courants du septentrion qui traversent les glaciers des montagnes voisines avant d'atteindre le bassin de Nice, et règnent près de vingt heures sur vingt-quatre. Aussi fait-il ordinairement froid à l'ombre, tandis qu'il fait chaud au soleil.

Il y a à Nice des variations de température régulières et irrégulières. Les premières, d'après ce que j'ai dit sur l'anémométrie, se manifestent le matin et le soir; les secondes font souvent invasion vers le milieu de la journée, lorsque la ventilation nocturne reprend brusquement la prépondérance : c'est alors que Nice devient une plage inhospitalière, suivant les expressions de M. Chatin. Un conflit s'élève-t-il entre les vents continentaux et les vents maritimes, l'atmosphère est ébranlée, les courants se heurtent avec violence; et, pendant la lutte, le thermomètre, aussi sensible que l'anémoscope, accuse dans un temps court le froid et le chaud.

Hygrométrie et hydrométéores. — D'après les recherches de M. Macario, l'hygromètre de de Saussure marque 58 degrés, année commune. Déjà M. Roubaudi avait obtenu la même moyenne pour une période de treize années, le minimum étant 15 et le maximum 90. Les oscillations les plus étendues concordent nécessairement avec les époques des grandes pluies, qui tombent en automne jusqu'à la fin de l'hiver et même au commencement du printemps.

La moyenne annuelle de la pluie est évaluée à 703 millimètres (Roubaudi), et les jours pluvieux qui ne dépassent guère 60, année commune, sont ainsi répartis : 30 jours dans le trimestre d'automne; 15 dans celui d'hiver; 7 au printemps, et 4 en été. (Macario.)

Quoique modérément hygrométrique, le climat de Nice est donc éloigné de cette extrême sécheresse qu'on a voulu lui attribuer. « On pourrait moins dire, fait observer M. Carrière, qu'il est le plus sec des climats humides que le plus humide des climats classés parmi les secs. » Selon M. Edwin Lée, la présence journalière du soleil, le plus souvent depuis son lever jusqu'à son coucher, et l'agitation de l'air par les vents alternant de la mer et de la terre, font que la sécheresse y prédomine, ce dont on peut se convaincre par l'observation de la rapidité avec laquelle le linge sèche et avec laquelle la poussière, bientôt après la cessation des fortes pluies, s'accumule sur les routes (1).

Les variations que l'alternance des vents continentaux et des vents maritimes détermine dans la thermalité atmosphérique doivent se faire sentir aussi dans l'hygrométrie, pour la même raison. En effet, la vapeur aqueuse, entraînée par les haleines méditerranéennes et incorporée au fluide atmosphérique sous l'influence de l'action solaire, se condense dès que règnent les courants réfrigérants du septentrion. Il en résulte la formation de vésicules aqueuses dont les masses se réunissent en nuages que les vents continentaux

(1) *Gaz. des hôp.*, 1859, p. 148.

poussent vers les régions maritimes; ou bien la vapeur condensée se précipite sous la forme d'une rosée froide et pénétrante.

Quelquefois la lutte des vents engendre des rafales terribles, des trombes et des météores électriques.

Un autre phénomène important mérite aussi d'être signalé. Ainsi, il peut arriver que, sous l'influence du refroidissement de l'air, soit le soir, soit le matin, la rosée se transforme en gelée blanche, qui couvre la campagne et imprègne le sol et les couches inférieures de l'atmosphère d'une humidité froide que les rayons du soleil dissipent lentement. Ce phénomène a été observé pendant le premier mois d'hiver.

Pression atmosphérique. — Sous le ciel de Nice, la hauteur moyenne de la colonne barométrique est de 759 millimètres, et la pression atmosphérique se maintient à un état de stabilité remarquable, puisqu'elle ne varie que de 4 millimètres dans le courant de l'année. Cette stabilité est certainement un avantage pour le climat niçois.

État du ciel. — Le rôle purificateur des vents continentaux détermine et entretient l'éclatante limpidité des couches atmosphériques, conditions dont Nice jouit à un haut degré. La moyenne annuelle des jours clairs est de 229, répartis comme il suit : 54 dans le premier trimestre de l'année, 55 dans le second, 65 dans le troisième et 55 dans le quatrième. Celle des jours couverts ou nuageux est de 66 par an : 19 dans le premier timestre, 18 dans le deuxième, 12 dans le troisième et 17 dans le quatrième. (Macario.)

Salubrité. — Par la disposition hypsométrique de sa surface, le bassin de Nice présente les conditions les plus favorables à la salubrité. En effet, la direction des vallées et la déclivité de leur fond empêchent la stagnation des eaux et facilitent la marche des cours d'eau vers les points de leur déversement. L'action des vents nocturnes contribue encore à la pureté de l'air en balayant les corps étrangers qui pourraient le vicier. Mais un inconvénient pour les malades, et que M. Champouillon a déjà signalé dans le passage que j'ai cité au commencement de ce chapitre, c'est la poussière qui s'élève en tourbillons des rues macadamisées, même quand les vents soufflent avec modération.

Différences que présentent les conditions météorologiques suivant l'orientation. — Les alternatives qui se manifestent dans la thermalité et l'état hygrométrique de l'atmosphère n'ont pas la même fréquence ni la même intensité sur les différents points du bassin de Nice et même de la ville, parce que la topographie fait subir aux vents des modifications dans leurs qualités générales.

Les quartiers de l'occident, y compris le faubourg de la Croix-de-Marbre, cette création anglaise si recherchée par les étrangers, et la magnifique terrasse construite pour les promeneurs valétudinaires sont directement exposés aux plus mauvaises influences du climat niçois, comme le nord, le fougueux nord-ouest et le sud-ouest violent et orageux. Ajoutons que l'humidité y est forte aussi. C'est à cause de cette condition hygrométrique que M. Macario considère le séjour dans ces quartiers comme pouvant remplacer jusqu'à un certain point celui de Pise et de Rome, et qu'il le conseille aux malades affectés de catarrhe et d'asthme secs, de phthisie avec tendance aux hémoptysies ou présentant des symptômes aigus. Mais notre honorable et savant confrère a compté sans l'intervention des influences glaciales du septentrion et de ce terrible mistral qui ne pardonne pas à la phthisie active.

La partie orientale de la ville, exposée aux influences méridionales jusqu'au sud-est et abritée contre le nord et le nord-ouest, offre des conditions bien préférables : l'air, modérément humide, y est moins agité, et la température plus douce et plus égale. Dans la direction du nord-est, vers la route de Turin, règne plus de sécheresse; mais cette partie de la ville est encore exposée à la violence des vents et aux alternatives de température.

Malgré ces différences météorologiques entre les deux grandes divisions de la ville, Nice forme pour ainsi dire un climat à part auprès de celui qui règne sur le reste du bassin. C'est en effet vers le fond des vallées qui touchent aux montagnes, surtout en se rapprochant de l'orient, qu'on rencontre les meilleures conditions. Dans ces vallées, exposées aux molles haleines du midi et sur lesquelles glissent les courants septentrionaux, l'air est calme, tiède et rarement en butte à ces transitions si fréquentes dans l'atmosphère de Nice.

Les habitations de Cimiès et de Carabacel sont en général bien abritées.

III.

Résumé des conditions du climat.

1. Par sa situation topographique et la disposition hypsométrique de son enceinte, le bassin de Nice subit l'influence des vents maritimes et des vents continentaux. Le mistral y règne assez fréquemment.

Le voisinage des Alpes agit puissamment sur le climat, en ce que les courants du septentrion atteignent immédiatement le bassin après avoir traversé les cimes glacées de ces montagnes.

2. L'atmosphère est pure et d'un azur éclatant.

3. La température est sujette à de grandes vicissitudes régulières et irrégulières. Les premières, produites par l'alternance des vents continentaux et des vents maritimes, se manifestent le soir à partir de quatre heures et le matin jusque vers onze heures ou midi; les secondes, résultant de changements dans le jeu ordinaire de la ventilation, surviennent brusquement vers le milieu du jour.

4. Il existe des différences très-sensibles dans la température à l'ombre et au soleil.

5. La pression atmosphérique présente une stabilité remarquable.

6. L'air est modérément hygrométrique, et l'antagonisme des vents de terre et de mer détermine des alternatives de sécheresse et d'humidité.

7. La prépondérance des vents boréaux donne à

l'air des qualités toniques et excitantes qu'il conserve sur tous les points du bassin, quoique l'orientation modifie la douceur et la stabilité de la température.

8. C'est dans la campagne, vers le fond des vallées qui touchent aux montagnes, que le climat présente les conditions les plus favorables.

IV.

Influence physiologique et pathologique du climat.

Le tempérament des niçois présente une nuance mitoyenne entre les tempéraments nerveux et sanguin. On remarque chez les femmes cette rondeur de formes spéciale au sexe des climats méridionaux; mais l'état de couleur et de santé qui l'accompagne exclut toute trace de lymphatisme. D'après M. Carrière, le type des niçois, qui est beau sans être très-régulier, se distingue par les signes d'une grande activité dans l'expression générale des hommes, et d'une vivacité très-remarquable dans la physionomie mobile des femmes (1).

Les inflammations des organes respiratoires dominent dans la pathologie. Ces maladies, qui sont plus fréquentes au printemps qu'aux autres époques de l'année, se compliquent souvent d'irritation gastro-intestinale. « Plusieurs Anglais arrivés à Nice en bonne santé, dit le docteur Pugh, ont été attaqués de fièvres inflammatoires violentes, et tous ont plus ou moins

(1) *Ouv. cit.*, p. 546.

souffert du poumon. » A l'hôpital de Nice, selon M. Bricheteau, un septième des décès est dû à la phthisie pulmonaire (1). Enfin les rhumatismes et les névralgies ne sont pas rares dans la ville des Alpes-Maritimes.

V.

Applications thérapeutiques.

Nice est généralement considérée comme une résidence d'hiver favorable aux poitrinaires de tempérament lymphatique et scrofuleux, pourvu que la maladie soit encore à la première période. Mais les sujets lymphatiques et scrofuleux ne présentent pas un type uniforme et auquel une médication identique puisse toujours convenir. « Les scrofules, dit le docteur Wiesbaden, peuvent se manifester chez des personnes d'une constitution sensible ou d'une constitution phlegmatique, ce qui constitue deux formes de scrofules : la forme *sensible* (éréthique), et la forme *atonique* (torpide). La forme sensible se développe chez les personnes d'une constitution délicate, au teint pâle, aux joues vermeilles et transparentes, aux cheveux blonds et roux, aux formes sveltes et élancées, et qui se distinguent communément par une grande vivacité d'esprit et un caractère fort aimable. La forme torpide se manifeste, au contraire, chez les individus d'humeur fâcheuse et chagrine, qui sont remarquables par leur

(1) *Ouv. cit.*, p. 186.

paresse d'esprit, et se caractérisent par le visage terreux, le nez gros, la lèvre supérieure bouffie, les cheveux foncés et hérissés, le gros ventre et le corps ramassé (1). »

Cette distinction, pleine de vérité pour tous ceux qui ont étudié la scrofule, est capitale au point de vue thérapeutique. Il existe donc deux types de lymphatiques et de scrofuleux : l'un (torpide) offrant un caractère générale de faiblesse ou d'atonie, l'autre (sensible) un caractère d'excitabilité nerveuse ou de disposition inflammatoire.

Ces deux formes essentielles du protée pathologique ne sont pas elles-mêmes identiques dans leurs manifestations secondaires ; je m'explique : L'expression symptomatique de la diathèse scrofuleuse est extrêmement variable, et se traduit tantôt par des engorgements des ganglions lymphatiques, du tissu cellulaire, des os et des articulations, tantôt par des dermatoses et des flux muqueux. Tantôt encore, une sorte de pléthore lymphatique engendrée par une surabondance des liquides blancs détermine l'infiltration des tissus et la bouffissure. Enfin les engorgements ne présentent souvent aucune tendance au ramollissement, tandis qu'ils deviennent d'autres fois des foyers de suppuration abondants et intarissables. Ces différences dans les manifestations de la diathèse lymphatique et scrofuleuse conduisent à une nouvelle distinction non moins importante que la précédente, et qui consiste à

(1) *Kreuznach et ses sources minérales*. Francfort, 1844.

admettre une forme *sèche* et une forme *humide*. La première est caractérisée par une certaine aridité de la peau et des muqueuses, coïncidant avec un état de maigreur plus ou moins prononcé et des engorgements indolents ; à la seconde se rattachent les infiltrations, l'accumulation des liquides blancs et de la graisse dans les tissus sous-cutanés, les dermatoses humides, les suppurations abondantes et les écoulements muqueux, tels que les catarrhes nasal, oculaire, utéro-vaginal, bronchique, etc. La *torpide* et la *sensible* peuvent être elles-mêmes sèches ou humides, et il est indispensable de tenir compte de ces deux derniers états quand il s'agit de diriger un traitement climatologique. Prenons un exemple : Venise et Menton conviennent toutes les deux à la forme sensible, et pourtant il n'est pas indifférent de choisir l'une ou l'autre de ces stations ; car les sujets à fibre molle et humide, à flux muqueux, trouveront une amélioration plus prompte et plus certaine sous le ciel de Menton que sous celui de Venise.

Ces considérations m'ont paru nécessaires pour préciser les indications thérapeutiques non-seulement du climat de Nice, mais de tous ceux dont je m'occupe dans cet ouvrage.

Le climat niçois étant tonique et modérément hygrométrique convient à la forme torpide et plutôt humide que sèche du lymphatisme et des scrofules, et par conséquent à la phthisie pulmonaire greffée sur ce type. Une toux fréquente et aride, la tendance aux hémoptysies nécessiteront un climat plus doux, plus égal et moins excitant. Il en sera de même si l'on redoute les complications inflammatoires, et à plus forte raison si la lésion locale est avancée ; car dans ce cas l'excitation peut être trop forte et activer la marche de la maladie.

L'on voit qu'il faut procéder avec sagesse et précaution dans l'application thérapeutique du climat niçois. Aussi « voulez-vous savoir, dit M. Champouillon, ce que deviennent les tuberculeux à Nice? Allez au cimetière! » C'est là sans doute une exagération, mais à travers laquelle perce cette vérité, que les déceptions qui attendaient tant d'infortunés sous ce ciel enchanteur doivent moins faire accuser les influences que le peu de discernement avec lequel elles ont été appliquées. Un médecin Anglais, le docteur Pugh, rapporte que sur sept personnes (six jeunes hommes et une dame âgée) attaquées de phthisie, toutes moururent dans le courant de l'hiver qu'elles passèrent à Nice. S'ils étaient restés en Angleterre, ou dans le midi de la France, j'oserais croire fermement, ajoute ce médecin, que des six, il en vivrait encore quatre; leur dissolution aurait été au moins retardée. La forme sensible et sèche étant très-commune chez les Anglais, faut-il s'étonner que le séjour de Nice devienne fatal à tant de phthisiques de la Grande-Bretagne. Combien d'entre eux, qui prolongeraient leur existence et peut-être trouveraient la guérison en stationnant à Madère ou à Venise, vont chercher une mort certaine et rapide dans la résidence des Alpes-Maritimes.

Les conditions climatériques de Nice sont très-favorables aux épanchements pleurétiques, à la chloro-anémie avec infiltration des tissus et dépression de la sensibilité, aux catarrhes bronchiques qui épuisent et maigrissent par l'abondance de l'expectoration, et, en général, à tous les flux muqueux atoniques. Les affections utérines que caractérisent la faiblesse et le relâchement des organes, et qui sont accompagnées de leucorrhée, seront modifiées avantageusement par l'action du climat niçois, pourvu que les accidents nerveux ne prédominent pas. Les paralysies indolores s'y amélioreront aussi; mais les tempéraments nerveux et les valétudinaires impressionnables y trouveront des influences nuisibles, puisque le ciel de Nice surexcite la sensibilité. Enfin, les variations de température éloigneront de la ville les rhumatisants et les névralgiques.

VI.

Séjour; précautions hygiéniques.

Bien qu'à Nice les ardeurs de la saison chaude soient modérées par les vents rafraîchissants qui soufflent du golfe, elles ne le sont pas assez pour qu'on puisse choisir cette ville comme station d'été. Les malades l'habiteront seulement pendant l'automne, l'hiver et une partie du printemps. Encore, les pluies étant plus abondantes et le mistral se faisant sentir plus souvent en automne qu'aux autres époques de l'année, il sera préférable pour les phthisiques de ne résider à Nice qu'à la fin de cette saison.

Une observation non moins importante concerne la durée du séjour, et, à cet égard je partage entièrement l'opinion de M. Edwin Lée quand il dit : « Dans beaucoup de cas il faut en quelque sorte mesurer la dose de ce climat. Un séjour de deux ou trois mois à Nice conviendrait souvent à des malades qui ne se trouveraient pas bien s'ils y restaient quatre, cinq ou six mois, lors même qu'ils seraient dans une position à l'abri des variations de température et des vents. Par ce prolongement de séjour, il survient souvent, chez des malades qui ont reçu le conseil d'y passer l'hiver, une surexcitation fébrile, l'hémoptysie et l'aggravation des syptômes, qui démontrent la nécessité d'un changement de lieu. »

Pour ce qui concerne les quartiers que les valétudinaires devront choisir, je ne pourrais que répéter ce qui a été dit page 132 sur les modifications que subissent les caractères généraux du climat suivant les différentes parties de la ville et de ses environs. Les endroits les plus beaux et les plus recherchés, la *Promenade des Anglais*, le *Boulevard du Midi*, les *Ponchettes*, le *Lazaret*, les faubourgs de *Saint-Pierre-d'Aréna* et de la *Croix-de-Marbre*, ont une orientation qui les expose aux brusques transitions de la ventilation et de la thermalité atmosphérique. Les quartiers où la température est la plus douce et la plus égale appartiennent à la partie orientale de la ville et principalement à la campagne, dans les vallées du fond de la concavité du bassin. De nombreuses villas dont le séjour est aussi agréable que salutaire couvrent l'espace compris entre la cité proprement dite et les escarpements des collines environnantes.

Cimiès et Carabacel, situés dans d'heureuses positions, offrent un séjour favorable aux rhumatisants, aux goutteux, aux névralgiques, aux paralytiques, aux névropathiques, aux personnes atteintes de calcul et de gravelle; mais il faut en éloigner les sujets d'un tempérament éminemment nerveux et irritable, ainsi que les tuberculeux chez lesquels l'affection pulmonaire revêt une forme active. En effet, bien que la température soit douce et assez égale, l'air conserve néanmoins ce caractère tonique et excitant qui le distingue sur toute l'étendue du territoire de Nice. « A Carabacel, dit M. Macario, on rencontre à chaque pas de magnifiques villas entourées de beaux jardins où règnent le luxe et le confort. Heureux séjour digne vraiment d'être chanté par les poètes; mais hélas! comme toutes les choses ici-bas, il offre son revers, il manque de bonnes eaux. »

Quelles que soient les localités du territoire de Nice adoptées par les malades, et à plus forte raison s'ils habitent le littoral et la partie occidentale de la ville, qu'ils n'oublient jamais que les vicissitudes de température sont le défaut capital du climat niçois. C'est dire assez qu'ils ne doivent rien négliger pour se soustraire à ces transitions meurtrières qui peuvent détruire en un instant les effets des soins les mieux entendus et faire évanouir toutes les espérances. Il sera nécessaire de choisir un logement abrité contre les vents et de ne s'exposer à l'air libre, surtout en pleine campagne, que vers le milieu du jour, tout en se précautionnant encore contre les changements anémométriques qui peuvent survenir brusquement dans la journée. Que les malades prennent donc bien garde de ne point se laisser tromper par la sérénité du ciel et l'éclat des rayons du soleil. Qu'ils évitent de passer sans être chaudement vêtus, de ce dernier à l'ombre, car la différence de température est assez forte pour impressionner vivement les organisations délicates et souffrantes. Je leur recommanderai d'ailleurs de se garantir des ardeurs du soleil au moyen d'un parasol. Enfin qu'ils fuient le mistral, ce redoutable antagoniste des influences bienfaisantes, ce mortel ennemi des valétudinaires.

La vogue dont Nice jouit depuis longtemps s'explique par la beauté et la variété des sites de son territoire, par la magnificence du panorama qui se déroule sous un ciel d'une admirable pureté et d'un azur éblouissant. Du littoral aux cimes élevées des montagnes, dont la teinte bleue tranche sur les couleurs vives de la végétation, tout est féerique dans ce bassin semé de monticules ombragés par l'olivier, le pin et l'oranger, sillonné de vallées où la culture a répandu ses richesses avec profusion, et couvert de villas et de jardins remplis de fleurs. Mais que d'existences ont été sacrifiées aux attraits de cette séduisante nature !

CHAPITRE III.

Hyères

(Var).

Les analogies et les différences qui existent entre le climat de Nice et celui d'Hyères m'ont déterminé à interrompre l'ordre géographique et à quitter le département des Alpes-Maritimes, pour m'occuper de l'importante station du Var.

C'est une délicieuse vallée que celle d'Hyères, où les arbres des pays chauds sont cultivés depuis des siècles (1); mais l'enthousiasme a trop exalté les attraits et les effets de ce séjour. « A Hyères, dit » le docteur Honnoraty, la richesse du sol répond » admirablement à la beauté du ciel. Connaissez-vous » cette terre où les orangers fleurissent, que les rayons » des cieux fécondent avec amour? Avez-vous entendu » les sons mélodieux qui célèbrent la douceur des » nuits? Avez-vous respiré ces parfums, luxe de l'air » déjà si doux et si pur? Répondez, étrangers, la » nature est-elle chez vous belle et bienfaisante? Ail- » leurs, quand les calamités sociales affligent un pays, » les peuples doivent s'y croire abandonnés par la

(1) En 1553, jour de la Toussaint, Hyères recevait Charles IX et sa cour en l'aspergeant de l'eau des fleurs de ses orangers.

» divinité; mais ici nous sentons toujours la protection » du ciel; nous voyons qu'il s'intéresse à l'homme, » et qu'il a daigné le traiter comme une noble créa- » ture. Ce n'est pas seulement de pampres et d'épis » que notre nature est parée, mais elle prodigue sous » les pas de l'homme, comme à la fête d'un souverain, » une abondance de fleurs, qui, *destinées à plaire,* » *ne s'abaissent point à servir*. (Mme de Staël.) (1) »

Nous ne suivrons pas M. Honnoraty dans l'énumération des nombreuses affections qui, selon lui, guérissent par le séjour des malades sur cette terre de prédilection.

Les voyageurs qui visiteront la station du Var, et les valétudinaires qui iront demander à son ciel un soulagement à leurs souffrances, reconnaîtront que cette contrée ne mérite pas tous les poétiques éloges de notre confrère.

Le bassin d'Hyères est beau, je le répète, et son climat modifie avantageusement certaines maladies; mais ce n'est point une succursale du paradis terrestre, où règne un printemps éternel, et où tous les valétudinaires doivent retrouver la santé.

I.

Conditions territoriales.

La ville d'Hyères, dont le littoral forme la corne occidentale du golfe de Gènes, est plus méridionale

(1) *Lettre à un médecin de Paris, sur Hyères.*

que les stations échelonnées au pied des Alpes-Maritimes et de la branche transversale de l'Apennin. Séparée de la mer par une distance de quatre kilomètres, elle s'adosse contre une colline escarpée que couronnent les ruines du château de l'ancienne ville, et que l'on peut considérer comme le point central des deux arcs de cercle irréguliers décrits par les montagnes et les collines qui circonscrivent la vallée. Celle-ci, spacieuse et traversée par deux petites rivières, le Roubaud et le Gapeau, est disposée d'abord en pente douce et se termine par une plaine qui se confond avec le littoral.

Derrière la colline du château, sur un plan plus éloigné, on voit une chaîne de montagnes dont les anneaux se lient, vers l'ouest et l'est, à des accidents montueux qui entourent la vallée jusqu'au rivage. Cet ensemble d'aspérités marque les limites continentales du bassin et forme une barrière contre les vents. Mais, du côté de l'occident, l'infériorité et la disposition irrégulière des sommets, les intervalles déprimés qui les séparent, rendent le système de défense incomplet. Le pic de Fenouillet est l'un des points les plus importants de cette ligne hypsométrique. Vers l'est, les montagnes sont encore moins puissantes. Il n'y a qu'au nord, derrière la colline dont Hyères occupe le versant méridional, que les cimes des montagnes sont assez hautes et assez serrées pour agir avec efficacité. Les vents ne rencontrent aucun obstacle du côté du sud.

La colline du château et les montagnes qui circonscrivent le bassin sont composées de grès réunis aux calcaires, de micaschistes et de schistes talqueux entremêlés de quartz. Les schistes déliquescents et les grès marneux alimentent cette poussière des chemins qui n'est pas un des moindres inconvénients de la Provence et même du bassin de Nice. Des terrains d'alluvion d'origine assez récente composent le sol de la vallée où se développe une admirable végétation.

Autrefois d'immenses marais couvraient la partie la plus méridionale de la plaine qui s'étend au sud-est d'Hyères, et occupaient une surface de plus de 600,000 toises carrées. Maintenant ces foyers d'insalubrité ont disparu, grâce au dévouement de deux hommes de bien, MM. Louis Auran (d'Hyères) et d'Ivernais (de Genève). Des plaines fertiles ont remplacé les marécages, et au lieu de sentiers étroits tracés au milieu des vases, des routes consolidées et bien entretenues conduisent à des sites ravissants.

La vallée est parsemée de cultures d'orangers, et l'œil aperçoit de distance en distance les touffes de quelques arbres des régions méridionales. Mais de tous les végétaux exotiques cultivés dans le bassin d'Hyères, l'oranger du Portugal est celui qui existe en plus grand nombre; ses fruits forment un des produits les plus importants du pays (1). Le citronnier, plus sensible

(1) Cet arbre était déjà répandu à Hyères lorsque Charles IX visita cette ville en 1553 ; et Manne rapporte qu'il s'y trouvait un oranger dont le tronc était de si énormes dimensions que le roi, son frère, et Henri IV alors roi de Navarre, ne purent l'embrasser. Cet arbre, dit Gaufredy, avait porté cette année-là plus de 14,000 oranges. (Barth, *Monographie sur le climat d'Hyères*).

au froid que l'oranger, périt quand le thermomètre descend au-dessous de — 3°.

Les produits spontanés du sol présentent un développement vraiment remarquable : la *férule*, par exemple, y est tellement vigoureuse que sa tige fournit des cannes. Les *mauves* et les *molènes* acquièrent aussi des proportions considérables. Cette puissance de la végétation témoigne à la fois de la fertilité du sol et de la douceur du climat.

II.

Conditions atmosphériques.

Vents. — La disposition hypsométrique de l'enceinte qui embrasse le bassin d'Hyères indique par anticipation la distribution anémoscopique. En effet, la prédominance appartient aux courants méridionaux et latéraux. Au reste, le jeu de la ventilation varie suivant les époques de l'année, et ces changements sont importants à connaître. Voici, par ordre de fréquence, les vents qui dominent dans les différentes saisons :

Hiver..... Nord-nord-est, sud-est, sud et nord-ouest.
Printemps. Est, sud-est, nord-est.
Été....... Sud, sud-est, sud-ouest et quelquefois nord-ouest.
Automne.. Sud-est, ouest et nord-est (1).

On voit que les influences septentrionales prépondérantes sont le nord-nord-est, le nord-ouest et le

(1) Carrière, *ouv. cit.*

nord-est. Le premier est froid et rapide ; M. Carrière l'appelle la bise des Alpes par opposition aux brises de la mer. Il procède par alternances régulières avec les vents maritimes, à peu près comme dans l'atmosphère de Nice. Le nord-ouest ou mistral, se déchaînant inopinément et avec une grande violence sur la ville à travers une brèche largement ouverte, trouble l'air et change subitement l'état de sa thermalité. C'est l'influence la plus redoutable. Le nord-est, moins froid et surtout moins impétueux que les précédents, purifie l'atmosphère, ramène les beaux jours et entretient leur durée. Les courants de la demi-rose sud sont généralement bons ; cependant le sud-ouest et le sud roulent souvent d'épais nuages qui, en octobre et en novembre, se résolvent en pluies torrentielles. Pendant l'hiver, le sud modère l'âpreté de la température, et en été il éteint les ardeurs du soleil par la fraîcheur qu'il porte avec lui. L'est, doux et humide, répand sous le ciel d'Hyères ces molles influences que l'ouest apporte sur les côtes occidentales de la Péninsule.

En comparant les conditions anémométriques du bassin de Nice aux précédentes, on trouve à côté d'un trait de ressemblance que constitue le jeu alternatif des courants septentrionaux et des haleines maritimes, on trouve, dis-je, des différences bien tranchées et qu'il est essentiel de faire ressortir. Ainsi, tandis qu'à Nice, les vents qui dominent en hiver appartiennent tous à la demi-rose nord (nord, nord-est, nord-ouest et ouest-nord-ouest), à Hyères la prépondérance est partagée, et nous remarquons deux influences méridionales contre deux septentrionales (sud et sud-est, nord-nord-est et nord-ouest). En automme, l'atmosphère de Nice appartient principalement au nord, au nord-ouest et à l'est, ce qui fait deux influences réfrigérantes contre une chaude; à Hyères, au contraire, nous trouvons deux influences chaudes contre une froide. Le printemps et l'été sont les seules saisons dans lesquelles le jeu de la ventilation soit à peu près identique pour les deux stations. En effet, la demi-rose sud domine dans l'une comme dans l'autre. Il est vrai que pendant l'hiver le mistral souffle peut-être plus fréquemment à Hyères qu'à Nice; mais, d'un autre côté, les vents continentaux sont beaucoup moins froids à Hyères, attendu que, par suite de l'infériorité de la barrière orographique, ils traversent des centres de réfrigération moins puissants que ceux qui couvrent les Alpes, dont les cimes se multiplient derrière le bassin de Nice. Ces différences sont plus significatives qu'une simple rivalité de thermomètre; car les vents impriment aux qualités de l'air des modifications que la colonne mercurielle ne révèle pas toujours.

TEMPÉRATURE. — Le bassin d'Hyères est abrité et chaud, cela est incontestable; mais on a un peu trop exagéré les conditions de sa température. Dans son excellente monographie, M. Barth dit que, d'après les relevés du docteur Honnoraty, et pendant les mois les plus froids de l'année (décembre, janvier et février), le thermomètre placé à l'ombre, au nord, n'a pas, vers le milieu de la journée, dépassé 7 degrés au-dessous de zéro, et que le plus généralement la chaleur a varié de 10 à 15 degrés à l'ombre. Cette moyenne viendrait à l'appui des éloges qui ont été prodigués au bassin d'Hyères relativement à la douceur de sa température. Cependant il ne mérite pas la réputation de perpétuité printanière que lui ont faite les voyageurs et quelques climatologistes. En effet, dans une période de trente ans, de 1810 à 1840, vingt-trois années ont représenté des abaissements de la colonne thermométrique jusqu'à zéro et au-dessous. (De Beauregard.) Il est vrai que ces chiffres n'ont pas l'importance qu'on pourrait leur accorder de prime-abord, parce qu'ils reposent sur des observations diurnes et nocturnes, et que le thermomètre peut descendre pendant la nuit à zéro et même au-dessous, sans que pour cela les conditions de la thermalité atmosphérique cessent d'être bonnes pendant le jour. En tout cas, on voit, par les résultats qu'a obtenus M. de Beauregard, que la chaleur ne se continue pas sans troubles, ainsi qu'on l'a prétendu.

Il s'opère sous le ciel d'Hyères, comme sous celui de Nice, surtout le soir et le matin, des vicissitudes de température dues à l'antagonisme des courants maritimes et des courants continentaux. Seulement elles sont moins étendues et moins sensibles dans la station du Var que dans celle des Alpes-Maritimes. Cela provient des différences anémologiques que j'ai signalées précédemment. A Hyères, la prépondérance étant partagée, pendant la froide saison, entre les vents maritimes et ceux du continent, et ces derniers perdant peu de leur calorique en traversant la barrière hypsographique du bassin, l'atmosphère reste plus longtemps chaude et se refroidit moins brusquement par l'alternance des courants du sud et de ceux du septentrion. Voilà pourquoi aussi la température, douce à la sensation, ne présente pas sous le ciel d'Hyères ce caractère d'âpreté qu'elle possède à Nice. L'influence du mistral est le défaut dominant du climat, et sans ce vent pernicieux, il faut le reconnaître, le ciel d'Hyères serait privilégié entre tous.

Outre l'analogie qui existe jusqu'à un certain point dans le jeu de la ventilation nocturne et diurne, à Nice et à Hyères, les deux climats offrent encore un trait de ressemblance sous le rapport de la distribution de la chaleur au soleil et à l'ombre. Ainsi, le thermomètre marquant en moyenne de 10 à 15 degrés à l'ombre s'élève de 25 à 30 au soleil (1). Ces différences thermométriques existent aussi sous le ciel de Nice.

Pression atmosphérique, hygrométrie, hydrométéores. — A Hyères, la moyenne de l'hygromètre est de 56,47, et la colonne barométrique se maintient entre 762 et 766 millim. (2).

Ces chiffres rapprochés de ceux qui ont été obtenus pour Nice (hygromètre 58, baromètre 759) montrent que dans la station du Var l'air est plus sec et présente une supériorité marquée sous le rapport de l'élasticité.

(1) Barth, *ouv. cit.*

(2) Barth, *ouv cit.*

La quantité annuelle moyenne de pluie est de 746mm,6, et le nombre des jours pluvieux de 40. Tandis qu'à Nice il pleut en automne, en hiver et au printemps, les pluies ne durent guère à Hyères que pendant les mois d'octobre et de novembre; mais elles sont torrentielles et suffisent abondamment aux besoins de la végétation. Il en résulte pour l'hiver et le printemps une succession de belles journées plus douces, je le répète, que celles de la station des Alpes-Maritimes, quand la violente et âpre influence du mistral ne vient pas troubler l'atmosphère.

Dans la station du Var, la prédominance des vents maritimes occasionne en automne de fréquentes apparitions de brouillards qui s'étendent, le matin, du littoral aux montagnes, en passant sur la ville, et que les rayons du soleil ont bientôt dissipés.

La neige se montre une fois sur trois ans, et ne reste ordinairement sur le sol que pendant quelques heures. Pendant le rigoureux hiver de 1829, elle fondit au bout de deux jours seulement.

État du ciel. — M. Honnoraty fixe à 56 le nombre des beaux jours en hiver, chiffre à peu près égal à celui de M. Macario pour Nice. Mais les couches atmosphériques sont plus pures et d'un azur plus éclatant à Nice qu'à Hyères, ce qui tient encore à la différence des conditions anémométriques.

Salubrité. — Lorsque la plaine qui s'étend au sud-est d'Hyères était couverte de marécages, les fièvres intermittentes, les diarrhées, les dyssenteries, les affections viscérales étaient extrêmement fréquentes dans le pays. Depuis l'assainissement, les fièvres ont à peu près disparu, et il n'existe aucune maladie endémique. La population généralement bien constituée et bien portante présente peu de cas de scrofule et de rachitisme. Les rhumatismes et la phthisie sont également rares à Hyères. Des rhumes légers, des enrouements dus aux variations de température du soir dominent dans le mouvement annuel de la pathologie.

III.

Résumé des conditions du climat.

1. Le climat d'Hyères et celui de Nice présentent des analogies qui les rapprochent et des différences qui les séparent.

2. La station du Var est favorisée par plusieurs circonstances qui exercent sur son climat une influence considérable, comme sa distance du rivage, son éloignement des cimes réfrigérantes des Alpes, son exposition méridionale, sa disposition en amphithéâtre sur le flanc d'une colline dont les rochers réfléchissent les rayons du soleil, l'enceinte hypsographique qui circonscrit son bassin et oppose une barrière efficace aux vents boréaux. Ces conditions topographiques assurent la prépondérance aux influences méridionales.

3. A Hyères, la température est plus douce et plus égale qu'à Nice, quoiqu'elle offre aussi des vicissitudes dues à l'antagonisme des vents continentaux et des vents maritimes. Ces variations ont lieu principalement le soir et le matin.

4. Les alternatives de température les plus pernicieuses sous le ciel d'Hyères sont produites par les apparitions du mistral, qui peut faire descendre brusquement le thermomètre au-dessous de zéro.

5. Ici, l'air est plus élastique et plus sec qu'à Nice; il possède aussi des propriétés moins excitantes.

6. Enfin, à Hyères, les pluies torrentielles de l'automne sont suivies d'une série de beaux jours qui se succèdent pendant l'hiver et le printemps; mais l'azur du ciel est plus vif et plus lumineux dans la station des Alpes-Maritimes.

IV.

Applications thérapeutiques.

Le parallèle que je viens d'établir entre Hyères et Nice indique que ces deux stations conviennent à la même catégorie de tempéraments et de malades. Ce qui a été dit dans le chapitre précédent sur l'action thérapeutique du climat niçois peut donc s'appliquer à celui d'Hyères. Cependant, d'après les dissemblances que nous avons constatées entre ces deux climats, les avantages ne seront pas les mêmes dans tous les cas, et souvent l'un devra être préféré à l'autre.

En principe, Hyères convient comme Nice à la forme torpide du lymphatisme et des scrofules et à la phthisie qui se rattache à cette forme. Mais l'influence moins tonique et moins stimulante de l'air de la station du Var la fera préférer à celle des Alpes, si des complications inflammatoires sont imminentes, et, *à fortiori*, si elles existent déjà. De même, les organisations dont la sensibilité serait inévitablement surexcitée sous le ciel de Nice se trouveront mieux de l'influence relativement calmante de l'atmosphère d'Hyères. En un mot, le climat d'Hyères est remontant comme celui de Nice, mais moins excitant.

La sécheresse plus prononcée du premier le fera encore choisir de préférence dans le traitement de ces états morbides qui réclament un air doux et peu hygrométrique : tels sont les flux muqueux (catharrhe bronchique, leucorrhée, spermatorrhée, etc.), les affections utérines avec atonie des organes, les infiltrations, les suppurations abondantes, les caries et les plaies anciennes.

La laryngite tuberculeuse, les épanchements pleurétiques, certaines névralgies qui ont besoin d'une action plutôt doucement tonique que calmante et sédative, les paralysies indolores seront promptement amendées, sinon complètement guéries sous le ciel d'Hyères.

Enfin les cachectiques, les individus épuisés par les veilles ou les plaisirs vénériens, les convalescents, les dyspeptiques chez lesquels les perturbations digestives se lient à une atonie de la muqueuse gastro-intestinale, y rencontreront les conditions les plus favorables.

V.

Séjour; précautions hygiéniques.

Le séjour des malades dans la station du Var commencera après la saison des pluies, c'est-à-dire en décembre, pour finir au mois de mai. Bien que l'été ne soit pas aussi brûlant qu'on pourrait le croire d'après la température de l'hiver et du printemps, la chaleur est encore trop forte pour ne pas devenir nuisible à la plupart des valétudinaires et surtout aux phthisiques.

A Hyères, comme à Nice, et dans la plupart des stations médicales, l'air n'a pas les mêmes qualités sur tous les points du territoire. Ici il est plus agité, plus froid, plus variable, là plus calme, plus doux et plus égal. J'indiquerai donc aux malades, comme je l'ai déjà fait pour Nice, les modifications que la topographie imprime aux conditions météorologiques, et les dangers auxquels pourraient les exposer une résidence mal choisie et des excursions intempestives.

Le territoire d'Hyères peut être divisé en quatre régions, dont la montagne du château occupe le centre. La région septentrionale, que cette colline limite au midi, est couverte de sites intéressants et appartenant aux territoires de Collobrières, de Pierrefeu et de Pignan; mais le climat n'y correspond plus aux exigences d'un traitement médical. Ainsi, la température présente une différence de quatre à six degrés avec celle des régions les plus chaudes du bassin. C'est un avertissement aux valétudinaires qui seraient tentés de parcourir ces sites avec trop de confiance.

La région de l'ouest comprend l'extrémité occidentale de la ville et les jardins qui s'avancent vers le territoire de Toulon. Quelques prairies arrosées par le Béal se montrent entre les montagnes et la presqu'ile de Giens ; plus au sud, serpente le Roubaud, petit cours d'eau dont les rives ombragées et verdoyantes offrent un agréable abri. Plus loin, des jardins d'orangers révèlent les douces influences des atmosphères méridionales; enfin, en remontant vers le fond du bassin, on rencontre de riches vallées qu'abritent des collines, et où règne un air tiède et calme. Malheureusement ces avantages sont contre-balancés par les plus mauvaises conditions du climat; car c'est du côté de la lisière de l'ouest, on le sait, que se précipitent le mistral et ses collatéraux. Les malades devront donc s'abstenir d'excursions sur cette partie du bassin, quand le nord-ouest soufflera, ou qu'un changement de temps sera imminent.

La région de l'est est celle qui offre le plus de ressources aux valétudinaires. Elle comprend la partie orientale de la ville et cette large zone de verdure que forment les jardins depuis le sud jusqu'au nord-est. La vallée, plus basse sur ce point, se trouve mieux abritée contre les influences septentrionales ; aussi la température y est-elle plus élevée et plus égale qu'ailleurs. Le paysage de cette région privilégiée procure aux sens les impressions les plus agréables par la douceur de l'air, la variété des aspects et la richesse des scènes et des images.

La région méridionale, ou lisière maritime du vallon, s'étend, à partir de la limite des jardins, de l'extrémité orientale à l'extrémité occidentale du bassin. Plus exposée à l'antagonisme des vents que la précédente, elle possède aussi une température moins douce et moins constante : la différence est quelquefois de deux degrés.

Coste-Belle, située à une demi-lieue de la ville, du côté du sud et sur le versant méridional d'une colline qui borne l'horizon, jouit de l'exposition la plus heureuse. Ce délicieux séjour, où le palmier a porté des dattes à noyaux fertiles, occupe le même rang à Hyères que Carabacel et Cimiès à Nice : il convient surtout aux malades irritables.

Enfin Hyères, qui est exposée au sud-est, a les mêmes avantages que la lisière orientale sous le rapport des conditions météorologiques. Cependant la partie occidentale de la ville est beaucoup moins favorisée, parce qu'elle reçoit directement l'influence du nord-ouest.

Les excursions aux îles ne seront tentées qu'avec prudence et par une de ces belles journées où règnent les meilleurs vents du bassin.

Dois-je répéter aux malades que les inconvénients les plus sérieux sont à côté des bienfaisantes influences qu'ils vont chercher sous le ciel d'Hyères ; que le thermomètre baisse le soir et le matin par suite de l'alternance de la ventilation nocturne et diurne, qu'il éprouve surtout de violents écarts en passant du soleil à l'ombre, et sous l'influence du mistral ? Dois-je leur répéter aussi que quelques instants d'imprudence pourraient leur faire perdre sans retour le fruit des soins les plus intelligents et les plus assidus ?

Hyères n'est ni une belle ville ni une cité commerçante et industrielle : elle n'offre pas à ses hôtes, comme sa rivale des Alpes-Maritimes, de beaux édifices, des hôtels somptueux, des spectacles et des divertissements variés. Mais la modeste patrie de Massillon rachète largement par les charmes de sa campagne ce qui lui manque sous le rapport des plaisirs et des curiosités artistiques. Et puis, l'organisation souffrante a souvent plus besoin d'une vie calme et des douces impressions qui portent l'âme à la rêverie, que de l'animation et des distractions bruyantes des grandes cités.

CHAPITRE IV.

Cannes.

(Var.)

En 1834, à l'époque où, chaque année, les populations aristocratiques du nord de l'Europe émigrent vers le midi, pour échapper aux frimats et aux brouillards de leur patrie, des mesures sanitaires prises par le roi de Piémont contre l'invasion du choléra arrêtèrent un grand nombre d'étrangers au pont du Var. Parmi eux, un homme d'État célèbre d'Angleterre, lord Brougham, frappé de la beauté et des richesses du paysage qu'il trouva sur la rive droite de cette rivière, fit l'acquisition d'une propriété voisine de la petite ville de Cannes, dans une situation ravissante. De ce jour, la fortune du pays fut assurée.

Bientôt, en effet, on vit surgir d'un magnifique bois d'oliviers et d'orangers les gracieuses et élégantes tourelles de la villa Brougham ou château Éléonore-Louise. Le noble lord attira d'autres étrangers de distinction dans la riante contrée où il avait planté sa tente. Ainsi, le général Taylor, un de ses amis, fonda près du château Éléonore-Louise la délicieuse villa Saint-Georges, qui fut achetée, après la mort du général, par sir R. Woolfied, et dont les jardins renferment aujourd'hui les arbres des latitudes les plus chaudes. M. Leades, ex-membre de la Chambre des Communes, fit bâtir aussi une charmante villa qu'habitèrent plusieurs hauts personnages, entre autres la comtesse russe Osten-Sakhen, qui vint demander au ciel de Cannes, il y a quelques années à peine, un soulagement à ses maux.

La renommée que les Anglais firent à ce coin de terre jusqu'alors inconnu, mais qui est peut-être un des plus richement dotés par la nature, ne tarda pas à s'étendre. Touristes, poètes, savants, philosophes, peintres, voulurent voir le pays fortuné que patronait l'illustre chancelier de la Grande-Bretagne. Beaucoup de malades y trouvèrent des influences salutaires en même temps qu'une hospitalité compatible avec leurs besoins, et maintenant Cannes, dont la population s'accroît tous les jours et dont les environs s'ornent de châteaux, a pris rang parmi les stations médicales les plus connues et les plus justement estimées.

I.

Conditions territoriales.

LATITUDE : 43° 34 ′ ; LONGITUDE : 4° 40 ′ E..

La petite ville de Cannes est située en plein midi, au fond d'une baie, sur le rivage de cette mer azurée que Napoléon Ier aimait à appeler *le lac français*, et en face des îles pittoresques de Lérins poétiquement comparées par les panégyristes de ce beau pays à deux corbeilles de fleurs à demi-submergées (1).

(1) C'est dans la plus considérable et la plus rapprochée de ces îles que se trouve le fort qui servit longtemps de prison au *Masque de fer*.

M. Prosper Mérimée donne de cette prison la description suivante : « On montre encore la chambre où le Masque de fer fut détenu pendant dix-sept ans ; elle est grande, voûtée et éclairée par une seule fenêtre, c'est peut-être le seul endroit de l'île qui soit sombre et frais. A l'époque où nous le visitions, nous pouvions apprécier cet avantage ; mais le contraste de cette obscurité avec l'éclatante lumière qui inonde la baie et le magnifique amphithéâtre des montagnes du Var, devaient aggraver la tristesse du pauvre prisonnier. Le mur est d'une solidité extraordinaire, ayant près de douze pieds d'épaisseur ; en outre trois fortes grilles de fer garnissent la fenêtre, et rendent impossible toute communication avec l'intérieur. Deux portes couvertes de clous et d'énormes barres de fer ne s'ouvraient que devant le gouverneur du château, et ce n'était que par les appartements de cet officier que l'on pouvait parvenir à la chambre du prisonnier. Un corridor étroit, muré à chaque extrémité, lui servait de promenade ; au fond on avait accommodé un petit autel, où quelquefois un prêtre

Son bassin, couvert d'une riche végétation, est abrité du nord par un rideau de collines verdoyantes que doublent des montagnes élevées dont les cimes vont se confondre avec le système des Alpes. A l'est, les collines de Vallauris, qui séparent la ville du golfe Juan et forment en se divisant le promontoire de la Garoupe et la presqu'île de la Croisette, protégent le bassin avec moins d'efficacité. Du côté de l'ouest, le système de défense est aussi puissant que vers le nord : c'est la chaîne des monts de l'Estérel qui le constitue. Ces montagnes, presque entièrement déboisées aujourd'hui, sont élevées de 1329 mètres et s'avancent à plus de dix kilomètres dans la mer. De leur sommet l'œil embrasse un admirable panorama et un parcours de vingt lieues. Enfin, au midi, l'espace est libre, et la vue se perd sur les flots de la Méditerranée ou se repose agréablement sur les îles de Lerins, qui semblent comme une barrière naturelle opposée aux ouragans.

Le sol est sablonneux, formé de roches porphyriques, de micachistes et de granits, dont les couches se rapprochent plutôt de la ligne verticale que de la position horizontale. Les porphyres dominent dans les monts de l'Estérel, et le calcaire jurassique dans les hautes montagnes qui séparent le bassin de la chaîne des Alpes. On ne trouve nulle part des flaques

lui disait la messe. A côté de la cellule, une autre renfermait son domestique, qui, plus heureux que lui, mourut dans l'île après quelques années de détention.

d'eau stagnante; mais la plaine fertile de l'ouest est traversée par plusieurs cours d'eau rapides.

L'aspect des campagnes réfléchit les conditions du climat. On rencontre, en effet, dans cette contrée les produits des diverses latitudes du globe. Le sombre sapin et le chêne du nord croissent à côté du cactus et de l'aloës; l'amandier fleurit en janvier; l'olivier, toujours vert, et l'oranger couvert de fleurs et de fruits, en toute saison, se mêlent au jujubier, au grenadier et au palmier majestueux. La culture des fleurs, pour la parfumerie, ajoute encore ses richesses à cette belle végétation. De vastes champs de jasmins, de roses, de violettes, de tubéreuses, de géraniums; des buissons de cassie flattent agréablement la vue et l'odorat par la variété de leurs couleurs et la suavité de leurs parfums. Pour compléter le tableau, les hauteurs qui circonscrivent le bassin sont peuplées d'arbustes dont le développement est remarquable, tels que les lauriers et les arbousiers, et surtout de diverses espèces de pins, qui saturent l'atmosphère de leurs émanations balsamiques et lui communiquent ainsi des qualités précieuses dans le traitement de certaines affections chroniques de la poitrine.

Voyons donc si les valétudinaires trouveront réellement à Cannes les bienfaisantes influences que leur promettent ces heureuses conditions topographiques et tout ce luxe de végétation et de parfums. « Dans ce climat enchanteur, la poétique fiction d'un éternel printemps est-elle, comme on l'a prétendu, une gracieuse réalité? »

II.

Conditions atmosphériques.

C'est à un praticien distingué de Cannes, M. le docteur Sève, que l'on doit les observations météorologiques les plus complètes sur cette station, principalement pour ce qui concerne la température. Les résultats qu'a obtenus notre savant confrère et qui reposent sur un relevé très-exact de quatorze années, sont assez complets pour être consultés avec fruit. J'aurai souvent l'occasion, dans ce chapitre, de citer les chiffres de M. le docteur Sève et d'invoquer son expérience clinique.

VENTS. — La ceinture non interrompue de collines et de montagnes qui entoure le bassin de Cannes au septentrion et à l'ouest, forme une barrière puissante contre les courants qui soufflent de ces directions. Aussi le nord, connu sous le nom de vent de *bise*, et le mistral, qui font la désolation de la lisière maritime du midi de la France et d'une partie de la péninsule italique, sont-ils à Cannes les vents les moins fréquents. Quand le mistral se fait sentir, c'est qu'il souffle à l'état de tempête dans les autres pays. De même, il faut que le vent de bise soit très-violent ailleurs pour que ses rigueurs s'exercent dans la contrée. Au reste, ce vent règne très-rarement en hiver.

Par suite de la disposition hypsographique du pourtour du bassin, les vents froids, lorsqu'ils soufflent des Alpes, passent le plus ordinairement par-dessus le littoral et vont s'abattre, à une certaine distance, sur la mer, dont les vagues se gonflent, tandis que sur le bord tout est calme.

Les vents du sud-est, de l'est et du nord-est dominent. Le sud compte aussi parmi les vents les moins fréquents.

L'est règne presque exclusivement aux équinoxes ; c'est le vent de la pluie. De mai en septembre, le vent suit à peu près invariablement la marche du soleil : il se lève le matin vers neuf heures dans la direction de l'est et disparaît vers cinq heures dans la direction de l'ouest. Ce vent, connu sous le nom d'*alizé méditerranéen*, tempère par sa fraîcheur l'ardeur des rayons du soleil.

Le sud-est, qui souffle quelquefois avec violence sur la mer, arrive rarement jusqu'au golfe de Cannes; de sorte que l'on peut jouir du spectacle d'une tempête sans être incommodé par le vent.

TEMPÉRATURE. — Il résulte du relevé de M. le docteur Sève (quatorze années d'observation) que les moyennes sont :

Pour l'année.	16°, 2
— l'hiver	10°, 2
— le printemps. . .	17°, 9
— l'été.	32°, 3
— l'automne. . . .	13°, 9 (1).

Pendant le mois de janvier, qui est en général le

(1) *Notice médicale sur le climat de Cannes.*

plus froid, le thermomètre oscille entre 8 et 9 degrés, et en été il ne dépasse pas 31°, année commune. D'après M. Sève, ces résultats sont pleinement confirmés par les observations météorologiques que lord Brougham a faites dans ces dernières années sur Cannes.

Je regrette que notre honorable confrère n'ait pas indiqué les fluctuations diurnes que le thermomètre subit aux diverses époques de l'année. Il dit seulement, dans son intéressante notice, qu'entre la moyenne du minima et du maxima de la température, les transitions sont plus faibles que dans la plupart des villes d'Italie. « Il est bien rare, ajoute-t-il plus loin, que la douceur du climat, la sérénité du ciel soient troublées par des variations brusques; et généralement un beau soleil, une douceur de température comme ne pourraient en imaginer les habitants des climats froids, constituent notre état normal en hiver, tout comme la neige, un ciel gris et humide sont l'apanage des régions du nord. »

On ne peut nier cependant — et il suffit de séjourner quelque temps à Cannes pour le reconnaître — que l'état thermique de l'air soit sujet à des perturbations dangereuses pour les malades, s'ils ne se précautionnaient pas contre elles. Sans parler des quelques jours de gros temps qui amènent la pluie du côté de l'est et du nord-est, à l'époque des équinoxes, il y a en hiver, après le coucher du soleil, un abaissement très-marqué de la température. Cette rapide déperdition de calorique, due à la grande pureté du ciel, est compensée fort heureusement par le rayonnement qui s'opère à la surface de la mer, dont la caloricité se maintient à 10 et même 14 degrés centigrades. Sans cette influence de proximité, le refroidissement des nuits deviendrait considérable et nuisible à la végétation. Le thermomètre ne commence à monter qu'après le lever du soleil.

Un autre inconvénient pour les santés délicates résulte de la différence que présente la température au soleil et à l'ombre. Cet inconvénient est aussi prononcé à Cannes qu'à Nice et à Hyères.

Enfin, je rappellerai que les monts de l'Estérel n'opposent pas au mistral un rempart infranchissable, et que ce vent terrible, lorsqu'il se déchaîne avec impétuosité dans les pays voisins, se fait ressentir aussi dans le bassin de Cannes. Sous son influence, le thermomètre baisse rapidement de plusieurs degrés.

Pression atmosphérique. — Dans une période de six ans, le baromètre s'est maintenu en moyenne entre 751 et 759 millimètres, et a oscillé entre les deux limites extrêmes 775^{mm},29 et 737^{mm},21. (Sève.)

Hygrométrie et hydrométéores. — Le lecteur n'a pas oublié qu'on ne rencontre pas d'eaux stagnantes dans le bassin de Cannes, qu'il n'existe que quelques cours d'eau rapides dans la plaine de l'ouest, et que le sol, sablonneux de sa nature, est très-perméable. S'il considère aussi que la pluie, qui tombe généralement aux équinoxes en grande abondance, ne dure que quelques heures, et que peu de temps après les orages et les plus fortes averses, le sol est néanmoins suffisamment égoutté pour permettre la promenade dans les sentiers, sur les collines et même sur les routes, il comprendra que l'air doive être fort peu chargé de vapeurs aqueuses, ce que démontrent d'ailleurs les expériences hygrométriques.

Pendant six années d'observations, M. Sève a constaté, à l'aide du pluviomètre Waltkins, qu'il tombe annuellement à Cannes environ vingt-cinq pouces cubes d'eau anglais, et que le nombre de jours pluvieux est en moyenne de 52 par an.

Électricité. — Le même observateur s'exprime ainsi relativement à l'état électrique de l'atmosphère : « Au milieu d'une végétation aussi active, les sources d'électricité sont puissantes : c'est à ces heureuses conditions électriques convenablement réparties que quelques auteurs ont attribué l'accroissement rapide des végétaux dans cette contrée ; mais Cannes se trouvant placée entre la mer et de hautes montagnes, qui lui servent de condensateur naturel, les commotions électriques sont peu à redouter. Chacun sait que les orages y sont fort rares, étant refoulés dans les montagnes par les vents de la mer prédominants (1). »

Quoique des expériences rigoureuses n'aient pas démontré l'existence ni la nature de l'électricité dans l'air de Cannes, il y a tout lieu de croire que ce fluide contribue à l'action excitante du climat, qui devient même intolérable pour les sujets nerveux.

État du ciel. — L'absence de l'eau vésiculeuse

(1) *Ouv. cit.*, p. 10.

dans les couches aériennes permet aux rayons solaires de traverser l'atmosphère avec toute leur force. De là, cette grande clarté, cette pureté du ciel troublée seulement par un petit nombre de jours sombres.

Les pluies bienfaisantes de l'automne sont suivies d'une série de beaux jours jusqu'à la fin de décembre : c'est ce qu'on appelle, dans le pays, l'été de la Saint-Martin. En janvier, les Alpes revêtent leur manteau de neige : alors la température s'abaisse, et l'air conservant sa transparence, le rayonnement nocturne augmente le refroidissement des nuits.

III.

Résumé des conditions du climat.

1. Les vents boréaux et le mistral règnent bien moins fréquemment à Cannes qu'à Nice et à Hyères, parce que son bassin est puissamment protégé au nord par une double ceinture de collines et de montagnes soudées au système des Alpes, et par les monts de l'Estérel, qui s'élèvent majestueusement à l'ouest.

Le système de défense étant moins efficace du côté de l'orient, la prépondérance appartient aux courants qui soufflent de cette direction, et principalement aux vents maritimes de l'est et du sud-est.

Les courants aériens sont en général peu violents dans le val de Cannes, à cause de la disposition hypsographique de son enceinte, et le golfe reste souvent calme ou peu agité, alors qu'à une petite distance les vagues sont tumultueusement soulevées par la tempête.

2. Une riche végétation, que caractérisent différentes productions des latitudes les plus chaudes et d'abondantes cultures de fleurs destinées à la distillation, témoigne de la douceur du climat.

3. La thermalité atmosphérique, dont la moyenne hivernale surpasse celle de Nice et d'Hyères, et que tempère en hiver le vent d'est, connu sous le nom de l'*alisé méditerranéen*, n'est point exempte de vicissitudes contre lesquelles les valétudinaires doivent se précautionner. Ces variations ont lieu principalement le soir et le matin.

Les inconvénients qui résultent de la différence de la température au soleil et à l'ombre sont les mêmes à Cannes qu'à Nice et à Hyères.

Enfin, le mistral fait tomber brusquement le thermomètre de plusieurs degrés.

4. La colonne barométrique se maintient en moyenne à une hauteur assez élevée et présente parfois des écarts étendus.

5. Le nombre des jours pluvieux n'est que de 52, année commune, et la pluie tombe en peu de temps et très-abondamment. Cette circonstance jointe à la perméabilité du sol et à l'absence de masses d'eau considérables détermine la sécheresse de l'atmosphère.

6. Celle-ci, privée d'eau hygrométrique, est généralement très-lumineuse. Aucuns principes miasmatiques ne l'altèrent; mais elle s'imprègne des émanations

qu'exhalent les végétaux odorants dont le sol est couvert.

7. Le climat de Cannes, qui est tonique et très-excitant, doit ces qualités aux diverses circonstances que je viens d'énumérer, et probablement aussi à la présence d'une grande quantité de fluide électrique dans l'air.

IV.

Applications thérapeutiques.

Tonique, comme celui d'Hyères, mais aussi plus excitant, le climat de Cannes convient encore moins aux constitutions irritables ou nervoso-sanguines. Aussi dirai-je avec le docteur Whitley : « Là où il y a trop d'activité dans l'appareil sanguin ou trop de surexcitation dans le système nerveux, cet air tonique, cette grande clarté du jour, ce brillant reflet de la mer, ces tableaux variés, accidentés, sauvages et offrant peu de repos à l'œil, sont des conditions peu favorables (1). »

La chlorose, l'anémie, le lymphatisme, les scrofules, le rachitisme, l'affaiblissement général résultant de maladies graves, de travaux excessifs de l'esprit, de violents chagrins, de l'abus des plaisirs, pourront être heureusement modifiés par le climat de Cannes, si l'atonie frappe à la fois les appareils de la sensibilité et de la vie organique. Que l'exaltation nerveuse coïncide au contraire avec la langueur et la perversion des

(1) *Cannes et ses environs*, par MM. Girard et Bareste, Paris, 1859, p. 246.

fonctions végétatives, alors les états pathologiques précédents seront aggravés sous le ciel de Cannes. Il faut recommander, en un mot, cette station aux natures inertes chez lesquelles l'influx nerveux semble manquer et qui ont besoin d'une stimulation générale.

Parmi les malades appelés à profiter des avantages du climat de Cannes, viennent se ranger encore ceux qui sont atteints de rhumatismes froids et chroniques, de goutte atonique, de catarrhe de la vessie, de paralysies indolores, de ces névralgies qui réclament un air plutôt excitant que sédatif, d'épanchement pleurétique, de catharre bronchique ou de suppurations intarrissables sans symptômes inflammatoires, de maladies de la matrice caractérisées par un relâchement des organes ou des engorgements indolents et passifs accompagnés d'écoulements abondants.

Le médecin anglais que j'ai déjà cité appelle l'attention des familles sur les avantages vraiment exceptionnels du climat de Cannes, dont l'influence se fera surtout sentir sur les jeunes filles frêles et délicates qui souffrent et végètent dans les climats brumeux de l'Angleterre : transportées sur ce sol vivifiant, elles trouveront un milieu plus propre à leur développement. « Que dirons-nous, continue notre honorable confrère, de ces alliances de famille, que d'importantes questions d'intérêt semblent parfois excuser, sinon d'appeler l'attention de ces jeunes et éblouissants époux sur le choix de la localité où doit se développer leur future pépinière ? Quelques années, quelques hivers, sacrifiés sur l'autel de la vie privée, loin de l'éclat et des enivrements du monde, se trouveraient bien noblement récompensés par les résultats, et l'on pourrait espérer de voir renaître à la vie les rejetons de bien des races près de s'éteindre (1). »

Il me reste à parler de la phthisie pulmonaire, ce désastreux fléau qui doit surtout occuper le médecin climatologiste, puisque le changement de lieux est, dans nos connaissances actuelles, le seul moyen capable d'en prévenir et d'en arrêter les ravages (2).

(1) *Ouv. cit.*, p. 247.

(2) Dans une pratique de vingt ans, M. le docteur Sève a recueilli un grand nombre d'observations de tuberculisation pulmonaire guérie ou amendée par le climat de Cannes. J'en rapporterai quelques-unes, moins pour mettre en évidence les avantages de ce climat que pour opposer des faits authentiques à ce détestable scepticisme qui ne croit à aucun moyen de guérison, quand il s'agit de la phthisie, pas même à l'influence climatérique employée à temps et à propos; à cette fausse science qui se drape doctoralement dans son impuissance et sa vanité, en prononçant sur de pauvres malades peut-être encore guérissables, cette sentence de l'*Enfer* du Dante : INCURABLES !...

Il est bien à désirer que les médecins qui pratiquent dans les stations où se rendent les poitrinaires et dont les influences ne le cèdent point à celles de Cannes, suivent l'exemple de M. le docteur Sève, en publiant des faits observés avec soin. Voici plusieurs de ceux qui ont été recueillis par notre confrère.

1. En 1843, une jeune personne de dix-huit ans, fille d'une des premières familles de l'Alsace, d'une beauté remarquable, d'un tempérament lymphatique prononcé, arriva à Cannes. Après un examen attentif, je constatai la présence de tubercules crus, quelques tubercules ramollis et une bronchite locale au côté

Cannes est une station d'une incontestable valeur pour les poitrinaires; mais, qu'on ne s'y trompe pas, elle ne convient qu'à la phthisie torpide développée dans une constitution inerte, lymphatique ou scrofuleuse. Si le sujet est très-impressionnable ou d'un tempérament nervoso-sanguin, si la toux est sèche, déchirante et liée à un état phlegmasique des voies respiratoires, s'il y a tendance aux hémoptysies

droit de la poitrine, ce qui confirma le diagnostic déjà porté sur l'état de cette intéressante malade par plusieurs célèbres médecins allemands et français. Il y avait, en effet, un amaigrissement prononcé, une toux fréquente avec expectoration abondante et des mucosités contenant quelques traces légères de pus; elle avait des hémoptysies caractérisées par des stries sanguines disséminées dans les crachats. Elle était facilement essoufflée. La percussion dénotait, à la région latérale droite, près du mamelon du sein, une surface de six centimètres de diamètre où la matité était assez sensible. Elle éprouvait parfois un peu de douleur en ce point. Le thorax était d'ailleurs régulièrement constitué; mais, lorsque cette demoiselle faisait une inspiration profonde, la partie affectée restait presque immobile. — L'auscultation de cette région laissait entendre du râle sous-crépitant, s'étendant jusque vers la clavicule. Ce râle était dû à la présence de petites excavations pulmonaires dans lesquelles la matière tuberculeuse ramollie était agitée par l'air. Il y avait un léger rhoncus. Le bruit respiratoire était faible, râpeux en quelques points, tandis qu'il était exagéré vers la base. Il faut ajouter à ces symptômes un mouvement fébrile continu qui s'exaspérait vers le soir, et, tandis que la peau était habituellement chaude et sèche, dans la nuit il apparaissait parfois des sueurs ou de la moiteur visqueuse.

Après cinq années de séjour sous l'action du climat privilégié actives et réaction fébrile bien prononcée, le climat aggravera la maladie. Je sais qu'on attribue aux émanations thérébentinées qui se dégagent des pins une action sédative, et que le séjour au milieu de ces arbres est préférable au littoral pour les sujets chez lesquels la tuberculisation tend à prendre une marche aiguë. Cependant l'air des bois de pins, quoique plus concentré, plus chaud, moins variable, moins

de Cannes, de promenades fréquentes au milieu des bois de pins ou sur les bords de la mer, de soins multipliés, de précautions infinies, il s'opéra une amélioration notable. Elle retourna dans le nord, s'y est mariée; elle a eu trois beaux enfants. — Je l'ai revue, il y a quelques mois, avec beaucoup d'intérêt dans de bonnes conditions de santé. Elle n'a plus de rudesse dans le bruit respiratoire, aucun râle muqueux, ni bronchophonie, ni pectoriloquie, ni toux, ni expectoration quelconque. Toutefois, elle conserve un peu de dépression au sommet du poumon primitivement malade. La matité à la percussion est limitée à un espace d'environ trois centimètres, et l'on perçoit de loin en loin un petit bruit de craquement.

2. M. le baron de Turcheïm, ancien député et maire de Strasbourg, était atteint d'accidents pulmonaires tellement graves et à une période si avancée, que son médecin craignait qu'il ne pût arriver jusqu'à Cannes. Il y séjourna, pendant cinq années consécutives, après lesquelles, en quittant ce pays, il se plaisait à me répéter avec gratitude: le meilleur témoignage que l'on puisse donner des bienfaits du climat de Cannes, c'est le bon résultat que j'y ai obtenu.

3. M. le docteur Viguès, qui exerce la médecine à Paris, a pu s'assurer pendant ses voyages à Cannes de la supériorité incontestable de son climat, parmi les malades qu'il y a visités. — Un

oxygéné, probablement aussi moins électrique que celui des bords de la mer, possède encore des propriétés toniques et stimulantes, et il ne produira pas les mêmes effets que l'atmosphère plus calmante de Venise, Menton et Pau. Le village du Canet lui-même, situé environ à deux kilomètres de Cannes, dans une vallée délicieuse et si bien abrité de tous les courants d'air, ne remplacera pas avantageusement ces stations. Je partage donc entièrement l'opinion d'un des praticiens qui font le plus

de ses clients, chez lequel il avait constaté, conjointement avec M. Gendrin, l'existence de deux cavernes dans la région moyenne du poumon droit, retournait à Paris quatre ans après, dans de bonnes conditions de santé.

4. M. le docteur de Saint-Laurent, médecin de la Salpêtrière, en a constaté aussi les bons effets. Il n'a pas oublié cette personne gravement atteinte, qu'il m'adressa en proie à des accidents pulmonaires bien caractérisés, avec hémoptysies abondantes et une émaciation croissante. — Après un an de séjour à Cannes, il reconnut en ma présence une amélioration inespérée, un embonpoint notable (elle pesait vingt-quatre livres de plus), tandis que la gravité des symptômes s'amendait.

5. M. le docteur Calvy, premier médecin en chef de l'Hôtel-Dieu de Toulon, m'exprimait, il y a peu de jours, l'agréable surprise qu'il éprouva en revoyant un malade de Cannes auquel il avait donné des soins un an auparavant, et dont les deux poumons envahis à leur sommet par une vaste caverne, et criblés ailleurs de tubercules en suppuration, n'avaient pu résister, pendant si longtemps, à cette désorganisation morbide que par suite de l'influence salutaire de notre climat.

Etc., etc.

autorité dans la matière, M. le docteur Guéneau de Mussy, quand il place Menton au-dessus du village du Canet (1).

En résumé, envoyons à Cannes les phthisiques lymphatiques et scrofuleux, non irritables, dont l'affection a une marche lente, dont toutes les fonctions doivent être excitées ; ceux qu'épuisent des sécrétions profuses et une expectoration abondante, sans prédominance des symptômes inflammatoires ; mais détournons-en les malades d'une grande susceptibilité nerveuse, chez lesquels l'affection présente des symptômes d'acuité ; et n'oublions pas qu'à Cannes, de même que partout, il reste bien peu d'espoir pour les phthisiques arrivés à la troisième période du mal.

V.

Séjour ; précautions hygiéniques.

Cannes est principalement une station d'hiver, comme presque toutes celles qui occupent la lisière maritime du midi de la France. Cependant, les ardeurs de l'été étant tempérées par l'*alisé méditerranéen*, qui souffle à peu près régulièrement de neuf heures du matin à cinq heures de l'après-midi, les malades pourront prolonger leur séjour pendant la saison chaude, c'est-à-dire de mai à octobre.

Dans cette période de l'année, d'autres ressources

(1) *Leçons sur la tuberculisation pulmonaire.*

thérapeutiques viennent s'ajouter à l'influence du climat : ce sont les bains de mer et les bains de sable ou d'insolation.

Les bains pris dans la Méditerranée, et particulièrement dans le bassin de Cannes, n'ont pas la même action que les bains de l'Océan. En effet, la réaction qui succède à l'impression du froid et aux chocs répétés des lames de l'Océan est nulle ou à peu près sur les côtes de la Méditerranée. On a prétendu, il est vrai, que l'absorption plus considérable des matières salines compensait les effets de la réaction; mais cette compensation n'est pas réelle, ainsi que je l'ai démontré dans le passage suivant d'un mémoire sur *L'usage interne de quelques eaux minérales naturelles pendant les bains de mer* (1).

« Quelques médecins ordonnent encore, pour faciliter l'action minéralisante de l'eau de mer, de prolonger les bains sur certaines plages échauffées par le soleil et abritées contre les mouvements violents de la mer. En considérant que les particules salines resserrent les vaisseaux absorbants et forment sur la peau des espèces d'incrustations qui s'opposent à l'absorption; que d'ailleurs, comme je l'ai déjà fait observer, l'eau de mer et le sérum du sang ont à peu près la même pesanteur spécifique, il est difficile, je dirai même impossible d'admettre qu'il arrive dans l'organisme, par l'absorption cutanée, assez de principes

(1) Paris, 1859, chez Labé, libraire de la Faculté de médecine, page 25.

salins pour que cette minéralisation puisse compenser les effets de la réaction.

» Si l'eau de mer froide, dit M. Gaudet, dont personne ne contestera l'autorité, pénètre en nature par les pores de la peau, durant le temps que celle-ci demeure en contact avec elle, on doit croire *à fortiori*, et par analogie avec ce qui se passe dans le bain chaud d'eau simple, que dans le bain de mer chauffé, la peau absorbe aussi une partie du liquide salin contenu dans la baignoire, et qu'avec les conditions de température de l'eau et du séjour prolongé, ce phénomène s'exerce d'une manière beaucoup plus complète. Il en résulterait, au moins sous le rapport de l'absorption saline, une intensité d'action tout à l'avantage des bains de mer chauffés. A quelle proportion peut-on porter le poids du liquide absorbé dans ces circonstances? Sera-ce le poids de quelques grammes? Supposons que six grammes passent dans les voies de l'absorption; sait-on ce que contiendra cette quantité en éléments salins? le 1/30 ou 1/32 en poids. Qu'est-ce que cette proportion pour expliquer les effets toniques des bains de mer chauffés? »

Il suit de là que les bains pris sur la plage de Cannes n'ont qu'une action faiblement tonique comparée à celle des bains de l'Océan, et ne conviennent qu'aux vieillards, aux jeunes enfants et aux personnes trop fortement débilitées pour supporter l'impression d'une mer plus agitée et plus froide.

Les bains de sable ou d'insolation agissent énergiquement sur la circulation capillaire périphérique et déterminent vers la peau un mouvement fluxionnaire suivi de sueurs abondantes. Ces effets pourront être utilisés avec succès contre les paralysies, la sciatique, les maladies chroniques des os et des articulations, le lymphatisme, les affections scrofuleuses, l'atonie musculaire.

Les variations de température, qui ont lieu régulièrement le soir et le matin et parfois dans la journée à l'époque des pluies et sous l'influence du mistral, devront être évitées par les malades. Le docteur Whitley leur recommande avec raison de ne sortir que quelques heures après le lever du soleil, munis de leur surtout et de leur parasol doublé, afin de se garantir du froid à l'ombre et de la chaleur des rayons solaires. Moyennant cette précaution, les valétudinaires pourront sortir tous les jours et jouir de trois ou quatre heures d'agréable promenade, ce qui faisait dire à l'un des compatriotes de notre confrère : « Vous avez beau vous plaindre de votre hiver, il n'en est pas moins vrai que j'ai passé chez moi quatre saisons dans mon lit et que je me promène tous les jours à Cannes (1). »

Le climat de Cannes présente d'heureuses et salutaires conditions, je crois l'avoir démontré ; ses belles campagnes offrent aux valétudinaires de nombreux buts d'excursions, et sur cette terre privilégiée les souvenirs historiques se mêlent aux douces impressions des sens.

(1) *Ouv. cit.*, p. 245.

Avec de tels avantages, Cannes ne peut manquer de devenir une des stations les plus fréquentées de la France. Mais jusqu'à présent elle offre plus de ressources aux personnes riches, qui veulent y louer ou y faire construire de charmantes villas, qu'aux familles plus modestes, qui ne trouvent pas dans le pays assez d'habitations simples et confortables.

CHAPITRE V.

Menton.

(Alpes-Maritimes).

En suivant le littoral depuis Gènes jusqu'à Menton, on remarque que la température devient de plus en plus douce et égale. Toutefois ce n'est qu'à partir de Savone, distante de Gènes de trente-sept kilomètres, que les influences commencent à se modifier et à se rapprocher par leur caractère de celles du climat méridional de la Péninsule. Au fur et à mesure que les montagnes s'éloignent de la mer et que le paysage s'agrandit, la végétation indique que l'on pénètre dans une nouvelle zone. Déjà à Finale, l'olivier et l'oranger fournissent d'abondantes récoltes, et lorsqu'on atteint Port-Maurice et San-Rémo, de magnifiques palmiers se montrent sur le bord des chemins, où ils croissent sans culture. Après avoir traversé la vallée de la Roya et franchi la montagne qui servait de frontière à la province de Monaco, on arrive dans une des plus ravissantes campagnes que l'on puisse rencontrer, et qui présente des conditions climatériques vraiment merveilleuses. La petite ville de Menton (6,000 habitants), assise au pied d'une basse colline, dans cette belle nature, est favorisée sous le rapport de la topographie.

I.

Conditions territoriales.

Des rochers de Saint-Louis, qui limitent au sud-est le bassin de Menton, à Monaco, deux golfes découpent le rivage sur une longueur d'environ dix kilomètres. Ces deux golfes, séparés par le cap Saint-Martin, sont orientés vers le midi; mais leur ouverture diffère en étendue. Ainsi, celle du golfe oriental, où se trouve Menton, est moins grande d'un tiers que celle du golfe occidental, à l'extrémité duquel s'élève Monaco.

Une ligne hypsographique puissante, surtout du côté du nord, sert de paravent à la station des Alpes-Maritimes et à son bassin. Les sommets de la branche transversale de l'Apennin grandissent, se serrent et se doublent plusieurs fois en se rapprochant des Alpes, avec lesquelles ils se confondent. Il résulte de cette disposition des cimes apennines et de la jonction des deux systèmes de montagnes que le septentrion trouve devant lui un rempart presque insurmontable. Cette première enceinte se continue du côté du nord-est et de l'est avec une chaîne de collines qui, fortifiée sur plusieurs points par les montagnes, protége la ville avec quelque efficacité. Du côté de l'ouest, le cap Martin, le promontoire qui porte Monaco et les nombreuses inégalités du sol dans la campagne neutralisent en partie l'effet des vents occidentaux. Enfin le bassin de Menton, assez largement ouvert au midi, reçoit directement les courants qui soufflent de cette partie de l'horizon.

Le val est divisé par la ville en deux bassins secondaires : l'un, oriental, s'étend de Menton à l'enceinte que termine le pont de Saint-Louis ; l'autre, occidental, comprend tout l'espace qui va de la ville au cap Martin et au golfe limitrophe. Quoique le second soit plus ample et plus rapproché de la ligne des Alpes que le premier, et qu'il semble plus exposé aux courants de l'ouest, les influences y sont à peu de chose près les mêmes.

Depuis le rivage jusqu'aux sommets élevés qui protégent le bassin, la plaine est couverte d'accidents montueux dont la culture a adouci les versants.

La riche végétation de ce val enchanteur est due plutôt aux qualités de l'air et à l'industrieuse activité des habitants qu'à la fécondité du sol, formé principalement des débris des roches. En effet, la couche de terre végétale est peu épaisse, et c'est dans des terres rapportées, retenues par des gradins, que se développe cette brillante décoration de verdure qui tapisse les flancs arides des montagnes, même pendant l'hiver.

Les orangers et leurs nombreuses variétés présentent dans la vallée de Menton un développement et une précocité qu'ils n'ont pas sur le territoire de Nice ni sur celui d'Hyères. La floraison de l'olivier y est aussi plus précoce. Mais la douceur et la stabilité du climat trouvent leur démonstration surtout dans les abondantes récoltes des citronniers, dont la culture exige une température plus élevée et plus soutenue que celle des orangers. Le palmier, auquel il faut des influences non moins douces pour prospérer en plein champ, s'élance aussi çà et là sur le sommet des coteaux et varie l'uniformité des plantations (1).

II.

Conditions atmosphériques.

Vents. — L'est, le sud-est et le sud-ouest se partagent la prépondérance avec le sud. L'influence que la forme hypsométrique de la vallée et la disposition générale de la topographie exercent sur les vents explique les qualités particulières du climat de

(1) A peine trouve-t-on le palmier au-delà des tropiques, dit l'agronome Tessier. (*Journal des Savants*, t. 11., p. 408.) Il paraît que dans l'Inde le palmier ne croît que dans les régions tropicales où il n'y a pas de fortes pluies. (Lassen, *Indische Alterthumskunde*, p. 204.)

Menton. L'espace qui sépare le littoral des montagnes s'élargissant à mesure que la branche transversale de l'Apennin se porte vers le nord pour rencontrer les Alpes, les vents qui soufflent exceptionnellement des régions glacées de la chaîne sont arrêtés dans leur cours par les inégalités du sol, et se modèrent dans leurs conditions frigorifiques en traversant le bassin. D'un autre côté, les courants maritimes ne subissent pas dès leur arrivée sur le val l'influence réfrigérante des montagnes. Voilà pourquoi le sud et le sud-est déterminent une douce température pendant la saison froide et une fraîcheur agréable pendant l'été.

Mais l'intervention du mistral vient quelquefois troubler ces heureuses conditions; car le système de défense étant incomplet du côté de l'occident, livre passage à ce vent impétueux, qui abaisse la température. Toutefois les perturbations produites par le mistral sont beaucoup moins fréquentes et moins fortes qu'à Nice et à Hyères.

TEMPÉRATURE. — On doit à un notable habitant du pays, M. de Montléon, une série d'observations thermométriques qui ont été publiées par M. le docteur Provençal. Malheureusement ces observations incomplètes ne portent que sur les extrêmes de la température. Dans une série de vingt-six années, de 1818 à 1844, le thermomètre n'est descendu que trois fois au-dessous de zéro, en 1820, 1838 et 1842, c'est-à-dire pendant les hivers les plus rigoureux. Il y a des années où le terme extrême du froid a été de 8 degrés au-dessous de zéro (1). En été, le thermomètre n'a jamais atteint 31°, et pendant trois années seulement il est parvenu à 30°. Durant un intervalle de vingt-quatre ans, il a donné pour maximum de chaleur moins de 28 degrés. Le froid et la chaleur sont donc modérés pendant les saisons qui leur sont propres, et c'est ce qui constitue le mérite principal de la station de Menton. Le thermomètre varie rarement pendant le jour et n'éprouve que des oscillations peu étendues.

Pression atmosphérique. — Hygrométrie. — Nous ne possédons point d'observations sur la densité et l'état hygrométrique de l'air à Menton. Cependant, d'après Fodéré, l'atmosphère n'est pas exempte d'une certaine humidité, tout en étant moins hygrométrique qu'à Venise et à Pise. Les données de la topographie et de l'anémométrie prouvent que la vapeur aqueuse se comporte dans l'air de ces stations différemment que dans celui de Menton. La prépondérance des vents maritimes sous le ciel de la station des Alpes est bien une cause incessante d'humidité, mais les centres de réfrigération se trouvant éloignés des côtes,

(1) D'après M. Bonnet de Malherbe, pendant l'hiver de 1859 qui, dans le nord, a été si rigoureux et, dans la plupart des stations hivernales, a fait descendre le thermomètre à plusieurs degrés au-dessous de zéro, le minimum de température a été de + 3°. Il est vrai que ces observations n'ont porté que sur la température diurne, mais c'est là le côté essentiel pour les malades. (*Union médicale*. Loc. cit.)

la vapeur aqueuse dissoute reste incorporée au fluide aérien et les météores hygrométriques se produisent rarement.

Cette circonstance est importante à noter, car ce n'est point par sa quantité absolue de vapeur aqueuse que l'air produit sur nos organes la sensation de l'humidité. « De l'air chaud peut retenir beaucoup de vapeur d'eau sans nous paraître humide ; tandis que de l'air froid, contenant très-peu de vapeur, donne des signes évidents de sa présence. La raison en est que l'air paraît sec, tant que la quantité de vapeur qu'il retient reste au-dessous du maximum de saturation, dépendant de la température; mais aussitôt que le maximum est dépassé de la plus petite quantité de vapeur, la présence de l'eau dans l'air devient sensible pour nos organes (1). » C'est pourquoi l'air de Menton, quelle que soit la quantité de vapeur aqueuse dissoute qu'il renferme, agit sur nous comme l'air sec. Il n'est donc pas exact de dire que cet air possède les mêmes propriétés que celui de Venise et de Pise, dans lequel la vapeur d'eau manifeste sans cesse sa présence. L'action sédative et même énervante de l'atmosphère de Menton s'explique par la douceur et l'égalité de sa température, et principalement par la rare intervention des influences boréales.

(1) Michel Lévy, *ouv. cit.*, t. 1., p. 231.

III.

Résumé des conditions du climat.

1. Orienté vers le midi et abrité des vents du nord par une barrière orographique puissante résultant de la jonction des Alpes et de la chaîne transversale de l'Apennin, le val de Menton jouit d'un climat pour ainsi dire exceptionnel.

2. La température est d'une douceur et d'une égalité remarquables. Le mistral vient rarement troubler l'atmosphère.

3. Les observations relatives à la densité et à l'état hygrométrique de l'air manquent. Toutefois les données de l'hypsométrie et de l'anémométrie démontrent que si les météores aqueux sont rares, c'est parce que la vapeur aqueuse reste dissoute et incorporée à l'air. Par conséquent ce dernier produit sur nos organes l'impression et les effets de l'air sec et doux.

4. La stabilité de la température, la modération des hivers, et surtout la rare intervention des vents boréaux donnent à l'air des propriétés plutôt sédatives et énervantes que toniques.

IV.

Influence physiologique du climat.

Les qualités du climat de Menton se révèlent dans la constitution des habitants de la ville et de la campagne. C'est, en effet, le tempérament lymphatique qui domine, mais corrigé par le concours des tempéraments nerveux et sanguin. On remarque cette constitution mixte principalement chez les classes habituées aux exercices et aux travaux en plein air; tandis que, chez les classes bourgeoises, dont la vie est plus sédentaire et plus renfermée, le sang est moins riche et la forme musculaire moins développée.

Les praticiens de la localité savent très-bien que, dans le traitement des maladies, il faut tenir compte de la modalité organique que je viens de signaler et des influences météorologiques qui l'ont engendrée. Par exemple, la méthode antiphlogistique, appliquée avec une certaine vigueur au traitement des inflammations de poitrine, amène des épanchements séreux et des états morbides chroniques.

V.

Applications thérapeutiques.

Le climat de Menton est sédatif; dès-lors il convient à la forme éréthique de la phthisie pulmonaire. Cela est vrai en principe, mais il y a des distinctions à établir.

M. Carrière, auquel la station des Alpes-Maritimes est redevable de sa récente réputation, dit : « La phthisie surtout, qui mérite plus que toute autre maladie qu'on s'occupe d'elle, pourra éprouver une grande amélioration sous un ciel qui est doux sans être trop humide, qui est chaud sans cesser de rester tempéré, et dont les oscillations thermométriques sont si rares, si faibles, qu'elles ne peuvent jamais déterminer de fortes secousses sur les organisations les plus débilitées. Si Venise n'avait pour auxiliaire l'eau de ses lagunes et ses sources minérales, Menton serait préférable pour les phthisiques scrofuleux, parce que son atmosphère est moins humide. Pour les malades de cette catégorie, son séjour est assurément meilleur que celui de Pise. »

Ce que j'ai dit précédemment sur les différences que présente l'état hygrométrique de l'air à Venise, à Pise et à Menton, fait entrevoir que les applications thérapeutiques de ces climats ne doivent pas être tout-à-fait les mêmes. Ainsi, la forme éréthique humide du lymphatisme et des scrofules (voyez page 137) trouvera une amélioration notable sous le ciel de Menton, tandis que les sujets lymphatiques et scrofuleux chez lesquels l'irritabilité est associée à une certaine sécheresse des tissus et des muqueuses, s'accommoderont beaucoup mieux de l'atmosphère plus humide de Venise.

Cette distinction s'applique aussi à la phthisie pulmonaire greffée sur le lymphatisme et les scrofules, comme à celle qui se développe chez les individus dont la constitution présente plutôt les attributs du tempérament nervoso-sanguin que ceux du tempérament lymphatique. En effet, si la toux est trop aride et trop fatigante, avec tendance aux hémoptysies actives, Venise devra être préférée, et c'est à Pise qu'il faudra envoyer le malade, si l'affection revêt une marche aiguë et si le sujet est d'un tempérament nervoso-sanguin bien caractérisé.

Un poitrinaire débilité, languissant, avec complications inflammatoires accompagnées de sécrétions et d'exhalations abondantes, ne résistera pas à l'action du climat de Pise ni même de celui de Venise : au contraire, les conditions atmosphériques de Menton lui seront favorables, pourvu cependant que la maladie ne soit pas arrivée à cette période dans laquelle le traitement par le climat échoue comme tous les autres moyens.

On conseillera la résidence de Menton dans les affections chroniques avec exaltation de la sensibilité, dans les flux muqueux et les suppurations abondantes compliquées d'un état sub-inflammatoire.

Les valétudinaires qui trouveront à Hyères des influences trop excitantes prendront le chemin de Menton, et réciproquement. On pourra obtenir les meilleurs résultats en alternant à propos le séjour de ces deux stations.

VI.

Séjour ; précautions hygiéniques.

La modération et l'égalité permanentes de la température dans les diverses saisons permettent aux malades d'habiter Menton pendant toute l'année. Seulement ils passeront l'été de préférence dans les villages ou les maisons de campagne du fond de la vallée, qui conservent une atmosphère plus fraîche à cause de leur élévation au-dessus du rivage.

On a dit avec raison que la campagne formait un traitement moral qui passait par les yeux pour arriver à l'esprit, et relevait le ton de l'économie en dissipant les préoccupations les plus tristes par la variété des impressions. Or, il est difficile de trouver une vallée plus belle que celle qui s'étend de Menton à Monaco : les nombreuses plantations qui s'y pressent en font un délicieux jardin, et les promenades dans cette admirable campagne offrent aux valétudinaires les plus précieuses ressources.

Mais malgré les avantages que possède Menton sous le rapport de la douceur et de la stabilité du climat, avantages qui la placent au premier rang parmi les stations les plus dignes de l'attention des médecins et de la confiance des malades, ceux-ci ne doivent point se faire d'illusions qui leur deviendraient funestes. Ainsi je leur rappellerai que, dans les rares journées où souffle le mistral, il y aurait pour eux danger à ne pas éviter son influence en se privant d'excursions. Quand le soleil a quitté l'horizon, il se manifeste aussi un refroidissement qui, quoique moins subit et moins intense que dans beaucoup d'autres stations, est néanmoins assez prononcé pour impressionner les santés délicates : d'où la nécessité de se vêtir plus chaudement, et même de garder la chambre le matin et le soir.

CHAPITRE VI.

Villefranche.

(Alpes-Maritimes.)

Après avoir quitté le val de Menton et franchi le cap Saint-Martin, nous rencontrons sur notre route Monaco où nous ne nous arrêterons que quelques instants, vu le peu d'intérêt que nous offre son climat.

Assise sur la plate-forme du cap d'Aglio, au-dessus des flots qu'elle domine, Monaco est livrée à tous les courants de l'horizon, si ce n'est du côté du nord, où des montagnes élevées la protégent. L'inconstance de la température, résultant de ces conditions topographiques et du jeu de la ventilation, rend le climat dangereux en toute saison pour les valétudinaires qui redoutent les instabilités atmosphériques, et principalement pour les sujets atteints d'affections chroniques de la poitrine. Je conseillerai donc à ces malades de fuir Monaco, dont le séjour conviendra au contraire dans les maladies chroniques du tube digestif qui réclament un air plutôt sec et tonique qu'humide et énervant.

On sait que des rochers de Saint-Louis à Monaco, le littoral, profondément découpé, forme deux échancrures séparées par le cap Saint-Martin, et que c'est au centre du golfe oriental que se cache Menton derrière un rocher et à l'ombre d'admirables plantations. Le cap d'Aglio, qui limite à l'ouest le golfe occidental, sert lui-même de paroi à une autre échancrure plus grande que les deux précédentes, et qui s'étend jusqu'au promontoire de Saint-Hospice. Les rivages compris entre ce promontoire et celui d'Aglio sont pleins d'attraits pour le touriste et l'antiquaire, mais sans intérêt pour le climatologiste. Il n'en est pas de même au-delà du cap Saint-Hospice, où l'on trouve une des meilleures stations de la côte : je veux parler de Villefranche, dont les maisons peu nombreuses sont étagées sur un sol montagneux, au fond d'une étroite baie creusée dans les terres.

« Villefranche, dit M. Roubaudi, est renommée pour son climat. Il n'en est pas de plus sain sur toute la côte de la Provence et de la Ligurie. Aussi son terrain se ressent-il des avantages de la position ; les citronniers y sont cultivés en plein champ, et l'on y a des récoltes plus hâtives que dans le bassin de Nice (1). » Déjà Fodéré avait écrit : « Villefranche, bâtie en amphithéâtre, à l'ouest de la rade de ce nom, au milieu de rochers qui tapissent cette côte, est principalement remarquable par son climat, plus chaud que celui de Nice, puisque les citronniers y sont cultivés en plein champ, et que les récoltes sont plus hâtives (2). » Enfin l'auteur qui fait le plus autorité aujourd'hui

(1) *Nice et ses environs.*

(2) *Voyage aux Alpes-Maritimes.*

en climatologie médicale, M. Carrière, s'exprime ainsi : « On peut considérer Villefranche comme la rivale de Menton ; son climat paraît être mieux défendu encore contre les influences réfrigérantes (1). »

Le climat de cette localité n'est point au-dessous de la renommée qui lui a été faite par les auteurs que je viens de citer. Mais quelles que soient les richesses dont la nature a doté un pays, il perd toute son importance au point de vue médical, si les valétudinaires ne peuvent y rencontrer les ressources qui leur sont indispensables. Pour qu'une station médicale se fonde, il faut que l'industrie locale seconde la nature, en créant tout ce que nécessite le séjour des étrangers. Or si Menton est rapidement entrée dans cette voie, si de charmantes villas, des habitations confortables et parfaitement exposées se sont élevées comme par enchantement, que trouvons-nous à Villefranche? Une petite ville aux rues étroites et mal pavées, sans hôtels ni logements convenables, sans routes carrossables, excepté celle qui conduit à Nice par la montagne et qui est en mauvais état, sans distractions, sans société, manquant de tout, hors les principales choses nécessaires à la vie.................

Quoi qu'il en soit, je vais indiquer en peu de mots les qualités du climat de Villefranche. Garantie par les monts Alban et Boron contre le mistral et le vent d'ouest, et contre le nord par les embranchements qui vont se relier au système des Grandes-Alpes, elle est

(1) *Climat de l'Italie.*

exposée directement aux influences méridionales. Le sud, l'est et le sud-est prédominent; le sud-ouest, chargé de bourrasques et d'orages, s'abat à l'orient sur le grand golfe et épargne les parages de Villefranche. Des vents boréaux, le nord-est est celui qui a l'accès le plus facile dans la vallée : une brèche lui est ouverte. L'antagonisme de ce vent et des courants du sud se résout en une influence modératrice.

La température est douce et égale à Villefranche comme à Menton, et il y a entre ces deux climats assez d'analogie pour que l'on puisse confondre leurs applications thérapeutiques. Néanmoins la similitude n'est pas telle que les indications soient absolument les mêmes. D'après M. Carrière, les différences de température impliquent des différences analogues dans les effets, et le séjour de Villefranche convient mieux aux organisations débilitées que celui de Menton, parce que la thermalité y est plus élevée. Le climat de Menton sera préférable dans les commencements de la maladie, lorsqu'il importera d'affaiblir ou d'éteindre les complications inflammatoires. J'avoue que cette supériorité de la température de Villefranche sur celle de Menton, qui n'est point rigoureusement prouvée par des observations thermométriques, ne me paraît pas suffisante pour justifier la distinction établie par M. Carrière.

Selon d'autres médecins, Villefranche convient assez aux poitrinaires scrofuleux, lymphatiques ou débilités, parce que l'air y est plutôt sec qu'humide. Mais nous avons vu dans le chapitre précédent que celui de Menton possède aussi cette qualité. L'action un peu plus tonique du climat de Villefranche ne serait-elle pas due à la prépondérance du nord-est et à son antagonisme avec le sud ?

Je n'insisterai pas davantage sur l'influence climatérique d'une localité dont les conditions de séjour sont si peu en rapport avec les besoins et les exigences des malades.

SECTION II.

LISIÈRE CONTINENTALE DU MIDI DE LA FRANCE,

CHAPITRE PREMIER.

Pau.

(Basses-Pyrénées.)

C'est principalement à ses hôtes de la Grande-Bretagne que Pau doit sa réputation comme station d'hiver.

Les auteurs anglais qui ont écrit sur cette résidence, et parmi lesquels je citerai Mme Ellis (1), Mme Boddington (2), M. Inglis (3), M. James (4), etc., n'en ont point exagéré les charmes.

(1) *Summer and Winter in the Pyrénées.*

(2) *Sketches in the Pyrénées.*

(3) *Switzerland, the South of France, and the Pyrénées.*

(4) *Desultory man.*

M. Inglis, entre autres, donne de la cité béarnaise une description générale qui joint le mérite de la concision à l'exactitude. Je l'extrais du consciencieux ouvrage du docteur Taylor, traduit par M. O'Quin (1). « Cette ville a toujours été regardée comme une des plus intéressantes du midi de la France, et, selon moi, elle mérite bien sa réputation. Pau est située dans une des plus belles et des plus riches contrées de la France, dans un des climats les plus purs ; la ville est propre, bien aérée, on y trouve toutes les commodités et souvent tout le luxe de la vie. Quant à ses environs, ils sont vraiment délicieux. Le Gave serpente à travers la charmante et sinueuse vallée que domine la ville. Le paysage est varié par l'aspect des champs, des prairies et des vignes, et on aperçoit mille maisons de campagnes répandues dans les alentours. Rien n'est plus beau que les promenades qui se trouvent dans le voisinage de Pau. Les unes longent les rives du Gave ; d'autres bordent un ruisseau plus étroit, et dans la ville même il y a une plate-forme riante et bien ombragée, d'où l'œil embrasse une vue magnifique. Pau est le rendez-vous d'un grand nombre d'étrangers ; et je croirais volontiers que de tous les lieux de résidence aimés des voyageurs il n'en est pas un seul qui soit aussi agréable. »

La station des Basses-Pyrénées est, en effet, l'une des plus attrayantes du continent, surtout quand on quitte les rives brumeuses de la Tamise ; mais son

(1) *De l'influence curative du climat de Pau*, p. 33.

ciel jouit-il de tous les avantages qu'on lui prête? Les opinions sont partagées à cet égard.

Je tâcherai donc de fixer le lecteur sur les véritables qualités du climat de Pau et de déterminer les cas dans lesquels il convient.

I.

Conditions territoriales.

La ville de Pau est bâtie sur une éminence élevée de 205 mètres au-dessus du niveau de la mer, à trente-deux kilomètres environ de la partie la plus rapprochée de la chaîne occidentale des Pyrénées et à cent vingt kilomètres de l'Océan (1). A ses pieds

(1) Les *Pyrénées isthmiques*, c'est-à-dire cette vaste chaîne de montagnes qui s'étend entre la France et l'Espagne dans l'isthme que bornent, à l'ouest, le golfe de *Gascogne* dans l'Océan, et, à l'est, le golfe de *Lion* dans la Méditerranée, sont divisées, par suite de la brisure géologique de la partie centrale de la chaîne, en deux portions secondaires : l'une occidentale et l'autre orientale. La première s'étend du *Port de la Picade* au cap du *Figuier*; la seconde, qui commence aux monts *Tentenade* et *Crabère*, à une distance d'environ quarante kilomètres du *Port de la Picade*, va jusqu'au cap *Creuz* en Espagne. Les extrémités centrales de ces deux chaînes sont réunies par un petit chaînon intermédiaire, dirigé du sud au nord.

Les départements des Basses-Pyrénées et des Hautes-Pyrénées correspondent à la chaîne occidentale; ceux des Pyrénées-Orientales et de l'Ariège à la chaîne orientale; le département de la Haute-Garonne, intermédiaire entre les quatre précédents,

coule le Gave, rivière descendue des montagnes, où elle prend sa source au-dessous de la fameuse *Brèche-de-Roland.*

On peut dire que la ville, qui s'étend de l'est à l'ouest et regarde les Pyrénées, est formée de trois rues parallèles. C'est surtout du haut de la Place-Royale que l'observateur se rend bien compte de l'heureuse situation de Pau et de la majestueuse beauté des sites qui l'environnent.

Au midi, se déroule un panorama de montagnes de plus de cent kilomètres d'étendue. On aperçoit, en face, à une distance de quarante à cinquante kilomètres, le Pic du Midi d'Ossau (2,985 mètres au-dessus du niveau de la mer), qui ressemble à une mître d'évêque, le Pic de Ger (2,612 mètres), et les montagnes qui entourent les Eaux-Bonnes et les Eaux-Chaudes. A l'est, le Pic du Midi de Bigore (2,877 mètres) forme comme un promontoire, et les glaciers de Néouvielle et de Viguemal montrent leurs faîtes diversement nuancés par les rayons du soleil à mesure que cet astre se rapproche de l'horizon. Depuis le Mont-Aule (2,930 mètres), à l'ouest du Pic du Midi d'Ossau, jusqu'au Cap du Figuier, les cimes de la chaîne occidentale diminuent de hauteur. Le Port d'Urdos, le plus à

correspond aux extrémités centrales des deux chaînes et au chaînon qui les unit.

Le système des deux chaînes réunies mesure en ligne droite 433,250 mètres ou cent huit lieues, depuis le cap du *Figuier* jusqu'au cap *Creuz*.

l'ouest après le Mont-Aule, ne mesure que 1,640 mètres.

Malgré leur distance, les Pyrénées agissent sur le climat de Pau par les modifications qu'elles impriment à la température et à l'état hygrométrique des courants aériens qui les traversent.

Les dernières aspérités de la chaîne viennent se confondre avec les riants coteaux de Jurançon et de Gelos, éloignés de deux kilomètres de la ville et séparés d'elle par le Gave.

Les landes du Pont-Long, qui montent en suivant une pente graduelle jusqu'à une distance de vingt-quatre kilomètres, protégent Pau du côté du nord. Cette barrière divise les courants septentrionaux, et ces vents attirés vers le sud par les hautes montagnes passent au-dessus de la cité sans l'atteindre.

A l'ouest et au nord-ouest, l'espèce de promontoire que forme le Parc, en prolongeant en courbe sa colline boisée, défend la ville assez efficacement.

Les coteaux de Jurançon opposent un obstacle au sud-ouest. Enfin, l'est et le sud-est ont un libre accès sur la ville; mais la grande étendue de pays secs et bien abrités qu'ils parcourent, après avoir quitté la Méditerranée à Narbonne, modifient leurs qualités.

Le territoire de Pau, qui fait partie du bassin subpyrénéen, appartient à l'étage moyen des terrains tertiaires, dont les éléments principaux sont : des marnes maculées, mélangées de grumeaux calcaires, d'argile ou de marne argileuse; un sable fin et un sable gris composés de grains de quartz, de fedspath, de schistes et de lamelles de mica. Le sol doit sa fertilité à des dépôts provenant d'éboulements provoqués sur les pentes par l'infiltration des eaux pluviales. Ce caractère est commun à tout le plateau qui forme le bassin sub-pyrénéen.

La vallée du Gave affecte dans toutes les directions une pente vers la rivière, ce qui facilite l'écoulement des eaux, et cette disposition, jointe à la nature sablonneuse du sol, contribue beaucoup à modérer l'état hygrométrique de l'air.

On ne trouve pas sur le territoire de Pau ces végétaux délicats que nous avons vu prospérer dans les stations de la lisière maritime, et dont l'impressionnabilité organique réclame une température douce et soutenue. Ce n'est qu'à l'extrémité orientale de la chaîne des Pyrénées que croissent l'olivier, l'oranger et l'aloès : le plateau de la chaîne occidentale nous montre le figuier, le chêne-liège, le chêne vert, etc. Il est vrai que la précocité de la végétation et de la floraison à Pau peut être invoquée jusqu'à un certain point comme une preuve de la douceur permanente des influences atmosphériques. Dans la seconde quinzaine de mars, les bourgeons s'épanouissent et les feuilles des chênes commencent à sortir ; vers la fin d'avril, la nature a le même aspect qu'elle présente à la fin de mai ou à la mi-juin en Angleterre et même dans le nord et le centre de la France. La vigne exposée au midi et à l'abri du nord et de l'ouest entre en fleurs à la fin de mai ou dans la première quinzaine de juin. Suivant M. Taylor, tandis qu'à Paris, la végétation commence à passer et les feuilles à sécher et à jaunir vers les premières semaines de septembre ; lorsque, même vers le sud, le voyageur trouve les teintes de l'automne fortement empreintes sur la nature, à Pau, les feuilles ont à peine changé de couleur avant la fin d'octobre. Le 15 octobre 1842, sur la terrasse du Parc, aux rayons du midi comme dans le fourré le plus épais, les chênes et surtout les hêtres déployaient la verdure de l'été, sans que les feuilles ridées portassent les signes d'une prochaine décadence (1).

Cependant la vérité m'oblige à dire qu'il y a des années où la végétation n'est pas plus hâtive que dans le nord et le centre de la France, et que souvent au mois d'octobre, le vert tendre des arbres a fait place à cette teinte brune qui annonce le sommeil hivernal des végétaux.

II.

Conditions atmosphériques.

VENTS. — Selon sir James Clark, les vents d'ouest ou de l'Atlantique dominent ; celui du nord ne souffle pas souvent ; les vents d'est sont les plus fréquents après ceux d'ouest, avec lesquels ils alternent (2).

(1) *Ouv. cit.*, p. 69.

(2) *On climate.*

Voici les résultats de trois années ou 1,095 jours d'observations (Taylor) :

N-O.	338
O.	166
N.	155
S.	133
E.	92
N-E.	72
S-E.	72
S-O.	67
	1,095

La prépondérance appartiendrait donc, d'après ces chiffres, au nord-ouest, à l'ouest et au nord. Mais l'opposition qui existe entre les résultats précédents et les assertions du climatologiste Clark n'est qu'apparente ; car à Pau, plus peut-être que dans aucune autre localité, l'observation des courants aériens supérieurs, faite dans le but de déterminer les conditions anémologiques, est une source d'erreur. Par exemple, j'ai dit plus haut, en traitant de la topographie, que les landes du Pont-Long brisaient les courants boréaux qui, attirés vers le sud par les cimes élevées des montagnes, passaient bien au-dessus de la ville et de la vallée du Gave, où leur action était nulle. Très-souvent, en effet, les feuilles des arbres ne sont pas agitées alors que les nuages s'avancent du septentrion au midi. Il serait donc faux de dire, dans ce cas, que Pau subit l'influence du nord.

Les variations soudaines qui surviennent dans le jeu de la ventilation peuvent aussi tromper facilement l'observateur. Ainsi, depuis le lever jusqu'au coucher du soleil, les courants passent fréquemment de l'est au sud-est, puis au sud, au sud-ouest et à l'ouest.

Du côté de l'occident et du midi, les obstacles que le Parc et les coteaux de Jurançon opposent aux vents changent leur direction ou pour le moins modèrent leur violence.

A l'orient, le cours des vents est encore modifié par l'étendue de terrain sur lequel ils roulent avant d'atteindre la cité béarnaise.

On voit que par sa situation et la conformation topographique de ses environs, Pau est presque entièrement abritée des courants d'air, de sorte qu'il devient souvent difficile de déterminer le point d'où ils soufflent. Ce calme de l'atmosphère constitue un caractère frappant du climat. « Au pied de cette colline boisée que nous venons de décrire (le Parc), dit Mme Ellis, le Gave, rivière large et peu profonde, coule avec un sourd murmure qui berce les sens et les invite au repos. C'est le seul bruit qu'on entende en ce lieu; car il fait si peu de vent dans ce climat, qu'on ne voit pas remuer une feuille, et que l'on peut distinguer à une grande distance le son de la cloche qui appelle à matines ou à vêpres dans les villages voisins, et le tintement lointain qui annonce le départ des troupeaux pour les champs ou leur retour des pâturages. Dans ce silence universel, il y a comme une sorte de mystère; il semble que la nature retient son haleine, que toute vie s'est un instant arrêtée, et l'on croirait qu'à ce calme général va succéder un long cri de joie, cet ineffable cantique si souvent traduit par les poètes, et qui est comme l'action de grâces de la nature pour les bienfaits de la lumière et de la vie. Nulle part, en effet, on ne trouverait une scène d'où cet hymne put s'élever avec plus de dignité que du sein de cette terre riche et fertile (1). »

Le vent du nord, quand il se fait sentir, n'a pas les inconvénients qu'il possède dans la plupart des stations de la lisière maritime, où il traverse les cimes réfrigérantes des montagnes. A Pau, ce vent est plutôt chaud que froid. D'un autre côté, la chaîne des Pyrénées tempère l'influence énervante et oppressive du vent du sud. Le nord-ouest amène un temps sec et froid ; mais il n'est pas aussi pernicieux que le mistral sur les côtes de la Méditerranée (2). L'ouest, tiède et toujours chargé de vapeurs aqueuses, engendre les nuages et la pluie. Le sud-ouest a les mêmes avantages que l'ouest, sans l'inconvénient de causer la pluie. C'est le vent le plus favorable. Enfin, les vents d'est et leurs variétés, si désastreux dans presque toutes les contrées de la Provence et du Languedoc, où ils sont désignés sous les noms d'*Aoura roussa, Marin, Marin blanc*, etc., ramènent le beau temps sous le ciel de Pau. Quand ils atteignent cette ville, ils ont perdu leur humidité dans leur itinéraire.

(1) *Ouv. cit.*, p. 65.

(2) Le mistral passe d'ordinaire à soixante-dix ou quatre-vingts lieues de la ville de Pau.

Température. — Les moyennes thermométriques sont :

Pour l'année	13°, 39
— l'hiver	7°, 6
— le printemps	16°,
— l'été	21°, 7
— l'automne	9°, 27

Moyennes mensuelles :

Janvier	3°, 98	Juillet	21°, 65
Février	7°, 69	Août	23°, 47
Mars	11°, 13	Septembre	19°, 98
Avril	11°, 38	Octobre	14°, 16
Mai	16°, 61	Novembre	7°, 84
Juin	20°, 7	Décembre	5°, 89

La température hivernale des stations de la lisière maritime surpasse celle de Pau ; mais nous savons qu'en climatologie médicale l'intérêt se porte sur la stabilité du thermomètre plutôt que sur son degré d'élévation. Or il est incontestable que la station des Basses-Pyrénées est sujette à de fréquentes vicissitudes dans l'état thermique de l'air : heureusement que le calme de l'atmosphère atténue les effets de ces perturbations.

M. Taylor rapporte qu'en 1838, époque à laquelle le froid sévissait avec une rigueur si étrange dans différentes contrées de l'Europe, il se fit à peine sentir à Pau. « On ne doit pas oublier, ajoute le même auteur, que, lorsque la température de Pau rappelait les beaux climats de l'Italie, depuis Orthez, à quarante kilomètres de Pau seulement, jusqu'à Bayonne, soixante-quatre kilomètres plus loin, la terre était couverte d'une épaisse couche de neige. A cette même époque, le thermomètre centigrade marquait à Saint-Pétersbourg — 30°. A Londres, pendant l'incendie de la Bourse, le froid était si intense, que l'eau dirigée par les pompes sur les flammes retombait à terre congelée en glaçons. A Bruxelles, pendant la nuit du 16 au 19 janvier, le thermomètre marquait — 15°. A Genève, il indiquait — 20°, et jamais dans cette ville on ne l'avait vu aussi bas. A Paris, le froid était de — 14°, et on trouva une sentinelle gelée dans sa guérite. A Rouen, le thermomètre descendit à — 16°; à Caen, à — 16°; à Lyon, à — 16°; à Grenoble, à — 12°; à Toulouse, à — 16°. De même à Bordeaux, du 10 au 20 janvier, il tomba graduellement jusqu'à — 14° (1). »

Mais, d'après les observations rapportées par notre savant confrère, en cette même année 1838, le thermomètre est descendu à Pau à 8 degrés au-dessous de zéro, et l'on a compté jusqu'à vingt-et-un jours de gelée et dix jours de neige; il a même neigé trois jours au mois d'avril. Dans l'année précédente (1837), le thermomètre a marqué 10 degrés au-dessous de zéro. Au reste, les cinq années d'observations que renferme l'ouvrage de M. Taylor donnent cent onze jours de gelée et cinquante jours de neige, soit vingt-deux jours de gelée et onze jours de neige par an. En 1837, il a gelé dix fois en mars et cinq fois en avril. Le mois de mars 1840 compte neuf jours de gelée.

(1) *Ouvr. cit.*, p. 69.

Toutefois, l'exposition au midi change le degré de la température. On se rappelle que c'est à l'abri du nord et de l'ouest que la vigne fleurit habituellement vers la fin de mai. Dans la rue du Collége, d'où l'œil embrasse l'immense panorama de la chaîne pyrénéenne, les influences sont beaucoup plus douces et moins variables que dans les rues qu'il faut traverser pour arriver au Parc et à la campagne. Ces variations pourraient même être fort dangereuses pour les malades qui s'y exposeraient.

En somme, le climat hivernal de Pau, comparé à celui de l'Angleterre, de l'Allemagne et d'une grande partie de la France, doit être considéré comme doux ; mais il ne possède pas cette qualité au même degré que Menton, Cannes et Hyères, et je n'hésite pas à dire que le ciel de la cité béarnaise, favorable à une certaine classe de malades pendant la saison froide, leur serait fatal si l'atmosphère était plus agitée par les courants de l'horizon.

Pression atmosphérique. — Le baromètre se tient à une hauteur moyenne de 745 millimètres. Ses oscillations sont fréquentes et assez étendues, et il présente des anomalies remarquables pendant plusieurs mois de l'année : la colonne mercurielle monte souvent à l'approche du temps humide et descend lorsqu'arrive le temps sec. Ces excentricités ne sont pas sans intérêt, et il est regrettable qu'elles n'aient pas été exactement notées dans chaque saison et aux divers moments de la journée.

Hygrométrie et hydrométéores. — L'absence

d'humidité libre communicable dans l'atmosphère distingue encore le climat de Pau. Cependant il y tombe plus d'eau que dans beaucoup d'autres localités. La quantité moyenne annuelle de pluie est en effet de 1,085 millimètres ainsi répartis entre les diverses saisons :

Hiver............	287mm	Été...............	151mm
Printemps........	322	Automne.........	325

Le nombre annuel des jours de pluie = 125.

Le désaccord qui existe entre les indications de l'hygromètre et celles de l'udomètre s'explique par les qualités absorbantes du sol et sa disposition en pente. Il faut dire aussi qu'à Pau et dans ses environs la pluie tombe en averses abondantes et de courte durée, le plus ordinairement avant et après le coucher du soleil.

L'absence d'eau hygrométrique dans l'air est prouvée par plusieurs phénomènes que je ne dois pas omettre de signaler. Par exemple, les cheveux des femmes restent facilement bouclés, même pendant les jours de pluie. Dans les maisons inhabitées et longtemps fermées, les objets d'acier paraissent à peine attaqués par la rouille, et les murs ne portent pas de traces d'humidité. M. Taylor raconte qu'un gentleman français, qui possédait sur les coteaux de Gelos une maison de campagne exposée au gros temps dans toutes les directions, lui a dit que, bien qu'on eût passé deux ans sans y allumer du feu, il n'y avait pas sur les tapisseries une seule marque de moisissure, et qu'en ouvrant les appartements à de longs intervalles pour les aérer, on y trouvait encore des mouches en vie et pleines de vigueur. M. le comte de Montebello assura aussi au même auteur que, dans sa belle campagne d'*Estéphanie,* située sur les coteaux de Gelos, à peu de distance de Pau, et exposée au nord, la maison resta inoccupée et sans feu pendant plusieurs années, la lumière et l'air extérieur n'y pénétrant pas chaque jour, et qu'après une épreuve si décisive des propriétés de l'atmosphère de Pau, on trouva très-peu de traces d'humidité sur les murs et sur les meubles (1).

J'ai dit dans mes considérations générales (page 68) que l'absence d'humidité libre jointe à un certain degré d'élévation de la température donnait à l'air des propriétés toniques et excitantes. Mais cette règle générale a ses exceptions, et nous en avons déjà trouvé une frappante dans la station de Menton, dont l'atmosphère douce et plus sèche qu'humide exerce sur l'organisme une influence sédative. C'est que l'air reçoit ses qualités de l'action combinée des modificateurs météorologiques et de leur influence réciproque et incessante. J'ai pensé que l'on pouvait attribuer les effets sédatifs de l'air de Menton à la modération des hivers, à l'égalité de la température et à la rare intervention des vents boréaux. Celui de Pau, qui possède les mêmes propriétés et qui est ordinairement privé d'eau hygrométrique, les doit peut-être aussi à la prédominance des vents d'ouest et d'est, mais principalement à ce

(1) *Ouv. cit., p.* 57.

calme dont il jouit, à cette stagnation si rarement troublée par de forts courants aériens. Et puis combien de choses nous échappent ! Le climatologiste qui voudrait tout expliquer avec la girouette, le thermomètre et le baromètre, ressemblerait à ces chimistes qui ont la prétention de trouver au fond de leur cornue le secret des actions thérapeutiques de ces sources bienfaisantes sorties du grand laboratoire de la création.

III.

Résumé des conditions du climat.

1. Pau diffère des stations de la lisière maritime du midi de la France par les caractères de la végétation et la moyenne de la température hivernale.

2. Sous le ciel de la cité béarnaise, les hivers sont généralement plus rigoureux qu'à Menton, Cannes, Hyères et même Nice. La température y subit aussi de nombreuses et fortes variations. Mais la ville étant presque entièrement abritée des vents par sa situation topographique, l'absence de toute grande agitation dans l'air rend les perturbations de la caloricité atmosphérique moins sensibles pour les organisations délicates et souffrantes.

3. La colonne barométrique, qui se maintient à une hauteur moyenne de 745 millimètres, présente des oscillations et même des anomalies fréquentes : elle monte souvent à l'approche du temps humide et descend quand arrive le temps sec.

4. Quoiqu'il pleuve à Pau davantage que dans beaucoup d'autres localités, le climat est néanmoins remarquable par sa sécheresse. La raison de cette contradiction est que la pluie tombe avec abondance et en peu de temps, que le sol facilite par ses pentes l'écoulement des eaux, et qu'étant sablonneux il absorbe instantanément l'humidité, de sorte qu'il ne se forme pas des amas d'eau stagnante qui puisse saturer l'atmosphère par l'évaporation.

5. Malgré sa sécheresse, malgré les écarts du thermomètre à plusieurs degrés au-dessous de zéro, pendant l'hiver, l'air possède des qualités calmantes et sédatives, qualités qu'il faut probablement attribuer — du moins en partie — à la prédominance des vents d'ouest et d'est et surtout au calme de l'atmosphère rarement troublée par les courants aériens.

IV.

Action physiologique et pathologique du climat.

« Je supposai que le climat de Pau était sain, dit le spirituel auteur de *Desultory Man;* les habitants paraissent robustes, et avec leur peau brune, leurs petits yeux noirs, leur longue chevelure noire et le berret particulier qu'ils portent, ils me donnaient l'idée des Tartares Calmoucks. Ils sont en général petits, larges d'épaules et bien musclés. Dans tout autre pays, on voit, chaque jour, des montagnes de chair qui semblent des *tumuli* où l'âme est ensevelie; mais à Pau il n'y a rien de semblable. Les habitants sont vigoureux, mais non pas obèses; bien nourris, mais non pas chargés d'embonpoint (1). »

En général, le tempérament lymphatique forme le caractère constitutionnel des habitants des climats sédatifs, à la condition cependant qu'il existe dans l'air une certaine quantité d'humidité libre communicable. Je rappellerai au lecteur qu'à Menton, dont l'atmosphère renferme peu d'eau hygrométrique, la diathèse lymphatique, que dénoncent l'embonpoint, l'harmonie et la beauté des contours chez les femmes, est corrigée par le concours des tempéraments sanguin et nerveux. Rarement l'ampleur des formes manque chez les femmes encore jeunes de cette fermeté qui est un indice de la vigueur de la race. A Pau, où l'air est encore plus sec qu'à Menton, toute trace de lymphatisme disparaît : la fibre se dessine mieux ; les contours sont moins arrondis et moins harmonieux, parce que les formes ne sont pas servies par la lymphe ; c'est la musculature qui l'emporte. Le visage des Béarnais, hâlé par les rayons du soleil, ne manque ni de grâce ni de régularité dans les traits.

Le comte Orloff, dans son ouvrage philosophique sur la France, attribue la disparition presque complète de la tribu des *Cagots* à l'action salutaire du climat béarnais et à l'introduction du linge, qui paraîtrait avoir été ignoré (2). Si le climat a une part

(1) Taylor, *ouv. cit.*, p. 87.

(2) Les *Cagots* étaient une espèce de parias répandus au moyen-âge dans le voisinage des Pyrénées et dont l'organisation présentait

réelle dans ce résultat, il faut convenir qu'il s'est considérablement modifié depuis le moyen-âge. En tout cas, il est impossible de ne pas faire intervenir les progrès de la civilisation et l'extension du bien-être.

Le caractère des Béarnais réfléchit aussi les influences au milieu desquelles ils vivent. L'égalité de l'âme coïncide chez eux avec le calme des fonctions organiques. A une imagination vive, à des passions violentes et impétueuses, à une perception rapide, l'atmosphère substitue un développement moral que caractérisent la lenteur et la réflexion. Non pas que la sensibilité et l'intelligence manquent chez les Béarnais, mais les élans en sont tempérés. De là ce calme dans leurs paroles, leurs gestes et leurs actions, leur modération dans les crises et les agitations politiques, leur peu d'aptitude aux travaux sérieux, mais aussi cette affabilité douce, cet enjouement de l'esprit fécond assez souvent en saillies inoffensives.

Le goître est beaucoup moins commun dans le Béarn que dans le pays voisin et surtout dans les vallées

les caractères les plus hideux du lymphatisme. On supposait que ces malheureux étaient les restes des anciens Goths qui possédèrent longtemps l'Aquitaine, d'où leur serait venu le nom de Cagots (*Caas Gothe*, chiens Goths). Ils étaient appelés aussi *caqueux*, *capos*, *gaffos*, *cahets*, termes qui signifiaient lépreux, *colliberts* (de *libertus*, esclave affranchi), *canards*, parce qu'on les obligeait de porter sur leurs habits une patte de canard pour se faire reconnaître. On rencontre encore aujourd'hui des débris de cette race dans l'ouest et le midi de la France, où ils inspirent toujours la même répulsion.

transversales qui mènent de Campan à Barèges, où l'on rencontre presque à chaque pas des exemples de cette affreuse maladie.

Les épidémies et les endémies sont très-rares, pour ne pas dire inconnues à Pau. La fièvre intermittente se fait quelquefois sentir sur les étrangers non acclimatés et qui commettent l'imprudence de s'exposer pendant longtemps aux rayons du soleil.

Les affections scrofuleuses et tuberculeuses existent en très-faible proportion; mais on observe souvent des inflammations des organes respiratoires et principalement des bronches, pendant l'hiver et le printemps.

Le rhumatisme est aussi très-commun à Pau. Telle n'est pas cependant l'opinion du docteur Taylor, qui dit que cette prétendue fréquence des affections rhumatismales est un préjugé populaire. Selon notre honorable confrère, le vulgaire a l'habitude de donner indistinctement le nom de rhumatisme à toutes les douleurs passagères ou durables, auxquelles, dans son ignorance des classifications nosologiques, il ne saurait assigner une autre désignation. Mais au fond, ces douleurs ne sont le plus souvent que les effets ordinaires d'une suppression de la transpiration, résultat d'une imprudence, etc. Je ne sache pas que dans nos classifications nosologiques, les *douleurs passagères* ou *durables* produites par une suppression de la transpiration soient connues sous d'autres noms que ceux de *rhumatisme musculaire*, *rhumatisme névralgique*, *erratique*. Au reste, M. Taylor ne nous en indique pas d'autre. D'après sir James Clark, le rhumatisme se montre à Pau presque à l'état endémique, accompagnant et compliquant la plus grande partie des maladies (1).

Les affections les plus fréquentes chez les enfants sont les congestions du cerveau et du foie et les irritations gastro-intestinales.

En général le climat prédispose plus aux congestions qu'aux phlegmasies, dont la marche et les symptômes sont ordinairement modérés. Il serait intéressant de rechercher jusqu'à quel point la diminution de la pression atmosphérique influe sur ces phénomènes.

V.

Applications thérapeutiques.

Les praticiens de Pau ont constaté que l'action sédative du climat se traduisait chez les étrangers résidants par une disposition aux mouvements congestionnaires, le ralentissement du pouls, la diminution de l'incitation nerveuse; d'où naissaient une certaine langueur, de l'abattement, une tendance au repos et à la rêverie, à l'indécision et à l'irrésolution.

Ces effets physiologiques font pressentir les applications thérapeutiques. On peut en effet poser en principe que le climat de Pau agit d'une manière salutaire sur les prédispositions et les états morbides résultant d'un surcroît d'irritation nerveuse et vasculaire. Les inflammations chroniques des appareils glandulaires

(1) *On climate.*

et membraneux avec accélération du pouls et sécrétions profuses, les désordres convulsifs, les affections nerveuses qui attaquent les tempéraments nervoso-sanguins, recevront d'heureuses modifications sous le ciel de la cité béarnaise.

Pour ce qui concerne la phthisie pulmonaire, c'est uniquement à la forme active que le climat convient; encore faut-il établir des restrictions (1).

Si l'expectoration est nulle, la toux fréquente et pénible, si la maladie menace de marcher rapidement vers le terme fatal, s'il importe d'éteindre sans retard un foyer inflammatoire, détournons le malade de Pau, pour l'envoyer dans une atmosphère plus humide et plus émolliente, telle que celle de Pise, pourvu, bien entendu, que le sujet ne soit pas lymphatique. La station béarnaise sera au contraire préférée si la tuberculisation s'accompagne d'une expectoration visqueuse ou mucoso-purulente, de sueurs et de diarrhée. Ai-je besoin d'ajouter que les phthisiques arrivés à une période trop avancée de la maladie iront vainement chercher une guérison à Pau, et que c'est principalement dans l'imminence de la tuberculose et à la première période de cette cruelle affection que les médecins et les malades pourront espérer une modification salutaire?

Il existe entre le climat de Pau et celui de Menton

(1) Suivant M. Andral, les phthisiques doivent éviter Pau. Cette recommandation du savant maître me paraît être trop générale.

des analogies et des dissemblances que je dois faire ressortir.

L'atmosphère de Menton subit l'influence du voisinage de la mer, dont la station des Basses-Pyrénées est éloignée de cent vingt kilomètres. Il en résulte que l'air de la station des Alpes, tout en exerçant une action sédative sur les systèmes sanguin et nerveux et une action tonique sur les appareils sécréteurs et exhalants, possède ces qualités à un moindre degré que celui de Pau; en un mot, il est plus remontant. Si cette assertion avait besoin d'une preuve physiologique, je la trouverais dans les différences que nous offre le caractère de la population des deux localités; je comparerais la vivacité et l'industrieuse activité des Mentonais à la lenteur et à la nonchalance des habitants de Pau.

De là je conclus que le tempérament des malades doit influer sur le choix de l'une ou l'autre station. En effet, quoique les deux climats soient indiqués dans les états morbides caractérisés par un surcroît d'activité nerveuse ou vasculaire, Menton opèrera d'une manière plus salutaire quand ces états seront liés à la constitution lymphatique ou à une profonde débilité de l'organisme. Par exemple, la forme éréthique de la phthisie pulmonaire chez les sujets lymphatiques et scrofuleux pourra être amendée par le ciel de Menton, tandis qu'elle se trouvera moins bien de celui de Pau, dont l'influence convient exclusivement à la même affection développée dans un tempérament nervoso-sanguin. Je ferai la même remarque pour les troubles du système nerveux, les inflammations chroniques des bronches et du larynx avec prédominance de l'irritation.

La station béarnaise convient-elle aux rhumatisants? Selon Clark, dont j'ai déjà invoqué l'opinion, les malades attaqués de rhumatisme ou sujets à cette affection doivent en général éviter Pau. M. Taylor pense tout le contraire, et il rapporte dans son livre plusieurs cas de rhumatisme guéris par l'influence du climat. Mais ces observations viennent à l'appui des exceptions que je vais indiquer.

Le climat de la cité béarnaise pourra être avantageux dans certains cas de rhumatisme ou de goutte à caractère franchement aigu. Le séjour de Menton, préférable pour les rhumatisants et les goutteux irritables, à constitution lymphatique, ne sera pas aussi propice que celui de Pau, si le tempérament du sujet est pléthorique et si la maladie se complique en même temps d'une surexcitation de l'action artérielle. Et puis, la fréquence du rhumatisme musculaire ou erratique parmi la population ne prouve point que le climat ne puisse pas modifier heureusement des rhumatismes d'une nature toute différente, chez des étrangers d'une constitution également différente, et qu'un traitement climatologique oblige à des précautions hygiéniques négligées par les indigènes.

Toutes les fois qu'il y aura diminution de l'énergie du système nerveux, et que l'économie aura besoin d'une stimulation générale, le climat de Pau est contre-indiqué. Il serait nuisible par conséquent dans les cas pour lesquels Nice, Hyères et Cannes ont été conseillées. (Voyez *section première*).

Enfin, les personnes prédisposées à l'apoplexie, aux hémorrhoïdes, aux congestions du foie et de l'utérus devront s'éloigner aussi de la cité béarnaise.

VI.

Séjour ; précautions hygiéniques.

D'après quelques médecins, la saison de Pau commence au 1er septembre et dure jusqu'au 1er juin. Je réduirai de beaucoup ces limites, et voici pourquoi :

A Pau, le commencement de l'automne et du printemps est l'époque des pluies les plus abondantes et des instabilités atmosphériques. Ces conditions impressionnent vivement les santés délicates et surtout les poitrines compromises. « Au mois d'octobre, dit Clark, il tombe habituellement un peu de neige au centre de la chaîne; ce phénomène s'annonce à Pau par un changement de température, le temps devenant pluvieux et froid. En novembre, il s'éclaircit et s'adoucit. Décembre et janvier sont froids et secs ; c'est l'époque des gelées, et il tombe quelque peu de neige, mais elle fond sans couvrir la terre. Le soleil est brillant et chaud, et de midi à trois heures, un malade peut ordinairement faire de l'exercice. Février est plus doux ; mais vers la fin de ce mois arrivent les pluies du printemps qui rendent le temps froid et désagréable. Mars est doux, mais variable, quoiqu'il n'y ait pas de vents piquants. Au printemps, les vents d'ouest, qui sont tièdes et doux, alternent avec les vents d'est, qui ont les mêmes qualités. De là vient que ce redoublement des affections inflammatoires de l'estomac et des poumons, que le printemps produit si fréquemment dans d'autres climats, est à peine ressenti par les malades à Pau (1). »

Ces remarques, dont personne ne conteste l'exactitude, prouvent qu'il sera prudent, pour les malades qui redoutent les variations atmosphériques, de ne résider à Pau qu'à partir de novembre jusque vers la mi-février. M. Champouillon, auquel on doit d'excellentes études concernant les stations hivernales et l'influence climatérique sur la tuberculisation pulmonaire, dit aussi : « Pau, qui est une bonne résidence pendant la première moitié de l'hiver, devient presque toujours insoutenable pendant les mois de février et de mars (2). » Avril et mai sont les mois les plus propices. A partir de juin, les fortes chaleurs commencent à se faire sentir.

J'ai assez insisté sur les vicissitudes que subit l'état thermique de l'air à Pau, où il n'est point rare de voir tomber le thermomètre à plusieurs degrés au-dessous de zéro, pour que les malades émigrants n'imitent pas ces habitants du nord qui vinrent une année passer l'hiver dans la station des Basses-Pyrénées sans apporter de vêtements chauds, convaincus que le *paletot* devait être superflu et même inconnu dans ces régions

(1) Taylor, *ouv. cit.*, p. 61.

(2) *Gazette des hôpitaux*, 23 avril 1861.

toujours échauffées, suivant eux, par les rayons du soleil. La croyance à l'existence d'un printemps perpétuel sous le ciel des stations méridionales est malheureusement très-commune, et l'on ne saurait trop combattre cette illusion, qui fut la cause de tant de déceptions, et qu'entretiennent encore des écrivains complaisants ou enthousiastes.

Les malades, et surtout les phthisiques, choisiront un logement exposé au midi et, autant que possible, dans la rue du Collége. Je leur rappellerai que la température offrant une grande différence au midi et au nord, au soleil et à l'ombre, ils doivent se précautionner contre ces variations dangereuses. Plusieurs médecins recommandent avec beaucoup de raison aux valétudinaires de se couvrir de flanelle. C'est un moyen d'entretenir à la peau une moiteur salutaire et de la rendre moins accessible à l'impression du froid.

CHAPITRE II.

Le Vernet. — Amélie-les-Bains.

(Pyrénées-Orientales.)

Tous les ans, pendant la belle saison, un nombre considérable de valétudinaires se rendent aux eaux thermales des Pyrénées, qui offrent un si puissant concours à la médecine. Quelle influence les conditions météorologiques au milieu desquelles vivent les malades, ont-elles sur l'action de ces eaux précieuses? Voilà une question de la plus haute importance sur laquelle je me permettrai d'appeler l'attention des praticiens distingués qui dirigent les établissements thermaux. La science retirerait mille fois plus de profit de bonnes études climatériques sur les stations thermales que de la découverte dans telle ou telle source d'atômes minéralisateurs, dont on s'évertue à déterminer les proportions infinitésimales, comme si l'on ignorait qu'un kilogramme de blé ou de pain contient plus de matières salines que plusieurs litres d'eaux minérales très-renommées (1).

Un chimiste auquel nous devons de nombreux travaux concernant les eaux des Pyrénées s'exprime ainsi : « En général, on se rend aux eaux dans le courant du printemps ou de l'été ; les eaux très-actives sont presque toutes situées au voisinage des montagnes, et par conséquent dans les localités où les froids commencent à se faire sentir de bonne heure et finissent assez tard. On se fait une idée fausse du climat des vallées pyrénéennes. Si l'on consulte les observations météorologiques recueillies à Bagnères-de-Bigorre

(1) M. le docteur Lambron a fait sur le climat estival de Bagnères-de-Luchon des recherches intéressantes qu'on trouvera dans son remarquable ouvrage sur *les Pyrénées et les Eaux thermales sulfurées de Bagnères-de-Luchon*, 2 vol. in-8°, 1860. Il serait bien important que notre savant confrère complétât son travail en déterminant par des faits rigoureusement observés quelle est l'action des conditions météorologiques sur les effets des eaux.

par le docteur Gandirax, on sera convaincu que le froid y est moins rigoureux et moins pénible à supporter qu'on ne le croit généralement. J'ai passé à plusieurs reprises des mois entiers à Bagnères-de-Luchon, soit pendant la fin de l'automne, soit au milieu de l'hiver, et je n'ai pas trouvé que le climat y fut aussi froid que je l'avais pensé. J'ai vu plusieurs malades se trouver parfaitement de l'usage des eaux pendant l'hiver.

» M. Lallemand a fortement insisté sur les nombreux avantages qu'on trouverait à ne pas s'assujettir à ne fréquenter les établissements thermaux que pendant la saison chaude. Il est vrai que les avantages qu'il signale sont plus nombreux et plus complets dans le bel établissement du Vernet, dont il s'est occupé d'une manière toute particulière, que partout ailleurs ; mais, je le répète, on se fait une idée fausse de l'état des routes, de la difficulté des communications et de la rigueur des climats (1). »

Plusieurs médecins partagent aujourd'hui l'opinion de M. Filhol appuyée de l'autorité de Lallemand, et conseillent aux malades l'hivernage dans les thermes de Vernet et d'Amélie-les-Bains. « Galien, dit M. C. James, envoyait ses phthisiques en Sicile pour y respirer les émanations sulfureuses des volcans : pourquoi n'enverrions-nous pas les nôtres dans les Pyrénées-Orientales, où tout a été disposé pour y faire suivre en toute saison la cure des eaux (2) ? »

(1) Filhol, *Eaux minérales des Pyrénées*, p. 36.

(2) *Guide aux eaux minérales*, p. 96.

M. le docteur Piglowski, médecin-inspecteur aux eaux de Vernet, combat aussi la saison classique et officielle, qu'il considère comme la conséquence évidente d'un aveugle empirisme que le bon sens réprouve, et il insiste sur la nécessité d'une saison d'hiver aux établissements des Pyrénées-Orientales (1).

Les installations de Vernet et d'Amélie-les-Bains sont bien disposées pour un traitement thermal durant la saison rigoureuse, cela ne saurait être contesté : mais là n'est pas la question. Les malades, en effet, ne sont point condamnés à séjourner sans cesse dans une atmosphère sulfurée, légèrement humide, et dont la température douce est entretenue par le calorique des eaux. Or, il s'agit de savoir si les conditions de l'air extérieur répondent à celles de ce milieu artificiel; en un mot, si le climat de Vernet et celui d'Amélie-les-Bains peuvent convenir aux malades pendant l'hiver, surtout quand ils suivent un traitement thermal.

Le Vernet. — M. Piglowski effleure à peine la question capitale du climat dans son mémoire. Il se contente de nous dire qu'à Vernet les sites sont pittoresques, variés, enchanteurs ; que la salubrité et la douceur du climat ont été constatées par les observations météorologiques de M. Mathieu, membre de l'Institut, pendant les mois d'octobre, novembre et décembre.

(1) *Gazette des Hôpitaux*, 1860.

Situé au pied du mont Canigou, à 620 mètres au-dessus du niveau de la mer, l'établissement thermal de Vernet est abrité des vents impétueux ; mais l'atmosphère s'imprègne, le soir et le matin, d'une humidité froide qui oblige les malades à ne sortir et à ne se promener que vers le milieu du jour, au printemps, en été et au commencement de l'automne. Pendant l'hiver, le soleil se montre à peine quelques heures, et ce n'est que dans les plus belles journées que les valétudinaires peuvent jouir un instant de ses rayons, quand le médecin leur en a donné le conseil. Le thermomètre descend quelquefois au-dessous de zéro.

On objectera peut-être que la végétation prouve la douceur des influences, puisque les plantes qui résistent difficilement à une basse température, telles que le laurier-rose, le cactus, l'aloès, le grenadier, l'oranger, sont cultivées en pleine terre. Mais on trouve aussi le cactus, l'oranger et l'olivier à l'extrémité méridionale du lac de Côme, dans l'Italie du Nord. Or, qui a jamais eu l'idée de conseiller à des phthisiques d'aller se plonger au sein des froids brouillards de ces rives inhospitalières pendant la saison froide ?

A Vernet, le passage des malades d'un climat artificiel, où la température est assez élevée et uniforme, dans un air plus froid et plus variable, a des inconvénients sérieux. Dira-t-on que les malades sortent peu de la chambre et des salles d'inhalation, et qu'on ne leur permet de respirer à l'air libre qu'avec beaucoup de prudence et de réserve? Je ne comprends pas, je le déclare, que cette prison sulfurée, où l'air est raréfié et altéré, puisse remplacer une atmosphère pure réchauffée par le soleil.

M. Piglowski cite l'exemple d'Ibrahim-Pacha, qui, accompagné de Soliman-Pacha et d'une suite nombreuse, a fait le premier pèlerinage d'hiver aux thermes de Vernet. « Ni les monts des Pyrénées, ni le Canigou à la cime blanchie et glacée, ni la croyance générale sur la prétendue rigueur du climat, rien ne l'a détourné de son voyage. Les prescriptions de Lallemand ont été suivies ponctuellement par le prince. On a vu avec surprise ces hôtes illustres passer l'hiver tout entier et recouvrer la santé à l'établissement de Vernet. L'affection du fils de Méhémet-Ali datait de loin : c'était une bronchite chronique que le prince avait contractée pendant la mémorable campagne du Liban. »

Je ne prétends point qu'une bronchite chronique ne puisse pas guérir en hiver aux eaux de Vernet ; mais je pense que le climat ne convient pas dans cette saison à beaucoup de malades, et en particulier aux poitrinaires, et que même le traitement thermal offre des dangers à cause de la température extérieure. Aussi, persuadé qu'il faut aux phthisiques, en hiver, autre chose qu'une chaleur factice et des vapeurs sulfurées, je leur conseille de rechercher un climat hivernal plus propice que celui de Vernet, et d'attendre la belle saison pour un traitement thermal aux Pyrénées, suivant l'*usage antique et solennel*.

Amélie-les-Bains. — Je place le climat de cette

charmante station bien au-dessus de celui de Vernet. Le soleil s'y montre beaucoup plus longtemps; les malades peuvent se promener et respirer à l'air libre, d'autant plus que l'atmosphère est exempte de cette humidité froide que la présence de nombreux cours d'eau et la réverbération du sol produisent sous le ciel de Vernet.

Il suffit, au reste, de jeter un coup d'œil sur la situation topographique des deux stations des Pyrénées-Orientales pour concevoir que le climat doive différer beaucoup dans l'une et dans l'autre. Amélie est plus rapprochée de l'extrémité orientale de la chaîne pyrénéenne que le Vernet, plus éloignée du sommet du Canigou, et située à 276 mètres seulement au-dessus du niveau de la mer. La vallée du Vallespir, où elle se trouve, est abritée des vents froids; mais ce qui influe surtout sur les qualités de son climat, c'est l'état de la surface du sol qui, par sa sécheresse, fournit peu d'éléments hygrométriques à l'atmosphère.

Bien que les caractères de la végétation soient parfois, en climatologie médicale — je le répète —, des indices trompeurs, il est néanmoins important de les signaler, et jusqu'à présent je n'ai point omis de le faire. Dans les environs d'Amélie, la terre rapporte deux et souvent trois récoltes par années; les cactus, les lauriers-roses, les oliviers, les orangers et les citronniers sont des végétaux de pleine terre, comme à Menton, à Cannes et à Hyères.

En somme, Amélie-les-Bains est une bonne station

qu'une certaine catégorie de malades pourra fréquenter aux époques que je vais indiquer, sinon pour y suivre un traitement thermal, du moins pour jouir des avantages de son climat (1).

(1) M. le docteur Rotureau, dans son *Traité des principales eaux minérales de l'Europe* (*France*), donne les résultats d'observations thermométriques très-précises faites pendant l'hiver et le printemps de 1855-1856, au troisième étage, façade du levant de l'établissement thermal de M. Hermabessière :

Décembre 1855.	*Température moyenne :* 10°,33 c. — *Température maxima :* 13° à 14°. — *Température minima :* 0 à 5°.
Janvier 1856..	*Tempér. moy. :* 11°,44. — *Maxima* : 15° à 17°. — *Minima :* 4° à 6°.
Février.......	*Temp. moy. :* 11°,27 à dix heures du matin, 14°,03 à midi, 10°,93 à quatre heures du soir. — *Maxima :* 18° à 20° à dix heures du matin, 18° à 22° à midi, 13° à 15° à quatre heures du soir. — *Minima :* 3° à 7°.
Mars...	*Temp. moy. :* 16°,93 à dix h. m., 16°,96 à m., 13°,51 à 4 h. s. — *Maxima :* 23° à dix h. m., 21° à m., 17° à 4 h. s. — *Minima :* 11° à dix h. m., 10° à m, 9° à 4 h. s.
Avril.........	*Temp. moy. :* 19°,46 à dix h. m., 18°,96 à m., 16°,40 à 4 h. s. — *Maxima :* 26° à dix h. m., 25° à m., 24° à 4 h. s. — *Minima :* 12° à dix h. m., 12° à m., 11° à quatre h. s.
Mai...........	*Temp. moy. :* 19°,61 à dix h. m., 19°,71 à m., 17°,14 à 4 h. s. — *Maxima :* 25° à 10 h. m., 25° à m., 24° à quatre h. s. — *Minima :* 10° à dix h. m., 10° à m., 12° à quatre h. s.

Je dois à l'obligeance de M. le docteur Géniès, médecin-inspecteur des eaux d'Amélie, une note que je reproduirai presque textuellement, et dans laquelle le lecteur aimera à trouver, à côté d'indications précises, cette consciencieuse impartialité du praticien que guide, avant tout, l'intérêt de ceux qui souffrent.

« 1° La température d'Amélie-les-Bains, comparée à celle de Paris, présente une moyenne supérieure qui varie de 7 à 10 degrés. — Le mois de janvier de cette année a donné 5° à Paris, et nous avons eu presque toujours à midi 18° à l'ombre, et de 36 à 40 au soleil. Mais il serait ridicule de se baser sur une chaleur si exceptionnelle que, dans treize ans, je ne l'avais jamais rencontrée.

» 2° Dans la journée, il faut distinguer deux parties. La première, pendant laquelle les malades doivent rester à la chambre, s'étend de quatre heures du soir à neuf heures du matin. Elle donne souvent 6°, 4°, 2°, 0 et même 1°, 2°, 3°, au-dessous de zéro — rarement il est vrai. La seconde partie est celle où le soleil brille à l'horizon et durant laquelle les malades peuvent sortir. Dans cet intervalle le thermomètre accuse très-ordinairement 7, 10, 12 degrés au-dessus de la température de Paris.

» 3° Les heures les plus dangereuses, celles qui exigent le plus de précaution de la part des malades, sont celles où le soleil disparaît, soit qu'il descende de l'horizon, soit qu'une montagne intercepte ses rayons. Les malades qui s'égarent un peu loin sur le flanc d'une montagne disposée en amphithéâtre vers le plein midi éprouvent de la transpiration. S'ils n'ont pas eu le soin de se découvrir un peu pendant leur course et de garder pour le retour un vêtement plus chaud, ils sont très-exposés au refroidissement, quand ils quittent ces sentiers de la colline, où la chaleur est concentrée et réfléchie, et qu'ils reviennent au village, situé plus à l'ombre et plus au centre des courants d'air. Cette transition est surtout nuisible à quatre heures en hiver, et j'insiste beaucoup pour que mes malades *susceptibles* soient rentrés avant ce moment-là.

» 4° Pour les gens moins invalides, je permets plutôt la sortie dans la soirée à huit ou neuf heures. Il est positif que, vers huit heures du soir, le thermomètre monte souvent de 2, 3, 4 degrés sur le chiffre de quatre heures, au coucher du soleil.

» 5° La différence notable de l'atmosphère d'Amélie, comparativement à celle de Paris, de Lyon et des localités du nord en général, c'est l'absence d'humidité. Il pleut rarement; et si la pluie tombe un jour ou deux de suite, on est surpris de ne pas avoir à la respiration la sensation d'un air humide. Nos malades font généralement cette remarque, et l'hygromètre accuse la même particularité. On est toujours tenté de croire, à cause de sa fixité, que l'instrument a perdu sa sensibilité. J'ignore si cela tient à ce que le sol volcanique et en pente ne permet pas à l'eau de séjourner, ou bien encore à l'aridité des montagnes rocheuses qui nous environnent et qui sont peu boisées. Cette sensation m'a beaucoup plus frappé à Amélie qu'à Montpellier, par exemple, où cependant l'air est très-vif et où le vent du nord souffle avec une impétuosité qui devrait faire disparaître de suite toute trace d'humidité.

» 6° L'été est moins chaud qu'on ne le supposerait. Je n'ai jamais constaté plus de 36°, et, de midi à trois heures, nous avons une émanation de la brise de mer, venant de Port-Vendres, malgré les trente kilomètres qui nous séparent du littoral à vol d'oiseau.

» La plus belle saison pour l'égalité de la température et l'absence du vent est l'automne, de septembre à la fin de novembre et parfois jusqu'au 1er et même au 15 janvier.

» Il y a une quizaine difficile à passer, à cause du temps variable, âpre ou pluvieux ; j'ai vu cette période tantôt en janvier, tantôt en février, mars et avril.

» Le printemps est plus désagréable que l'hiver. Le vent est le grand ennemi du midi, et nous en jouissons très-suffisamment ici, quoiqu'il soit moins fort que dans les plaines du Rhône et de la Provence, où les rafales du mistral sont insoutenables.

» Nous sommes protégés des vents du nord par l'immense montagne du Canigou. Montbola et Palalda complètent derrière Amélie, par deux contreforts, vers l'est et l'ouest, un amphithéâtre qui nous défend contre les vents du littoral et ceux de la chaîne des Pyrénées. Montalba et la colline de Fort-les-Bains nous garantissent des vents d'Espagne. Toutefois, il reste bien des fissures à ces masses de rochers, bien des courants dans les gorges que suivent les torrents.

Ces brises, quoique douces auprès de l'affreux mistral, sont encore fort désagréables et demandent mille précautions pour des malades catarrheux, pour les rhumatisants, pour ceux surtout qui, suivant une cure thermale, ont la peau plus impressionnable aux influences extérieures.

» 7° Mes observations me permettent d'établir que le climat d'Amélie est favorable aux tempéraments mous et lymphatiques, aux sujets qui ont la chair flasque et qui ont besoin de stimulation. Il combat énergiquement la faiblesse et relève les forces.

» Il est contraire aux individus trop nerveux ou trop sanguins, à ceux qui sont sujets aux hémorrhagies, aux hémoptysies actives, aux congestions.

» J'observe de bons résultats chez les enfants délicats et scrofuleux, chez les jeunes filles chlorotiques, chez les femmes épuisées par les couches, les pertes blanches ou par une vie du monde exagérée.

» 8° Ici, l'existence est des plus calmes, des plus patriarchales. On est toujours en plein air. Mais si les amis de la belle nature s'y plaisent, les amateurs de joies tumultueuses ont vite le spleen. »

LA SUISSE

ET SES ENVIRONS.

En général, les valétudinaires recherchent la Suisse plutôt à cause de la beauté pittoresque de ses sites que pour l'influence de son climat. Beaucoup de médecins eux-mêmes, soit parce qu'ils cèdent aux désirs de leurs malades, soit parce qu'ils ne possèdent que des données insuffisantes sur les qualités et les effets de l'atmosphère de ce pays, en conseillent le séjour quand ils devraient le défendre. On entrevoit les conséquences.

Le plateau central des Alpes, qui constitue presque toute la Suisse, est à une altitude moyenne de trois à cinq cents mètres dans ses parties les plus déclives. Son climat convient donc aux malades qui ont besoin de respirer l'air des hauteurs.

J'ai déjà fait connaître, dans mes considérations préliminaires, les effets physiologiques, pathologiques et thérapeutiques de l'air raréfié (voyez page 56); quelques mots sur les conditions météorologiques des localités alpestres complèteront ces généralités.

On sait que la température décroît à mesure qu'on s'élève dans l'air. Sa marche est certainement plus extrême et plus irrégulière sur les hauteurs que dans les plaines. Pendant l'été, les zones altitudinales des chaînes de montagnes accusent souvent une chaleur très-élevée, tandis qu'en hiver le thermomètre y descend très-bas. Les variations diurnes sont aussi plus prononcées dans les climats alpestres ; et cela s'explique par le voisinage des glaciers et des neiges, dont l'influence réfrigérante se fait d'autant plus sentir que la chaleur a été plus élevée pendant le jour. A Saint-Moritz, bourg de la Haute-Engadine (Grisons), dont l'élévation est de 1,726 mètres, et qui possède les eaux les plus énergiques de la Suisse, il faut toujours être habillé en hiver. Le matin, on y voit souvent, au milieu de l'été, les toits et les prairies couverts de neige (1).

L'orientation des localités ne les préserve pas toujours des variations brusques de température si nuisibles à la santé. Par exemple, bien que la vallée de Louëch (Valais), soit exposée au midi, les matinées et les soirées sont toujours très-fraîches et souvent même froides. Ebel rapporte avoir vu, un matin, au milieu du mois de juillet, toutes les maisons et toutes les campagnes couvertes de neige. Aussi, les malades qui vont y prendre les bains doivent-ils se pourvoir d'habits d'hiver.

La pression atmosphérique, qui diminue avec l'altitude, présente des oscillations diurnes beaucoup moins étendues dans les régions montueuses que dans les pays de plaine.

Quant à l'humidité, à la clarté du ciel et à l'électricité, il existe une zone moyenne plus humide, plus

(1) Ebel, *Manuel du voyageur en Suisse.*

nuageuse et plus orageuse que les régions supérieures et inférieures. Un praticien distingué de Genève, M. le docteur Lombard, auteur d'un intéressant travail sur *les climats de montagnes considérés au point de vue médical,* place cette zone, pour les Alpes, entre 500 ou 600 et 1,000 ou 1,500 mètres.

Les orages des montagnes sont bien plus fréquents et amènent plus souvent des accidents mortels que les orages qui ont lieu dans la plaine. Ainsi, il résulte d'un relevé des accidents causés en France par la foudre, pendant une période de dix-huit ans, que la configuration du sol et le caractère montagneux jouent un rôle important dans le nombre des décès (1).

Pour faciliter le choix des localités bien appropriées aux maladies, M. Lombard divise la partie habitable des montagnes, en trois classes de climats : *1° Climats plus doux que toniques,* appartenant à une zone située au-dessous de 1,000 mètres, — cette première classe forme la transition entre la plaine et la montagne, et ses qualités atmosphériques participent de l'une et de l'autre ; 2° *climats toniques et vivifiants,* presque tous situés aux environs de 1,000 mètres, — quoique toniques, ils ne présentent pas des qualités essentiellement excitantes ; 3° *climats toniques et très-excitants*, appartenant à la zone qui s'étend depuis 1,200 mètres jusqu'à la limite des glaciers et des neiges permanentes, — peu de personnes peuvent séjourner dans ces climats.

(1) Boudin, *Géogr. et statist. méd.*, t. 1., p. 472.

CLIMATS DE MONTAGNES (classification de M. Lombard).

CLIMATS PLUS DOUX QUE TONIQUES.	ALTITUDE	CLIMATS TONIQUES ET VIVIFIANTS.	ALTITUDE	CLIMATS. TONIQUES ET TRÈS-EXCITANTS.	ALTITUDE
	M.		M.		M.
Mornex-sur-Salève (Savoie)	497 à 566	Monnetier-sur-Salève (Savoie)	712	Grand Saint-Bernard (Valais)	2478
Sixt (Savoie	745	Treize-Arbres (Salève)	1174	Saint-Gothard (Uri)	2075
Samoëns (Savoie)	710	Chamonix (Savoie)	1052	Simplon (Valais)	2005
Saint-Gervais (Savoie)	815	Saint-Cergues (Vaud)	1046	Grimsel (Berne)	1910
Charnex-près-Montreux (Vaud)	626	Lalliaz (Vaud)	1051	Righi-Kulm (Schwytz)	1810
Seelisberg (Uri)	733	Glion, au-dessus de Montreux (Vaud)	914	Faulhorn (Berne)	2610
Geissbad (Appenzell)	820	Le Sepey ou Ormonds-Dessous (Vaud)	1129	Jungfrau (Berne)	1896
Heinrichsbad (Appenzell)	767	Ormonds-Dessus (Vaud)	1163	Rieffelberg (Valais)	2807
Weisbad (Appenzell)	820	Diablerets, au-dessus d'Aigle (Vaud)	1170	Eggishorn (Haut-Valais)	2500
		Chesières (Vaud)	1220	Tête-de-Rang (Neuchâtel)	1432
		Villard (Vaud)	1275	Saint-Bernardin (Grisons)	1754
		Gryon (Vaud)	1235	Saint-Moritz (Grisons)	1786
		Les Plans-de-Frenières (Vaud)	1120	Saint-Martin (Valteline)	1445
		Champéry, dans le val d'Ilier (Valais)	1032	Kaltbad, sur le Righi	1430
		Chaumont (Neuchâtel)	1099	Rosenlauï (Berne)	1354
		La Chaux-de-Fonds (Neuchâtel)	1034	Weissenstein (Soleure)	1282
		La Chaux-du-Milieu (Neuchâtel)	1077	Louësh (Valais)	1359
		Le Locle (Neuchâtel)	924	Morgins (Valais)	1411
		Sainte-Croix (Vaud)	1108	Courmajeur (v. d'Aoste)	1202
		Rougemont (Vaud)	1026	Comballaz (Vaud)	1349
		Château-d'Oex (Vaud)	994	Lécherette (Vaud)	1260
		Rossinière (Vaud)	850	Zermatt (Valais)	1623
		Weissenbourg (Berne)	896	Saas (Valais)	1477
		Gurnigel (Berne)	1155		
		L'Abendberg (Berne)	1105		
		Grindelwald (Berne)	1046		
		Engelberg (Unterwald)	1033		
		Gais (Appenzell)	924		

La classification du savant médecin de Genève, appliquée à la Suisse, ne me paraît pas tout-à-fait exacte.

Le climat de cette contrée est essentiellement continental, et la partie la plus déclive présente à peu de chose près les caractères du climat vosgien ou du nord-est de la France (voyez page 107). En comparant les moyennes de la température de Strasbourg et de Metz à celles de quelques villes helvétiques, on verra qu'il n'existe qu'une très-minime différence entre ces moyennes.

LIEUX.	ALTITUDE.	TEMPÉRATURE MOYENNE.					
		de L'ANNÉE.	de L'HIVER.	du PRINTEMPS.	de L'ÉTÉ.	de L'AUTOMNE	du mois LE PLUS CHAUD.
Strasbourg.	146m	9°,8	1°,2	10°,0	18°,1	10°,0	18°,9 (juillet)
Metz.	181	9°,4	0 ,4	9°,2	18°,2	9°,4	19°,1 —
Genève. . . .	378	9°,0	0 ,5	8°,6	17°,2	9°,5	17°,9 —
Lausanne. .	506	9°,5	0 ,5	9°,2	18°,4	9°,9	18°,7 (août)
Zurich	407	9°,0	0 ,7	8°,7	18°,3	9°,8	18°,7 (juillet)
Bâle	245	9°,5	0 ,4	9°,5	18°,2	9°,9	18°,9 —

Quand il s'agit de la Suisse, tout l'intérêt se porte sur la température de l'été, puisque les malades ne peuvent guère y séjourner qu'en cette saison. Or, sur beaucoup de points, le climat estival leur offre les inconvénients d'une chaleur trop forte. Mais aussi, on ne peut nier que dans la première zone, à laquelle M. Lombard assigne une limite de 900 mètres environ, un grand nombre de localités ne jouissent d'une température estivale plus modérée que celle des régions climatoriales les moins chaudes de la France.

En tous cas, cette donnée n'est pas la seule dont il faille tenir compte dans l'appréciation des conditions climatériques de la Suisse. Ce qui rend un climat plutôt sédatif que tonique et excitant, c'est moins le degré de la température que son uniformité, que le peu d'élévation au-dessus du niveau de la mer, le calme de l'atmosphère, la modération des hivers et la rare intervention des influences réfrigérantes, conditions opposées à celles qu'on observe même dans les stations réputées les plus douces de la Suisse. C'est pourquoi les climats de ce pays favorables aux valétudinaires sont tous toniques et excitants, mais à des degrés différents suivant l'altitude, l'exposition et la configuration du sol.

J'adopte donc pour la Suisse une classification différente de celle de M. Lombard et qui consiste à diviser les localités que les malades peuvent fréquenter pendant la saison chaude, en trois catégories de climats, selon le degré d'excitation qu'ils déterminent dans l'organisation :

1° Climats modérément toniques et peu excitants ;
2° Climats toniques et excitants ;
3° Climats très-toniques et très-excitants.

CLIMATS DE LA SUISSE FAVORABLES AUX VALÉTUDINAIRES.

1re *Classe.* — **Climats modérément toniques et peu excitants.**

(Les stations les plus importantes sont indiquées en caractères italiques.)

CANTONS.	LIEUX.	ALTITUDE.	OBSERVATIONS.
		M.	
GENÈVE	Bourdigny	467	On ne trouve dans ces villages que des maisons particulières et quelques auberges assez bien tenues.
	Chambésy	392	
	Champel	416	
	Choully	505	
	Grand-Saconnex	450	
	Peissy	500	
	Petit-Saconnex	443	Village situé sur une colline dirigée du nord-est au sud-ouest. — Nombreuses maisons et divers établissements tel que l'hospice des vieillards.
	Prégny	453	Établiss. de convalesc. pour les jeunes filles.
	Valavrand		Établ. de convalesc. pour le sexe féminin.
VALAIS (H.-)	*Brigue*	750	Fort village très-agréable. — Environs pittoresques ; hôtels confortables.
	Viège	653	On y trouve deux hôtels nouvellement construits.
VAUD	Beguins	537	Logement et nourriture confortables.
	Chardonne	582	Auberge vaste et bien tenue.
	Charnex	626	Village abrité des vents du nord et orienté vers l'est. — Bonnes pensions.
	Crassier	476	
	Gilly	483	Établ. de conval. spécialement destiné aux classes laborieuses.
	Gingins	545	Logement et nourriture convenables.
ZOUG	*Geissbad*	714	Établissement de bains et cure de petit lait.
BALE	Ettingen	581	Village bien abrité des vents du nord.
	Goldswyl	534	Fréquenté en été par les habitants de Bâle.
	Schauenbourg	486	Village abrité des vents froids.
BERNE	Blumenstein	672	Bains sulfureux.
	Prienz	584	Villages dont l'abord est facile et dont les environs sont très-pittoresques. — Logement et nourriture confortables.
	Interlaken	560	
	Meyringen	606	
	Lauterbrunnen	794	
	Thun	562	
	Weissembourg	896	Eaux alcalines un peu purgatives et dont l'action est hyposthénisante. Ces eaux conviennent surtout dans les catarrhes subaigus du larynx et des bronches. — C'est un des endroits les plus sauvages de la Suisse.
URI	*Seelisberg*	733	Ce village, entouré de belles forêts de sapins, est dans une situation ravissante. — Logement et nourriture confortables.
APPENZELL	Heiden	787	Localités célèbres par la cure de petit lait.
	Heinrichsbad	767	
	Weisbad	820	
	Gontein		

CLIMATS DE LA SUISSE FAVORABLES AUX VALÉTUDINAIRES.

2me *Classe.* — **Climats toniques et excitants.**

(Les stations les plus importantes sont indiquées en caractères italiques.)

ANTONS.	LIEUX.	ALTITUDE	OBSERVATIONS.
		M.	
	Bessinge	499	Il y a un chalet destiné aux convalescents du sexe féminin.
	Chougny	468	Ces villages manquent de confortable pour les étrangers et sont peu fréquentés.
ENÈVE. . .	Cologny	456	
	Jussy.	473	
	Lancy	400	
	Vaudœuvres	465	
	Champéry	1032	On y trouve un hôtel très-confortable bâti en face de la Dent-du-Midi.
ALAIS (H.-)	Munster	1354	Villages très-pittoresques, mais n'offrant pas beaucoup de ressources aux étrangers.
	Obergestellen	1356	
	Viesch	883	Village peu fréquenté.
	Aubonne	522	Villages peu habitables.
	Bulle.	773	
	Chalet-à-Gobet (le). . . .	823	Hameau dans lequel on ne trouve que des maisons particulières.
	Châtel-Saint-Denis.	819	Village offrant peu de ressources.
	Château-d'Oex.	994	Air chaud dans le milieu du jour, mais tempéré le matin et le soir. — Confortable pour les étrangers.
	Chezières.	1220	Deux hameaux situés dans une délicieuse vallée, en face de l'un des plus beaux panoramas des Alpes. — Logements et nourriture convenables.
	Villard.	1275	
	Croisettes (les).	800	On ne trouve que des maisons particulières dans ce village.
	Diablerets (hôtel des), dans la vallée des Ormonds. .	1170	Ce grand et confortable hôtel possède des appartements commodes. — Chaleur forte dans la journée et soirées fraîches.
	Divone		Etablissement hydrothérapique.
AUD	Gimel.	725	On trouve quelques pensions dans ce village.
	Glion.	914	Surnommé le *Righi-Vaudois*. — On y jouit d'une vue admirable. Il y a deux hôtels confortables dont l'un est désigné sous le nom de *Chalet des Quatre-Vents*.
	Grion.	1235	Grand et beau village abrité contre les vents du nord. — Température douce et assez égale. — Environs pittoresques. — Logements et pensions confortables.
	Lalliaz.	1051	Entouré de vertes pelouses et de forêts de sapins. — Bains sulfureux. — Logements et nourriture très-confortables.
	Lavigny	522	Village très-peu fréquenté.
	Orbe	447	*Id.*
	Ormonds-Dessous ou le *Sapey*.	1129	Village exposé au levant. — Soirées fraîches et souvent humides. L'air y est moins excitant que dans la vallée des Ormonds-Dessus.
	Ormonds-Dessus ou *Plan-des-Iles*.	1163	Situé au pied des Diablerets dans un vallon sauvage.

CLIMATS DE LA SUISSE FAVORABLES AUX VALÉTUDINAIRES.

Suite de la 2e Classe. — **Climats toniques et excitants.**

CANTONS.	LIEUX.	ALTITUDE.	OBSERVATIONS.
		M.	
Vaud	*Plans-de-Fresnières* (les)	1120	Excellente station à l'abri des vents du nord, et l'une des solitudes les plus agréables des Alpes. — Les neiges abondent sur les sommets environnants. — On y trouve des pensions assez bonnes.
	Rougemont	1026	
	Rossinière	850	Il y a un vaste chalet destiné à recevoir les valétudinaires.
	Saint-Georges	845	Village peu fréquenté.
	Sainte-Croix	1108	Village entouré de chalets et de maisons.
	Tour-de-Gourze (la)	928	Hameau peu fréquenté.
	Vallorbe	785	
Bale	Langenbruck	718	Village choisi par les habitants de Bâle comme séjour d'été. — L'air y est vif et la chaleur tempérée.
Neuchatel	*Chaumont* (montagne de)	1099	Située en face de la chaîne des Alpes, elle domine les lacs de Bienne et de Neuchâtel. Le chalet du château transformé en auberge ne peut recevoir qu'un petit nombre d'hôtes.
	Chaux-de-Fonds (la)	1034	Villes où les ressources sont plus abondantes que dans les villages.
	Chaux-du Milieu (la)	1077	
	Couvet	737	Riches villages où l'on peut se loger commodément.
	Fleuret	748	
	Locle (le)	921	Ville.
	Motier	736	Village où il est facile de trouver un logement et une nourriture convenables.
Berne	*Abendberg* (l')	1105	Il y a un établissement destiné aux crétins et aux idiots.
	Bellelay (abbaye de)	1000	Pays très-sauvage.
	Courtelary	726	Village riche et offrant beaucoup de ressources.
	Gessenay	1023	Village peu fréquenté.
	Grindelwald	1046	Village situé au milieu d'un délicieux vallon.
	Gurnigel	1155	Entouré de bois de sapins et situé dans un magnifique paysage. — Bains sulfureux.
	Moutier	715	Riches villages dont les environs sont pittoresques et où les malades trouveront de bons hôtels.
	Saint Imiès	819	
	Tavanne	776	
	Zweisimmen	990	Village peu recherché.
Zurich	*Albisbrunnen*	853	On y jouit d'un admirable panorama. — Établissement hydrothérapique.
	Uetliberg (hôtel de l')	867	Possédant les ressources nécessaires aux étrangers.
Unterwald	*Engelberg*	1033	Excellente station où les malades trouveront des logements et une nourriture convenables. — Cure de petit lait.
Appenzell	*Gais*	924	Endroit le plus célèbre pour la cure de petit lait. — Les malades peuvent loger dans des hôtels et des maisons particulières.

grande distance du village, et qu'on n'y arrive que par de nombreux détours, beaucoup de malades qui résideront à Saint-Gervais pourront utiliser les bons effets des eaux.

Près de Saint-Gervais se trouvent la vallée de Chamouni et le village du Prieuré (1052), où affluent les touristes amateurs d'excursions pittoresques. Ce ravissant séjour mérite aussi l'attention des malades qui ont besoin d'un climat tonique et excitant. Ils y rencontreront toutes les ressources de la vie en rapport avec leurs besoins et leurs habitudes.

Beaucoup d'autres localités situées dans les pays qui environnent la Suisse conviennent encore aux valétudinaires pendant la saison chaude. Mais les qualités de leur climat et leurs ressources ne me sont pas assez connues pour que je puisse les indiquer d'une manière spéciale. Je me bornerai à signaler dans la Valteline le climat très-tonique et très-excitant de Saint-Martin (1445), localité sauvage et pittoresque entourée de glaciers, celui moins excitant de la ville de Bormio (1225), et les qualités assez douces de l'atmosphère de Chiavenna (332); les environs de Coni, où existe la Chartreuse de Pesio, l'air très-tonique du bourg de Courmayeur (1202) dans le val d'Aoste, etc., etc.

I.

Maladies qui peuvent être améliorées ou aggravées par les climats de la Suisse et de ses environs.

Localités les mieux appropriées aux diverses maladies.

1. AFFECTIONS CHRONIQUES DE LA POITRINE. — Après avoir traité de l'action physiologique et pathologique de l'air raréfié (page 56), j'ai dit que les malades atteints de bronchite, d'asthme et de phthisie pulmonaire devaient éviter les hauteurs. Il ne faut pas conclure de là que le séjour de la Suisse et de ses environs aggrave ces affections dans tous les cas.

Jusqu'à la limite de 1,000 mètres au-dessus du niveau de la mer, plusieurs localités offrent certainement des conditions favorables à la phthisie torpide, quand elle est encore à sa première période et surtout à son début. De ce nombre sont les villages de la Savoie et de la Suisse que j'ai placés dans la classe des climats *modérément toniques et peu excitants*, entre autres Mornex sur le versant du Petit-Salève, Samoëns dans la vallée du Giffre, le Petit-Saconnex non loin du lac de Genève, Prigue et Viège dans le Valais, Charnex dans le canton de Vaud, Geissbad près de Zoug, Seelisberg sur le lac de Lucerne, Heinrichsbad et Weisbad dans le canton d'Appenzell et Weissenbourg dans celui de Berne.

Les phthisiques n'habiteraient pas sans danger les stations que comprend la seconde classe de climats : inutile par conséquent de leur recommander d'éviter celles de la troisième catégorie. Au contraire, ces deux dernières classes conviendront aux constitutions inertes dont toutes les fonctions réclament une stimulation énergique, et qui sont menacées de tuberculose.

La plaine sera préférable pour la phthisie éréthique : tout au plus permettra-t-on le séjour de Mornex ou de quelques villages abrités des environs de Montreux, d'Aigle et de Bex, si l'affection est à son début et si la réaction inflammatoire est peu intense. Dans le cas contraire, et à plus forte raison s'il y a tendance aux hémoptysies actives, il faut éloigner les malades de la Suisse, même des localités les moins élevées et les moins exposées aux influences réfrigérantes.

Je dirai quelques mots, à cette occasion, des stations thermales de Cauterets (960 mètres), de Bonnes (748) et du Mont-Dore (1040), où se rendent ordinairement les phthisiques. Si les eaux sulfureuses des Pyrénées hâtent la marche de la tuberculisation, quand elle revêt la forme active, il est incontestable que les conditions climatériques des stations ont une grande part dans ces funestes résultats. Quant au Mont-Dore, j'ai vraiment de la peine à comprendre que l'on envoie des poitrinaires sur une hauteur qui dépasse 1,000 mètres, au milieu d'une atmosphère extrêmement variable et fréquemment troublée par les orages. Les quelques succès que l'on a fait valoir étant admis, que signifient ces rares exceptions à côté des cas nombreux dans lesquels la consomption a été activée?... « Parmi les maladies chroniques de la poitrine qui seront traitées au Mont-Dore avec le plus d'efficacité, dit M. C. James, on cite toujours, et en première ligne, la phthisie pulmonaire. Or, après avoir analysé avec soin les faits que Bertrand père a publiés, ainsi que ceux qui ont été soumis à mon observation particulière, je suis arrivé à cette conviction, que les eaux du Mont-Dore sont impuissantes à guérir cette maladie, non-seulement à des degrés avancés, mais même à ses débuts (1). » Heureux quand elle ne sera pas aggravée par le climat.

Les catarrhes et la bronchite chronique caractérisés par une diminution du ton des organes et un excès d'expectoration seront améliorés par le séjour dans les stations de la première classe ; mais j'engage les malades à éviter celles de la seconde, dont l'atmosphère est trop excitante et surtout trop variable.

Si la dyspnée dépend de l'emphysème pulmonaire ou de quelque lésion organique du cœur et des gros vaisseaux, les stations helvétiques, même les moins excitantes, seront nuisibles aux malades. C'est la plaine que ces derniers doivent rechercher de préférence.

Mornex et les villages qui dominent Montreux offrent des conditions assez favorables pour les personnes atteintes de coqueluche ; tandis que les climats toniques et excitants leur seraient contraires.

C'est en Suisse que la méthode thérapeutique appelée *cure de petit lait* a pris naissance, et elle y est aujourd'hui en grande faveur, principalement pour le traitement des affections chroniques de la poitrine. Je

(1) *Guide aux eaux minérales*, p. 109.

parlerai donc de cette méthode, dont les effets combinés à ceux du climat peuvent être fort avantageux.

Cure de petit lait. — Les bains de lait, très-employés chez les anciens, sont presque abandonnés aujourd'hui (1). On les remplace par le petit lait provenant de la fabrication du fromage, et qu'on administre en boisson et en bains dans des établissements spéciaux que possèdent l'Allemagne et la Suisse. Voici comment on l'obtient : lorsque le lait, contenu dans une grande chaudière suspendue sur l'âtre, est arrivé à une température d'environ 30° c., on le retire du feu, et l'on y ajoute de la présure en l'agitant en tout sens. Le caséum une fois formé est réduit en pulpe, puis remis sur le feu et brassé de nouveau. Il faut répéter cette manœuvre plusieurs fois, et ordinairement pendant deux heures, pour que tout le fromage se précipite au fond du vase. Il est alors enlevé avec un tamis et déposé dans des moules où l'on extrait par la pression tout le sérum qu'il contient. Le petit lait ainsi obtenu est placé dans des barils que l'on transporte aux divers établissements.

Ce liquide, dont la saveur est douce, balsamique et un peu sucrée, dispose favorablement l'appareil gastro-intestinal, calme l'irritabilité du système nerveux, et jouit d'un certain degré de puissance nutritive sans fatiguer les organes de la digestion.

C'est le matin que les malades boivent le petit lait,

(1) La célèbre Poppée, qui fut d'abord la maîtresse et ensuite la femme de Néron, avait fait élever cinq cents ânesses qui étaient nourries d'herbes aromatiques.

à la dose habituelle de sept ou huit verres. Les effets immédiats, qui consistent en diarrhée séreuse sans coliques ni ténesme, se font généralement sentir après le troisième ou le quatrième verre. Cette action est facilement calmée par un potage à la farine. S'il survient, au bout de quelques jours, un peu d'embarras des voies digestives, que dénoncent l'état pâteux de la bouche, la blancheur de la langue et une légère tension du ventre, un purgatif doux, tel que la rhubarbe ou la crême de tartre, ajouté au premier verre de petit lait, fera disparaître cet inconvénient.

La cure de petit lait est efficace contre les affections chroniques de la poitrine : toutefois, je suis disposé à faire une plus large part à l'action du climat qu'à celle de la boisson lactée dans les bons résultats qui ont été obtenus. M. C. James a déjà émis cette opinion dans le passage suivant de son *Guide aux eaux minérales*, page 384 : « La grande majorité des personnes qui se rendent aux établissements d'Appenzell, y viennent pour des bronchites, des laryngites chroniques, des catarrhes ou des tubercules pulmonaires. Ces divers états morbides ne tardent pas à être modifiés dans leurs principaux symptômes : ainsi la toux, l'expectoration, la dyspnée, les sueurs diminuent ou même cessent complètement, à moins qu'elles ne se rattachent à une lésion organique trop profonde. On comprend combien il est difficile de distinguer ici, dans l'appréciation des heureux effets du traitement, ce qui appartient à l'action directe du petit lait de ce qui dépend des influences atmosphériques. Celles-ci doivent jouer également un rôle immense. En effet, si l'on ne peut respirer sans danger les effluves pestilentiels des marais, on ne saurait non plus, sans un avantage réel pour le poumon et les autres organes, se baigner dans l'air des montagnes, toujours imprégné des émanations les plus suaves, et où ne se mêle pas une molécule qui n'ait une source pure, bienfaisante, réparatrice. »

Les malades atteints d'affections chroniques de la poitrine choisiront les stations du canton d'Appenzell pour suivre la cure de petit lait. Heiden, Gontein, Heinrichsbad et Weisbad présentent en effet d'excellentes conditions. Weisbad, situé dans une vallée profonde et abrité de toutes parts par les montagnes, convient surtout aux valétudinaires auxquels il faut un air doux et fort peu excitant, par exemple les phthisiques chez lesquels les complications inflammatoires sont imminentes. Gais, l'un des sites les plus élevés des Alpes d'Appenzell et dont l'air est vif et sec, ne sera habité que par les malades qu'épuisent d'abondantes sécrétions et qui ont besoin d'être assez fortement excités. Geissbad (canton de Zoug) possède un air plus vif que Weisbad. Interlaken (Berne) est moins fréquenté. Le climat d'Engelberg (Unterwald) et, *à fortiori,* ceux du Weissenstein (Soleure) et du Righi, où l'on suit aussi la cure de petit lait, et qui appartiennent à la classe des climats très-toniques et très-excitants, sont contre-indiqués dans les affections chroniques de l'appareil respiratoire.

2. Lymphatisme et scrofules. — L'air des hauteurs

est éminemment propice à ces états; mais il faut en mesurer les effets, en doser l'influence, si je puis m'exprimer ainsi, selon le degré d'excitabilité du sujet. A la forme torpide conviennent les climats de la deuxième et même de la troisième classe, tandis que la sensible réclame l'atmosphère moins excitante des climats de la première catégorie. Je conseille Mornex, Charnex, Seelisberg, Geissbad, etc., pour les tempéraments lymphatiques et scrofuleux chez lesquels une certaine susceptibilité sensitive ou vasculaire s'ajoute à l'atonie des centres végétatifs. Il faut opposer des influences à la fois douces et toniques à cette alliance de l'irritabilité avec une nutrition languissante et pervertie. La cure de petit lait est avantageusement associée dans ce cas à l'action du climat, et les stations d'Appenzell méritent la préférence.

L'on conçoit d'ailleurs qu'il importe de varier le séjour, de même qu'il importe d'augmenter ou de diminuer la dose d'un médicament selon les résultats qu'il produit. Ainsi, un sujet lymphatique ou scrofuleux irritable pourra passer de Mornex à Monnetier et même aux Chalets des Treize-Arbres, sur les hauteurs du Salève, ou revenir de ces stations à Mornex, d'après les effets qu'il obtiendra et le degré de la coloricité atmosphérique.

3. CONVALESCENCE; CHLOROSE; ANÉMIE; AFFAIBLISSEMENT PRODUIT PAR UNE VIE TROP SÉDENTAIRE, DES ÉTUDES TROP PROLONGÉES, LES CHAGRINS OU LES PLAISIRS, etc. — Le climat des localités élevées modifie encore avantageusement et rapidement ces états, par son influence sur l'hématose et la digestion. En effet,

l'appétit augmentant, l'élaboration et l'assimilation des matériaux réparateurs devenant plus facile et plus régulière, la respiration étant en même temps plus ample, et la circulation plus active, le sang se reconstitue et les forces se raniment.

Les remarques que j'ai faites à propos du lymphatisme et des scrofules trouvent encore ici leur application, c'est-à-dire que les sujets choisiront leur résidence suivant leur degré de faiblesse, leur impressionnabilité au froid, le calme ou l'état de surexcitation de leur système nerveux. Ils devront rechercher les stations de la première classe s'ils sont irritables ou s'ils redoutent les variations de température ; ceux-là, au contraire, qui n'ont point à craindre les instabilités atmosphériques, dont l'innervation n'est point morbidement exaltée par l'appauvrissement du liquide sanguin et auxquels il faut d'emblée un bain d'air tonique et excitant, pourront parcourir toute l'échelle alpestre, depuis la vallée de Chamouni jusqu'au Rieffelberg, dans le Valais, à une hauteur de 2,800 mètres.

4. Cachexie paludéenne ; anémie produite par les maladies des pays chauds. — Aucunes conditions ne conviennent mieux à cette classe de malades que celles des montagnes, et c'est avec raison que le gouvernement britannique a établi sur les plateaux de l'Himalaya des *sanatoria* ou lieux de convalescence destinés aux Anglais exténués par leur séjour dans l'Inde.

5. Maladies chroniques du tube digestif. — Les gastralgiques et les dyspeptiques, auxquels l'influence

des hauteurs est généralement favorable, fréquenteront les localités de la deuxième et même de la troisième classe, s'ils ne sont ni trop frileux ni trop excitables. En cas contraire, ils résideront d'abord dans les stations de la première catégorie, sauf à changer plus tard.

Les affections intestinales accompagnées de diarrhée habituelle, d'une profonde débilité générale, d'étourdissements, de palpitations, d'infiltration œdémateuse des membres inférieurs, etc., seront améliorées, sinon guéries, par un séjour en Suisse; mais à la condition pour les malades de choisir au début les climats modérément toniques et peu excitants, tels que ceux de Mornex, de Seelisberg, de Geissbad, etc., pour passer ensuite dans des stations à air plus tonique, si l'indication se présente. L'amélioration arrive plus difficilement quand le flux intestinal est entretenu par des ulcérations ou une maladie du foie.

La stimulation que le petit lait exerce sur la muqueuse gastro-intestinale, peut être heureusement utilisée dans certaines affections chroniques des voies digestives, telles que les dyspepsies qui s'accompagnent de constipation, de pesanteur, d'aigreurs, de flatuosités ou de douleurs. Lorsque la peau est sèche, le pouls agité et le système nerveux irritable, comme cela arrive souvent dans les affections gastro-intestinales, les bains de petit lait aident au succès du traitement par leurs effets sédatifs. Ce sont les stations d'Appenzell (Heiden, Heinrichsbad et Weisbad) qui conviennent dans ce cas. Gais l'emportera si la dyspepsie se rattache à une atonie franche de la muqueuse, et si l'innervation n'est point exaltée. L'air de cette localité est d'une admirable pureté, à tel point que les habitants, craignant de le vicier par la culture, ne labourent pas la terre, qu'ils laissent en pâturages.

6. Hémorrhagies utérines, menstruation surabondante, disposition aux fausses couches; leucorrhée. — Les femmes chez lesquelles des pertes excessives, une menstruation surabondante et une disposition aux fausses couches sont liées à des phénomènes généraux ou locaux de débilité, se trouvent bien d'un séjour sur les hauteurs, et elles pourront rechercher les climats toniques et excitants, si les phénomènes nerveux ne prédominent pas chez elles. Mais elles devront éviter la Suisse, s'il existe des symptômes d'engorgement et d'irritation du côté de l'utérus et de ses annexes.

7. Congestions hémorrhoïdaires. — « En ce qui regarde les congestions variqueuses qui se montrent soit aux veines extérieures, soit dans la région hémorrhoïdale, dit M. Lombard, nous avons constaté : en premier lieu, que les varices des extrémités étant fort rares chez les montagnards, il y aurait sans doute quelque amélioration à espérer pour les personnes atteintes de ce mal, par un séjour prolongé sur les hauteurs. En second lieu, il est probable que c'est en conséquence d'une action semblable à celle dont nous parlons, que l'on voit diminuer de fréquence et d'intensité les congestions hémorrhoïdaires. Les premières semaines de la vie des Alpes amènent quelquefois une congestion passagère des veines hémorrhoïdales; mais

ce premier malaise passé, le gonflement diminue graduellement et le malade éprouve un état de bien-être qui lui était dès longtemps inconnu (1). »

Il y a une distinction capitale dont il faut tenir compte, sous peine d'exposer les malades aux plus graves inconvénients, et que je regrette de ne pas trouver mentionnée dans l'excellent livre de M. Lombard. En effet, les climats de la Suisse, et notamment ceux des deux dernières classes, seraient nuisibles aux hémorrhoïdaires de tempérament pléthorique. Ces climats pourraient même occasionner un déplacement dangereux du mouvement congestionnaire. Que les hémorrhoïdes coïncident au contraire avec l'appauvrissement du sang et un état de faiblesse de la constitution, l'air de la montagne agit avec efficacité dans ce cas, où j'ai vu réussir si souvent les bains de mer et l'hydrothérapie maritime.

8. Maladies nerveuses. — L'hypochondrie et la névropathie générale dans lesquelles les perturbations des fonctions digestives jouent un grand rôle, peuvent être amendées par les climats de la Suisse. Seulement, les sujets auront la précaution de choisir les climats les moins toniques, si l'éréthisme nerveux est prononcé et si les changements de température les impressionnent vivement.

Les migraines et l'insomnie, qui reconnaissent pour cause une vie trop sédentaire, recevront encore d'heureuses modifications de l'air des montagnes.

(1) *Ouv. cit.*, p. 132.

Quant aux névralgies, il ne sera possible de les combattre avec succès par le séjour sur les hauteurs qu'autant qu'elles seront entretenues par un état anémique, et que les malades stationneront dans les localités les moins élevées et les mieux abritées, comme Mornex, Weisbad et les villages situés aux environs de Montreux.

9. Faiblesse musculaire ; paralysie ; stérilité et impuissance virile. — Lorsque la faiblesse musculaire est due à un épuisement nerveux provenant de travaux excessifs, de veilles, d'abus des plaisirs ou de crises convulsives fréquemment répétées, ainsi qu'on l'observe chez les hystériques, il y a tout lieu d'espérer que les forces reviendront sous l'influence de l'air des hauteurs. Il en est de même pour les paralysies qui ne s'accompagnent pas d'une surexcitation de la sensibilité, et qui ne dépendent pas d'un état congestif ou organique des centres nerveux.

Les femmes qu'un affaiblissement général, des pertes abondantes et l'atonie des organes de la génération privent du bonheur de la maternité, les hommes adultes qui ont perdu leur virilité par des excès de toute nature, auront recours, souvent avec succès, à l'action reconstitutive des climats de montagnes.

Contre-indications au séjour de la Suisse. — Il faut détourner de la Suisse les sujets d'une constitution pléthorique et exposés aux congestions ou aux hémorrhagies actives; ceux qui sont atteints ou menacés d'emphysème pulmonaire et de maladie du cœur et des gros vaisseaux; les phthisiques chez lesquels la tuberculose revêt la forme active ou présente des lésions trop avancées; les personnes très-impressionnables, et particulièrement les hystériques, excepté lorsque la période de surexcitation et les désordres nerveux ont fait place à la faiblesse musculaire; les rhumatisants; enfin les femmes atteintes d'engorgement sub-inflammatoire de l'utérus et de ses annexes.

Dans ce dernier cas, l'erreur est facile, et le médecin ne saurait trop se recueillir avant de donner des conseils. Souvent, en effet, la cachexie chlorotique se lie à un engorgement sub-aigu de la matrice, même chez les jeunes filles : alors le séjour sur les hauteurs peut amener une aggravation des symptômes, et le moindre de ses inconvénients sera de produire des résultats négatifs, de même que tous les ferrugineux du monde. C'est par un autre traitement qu'on cherchera à décentraliser la congestion et à ramener l'équilibre dans les fonctions de l'économie.

II.

Séjour ; précautions hygiéniques.

Les valétudinaires ne se rendront en Suisse que pendant l'été, surtout s'ils doivent stationner dans les localités de la deuxième et de la troisième classe. Les villages dont le climat est modérément tonique (Mornex, Samoëns, Chardonne, Charnex, Seelisberg, Geissbad, Weisbad, etc.), et où les vicissitudes atmosphériques se font moins sentir que sur les sommets élevés, seront fréquentés plus tôt; mais je n'admets pas avec M. Lombard que les malades puissent y passer avantageusement tout le printemps et l'automne, à moins qu'il ne règne une température exceptionnelle. Ceux qui rechercheront les lieux les plus élevés, comme les hôtels du Rieffelberg, du Faulhorn, du Stossberg, du Righikulm, de la Tête-de-Rang, les bains de Saint-Bernardin, de Saint-Moritz, de Saint-Martin, du Kaltbad sur le Righi, du Weissenstein, de Louëch, etc., n'oublieront pas que les mois de juillet et août sont les seules époques où il soit possible de rester à de grandes hauteurs.

Pour ce qui concerne la durée du séjour, elle est subordonnée à une foule de circonstances variables, telles que l'état de l'atmosphère, les effets que ressentent les malades, etc.; par conséquent on ne peut la déterminer par avance. Toutefois, les qualités très-excitantes des climats de la troisième catégorie ne permettent de se soumettre à leur action que pendant quelques semaines, un plus long séjour pouvant occasionner des inconvénients graves. J'ajouterai aussi qu'une des conditions pour obtenir de bons résultats de l'air des montagnes, c'est le changement de localités. Tantôt, en effet, l'organisme s'habitue au milieu dans lequel il se trouve, et la stimulation qu'il reçoit n'est pas assez énergique : il faut alors une station plus tonique; tantôt l'excitation est trop vive et se traduit par de l'agitation, de l'insomnie, des palpitations et la fréquence du pouls : un climat plus doux devient donc nécessaire.

Un logement sec et bien aéré, une nourriture de bonne qualité, substantielle et variée sont encore des conditions indispensables au succès. Malheureusement la nourriture animale laisse beaucoup à désirer dans les villages de la Suisse, et l'excellent lait des chalets ne peut remplacer le bouillon et la viande.

Une précaution que ne doivent jamais négliger les valétudinaires qui se dirigent vers la Suisse, c'est de se munir de vêtements d'hiver, car les perturbations atmosphériques y sont fréquentes et très-accentuées. Je rappellerai qu'on a vu tomber de la neige à Louëch au mois de juillet, et que très-souvent un froid vif succède dans la soirée à une chaleur assez forte.

Les malades, et surtout les gastralgiques et les dyspeptiques, se défieront de leur appétit, qui, étant augmenté par l'air des montagnes, devient souvent plus prononcé que la force d'élaboration et d'assimilation. En raison de cette disproportion entre la faim et la digestion, il ne serait pas prudent de satifaire entièrement la première.

Un autre écueil contre lequel il faut se mettre en garde, c'est la constipation, qui résulte facilement du séjour sur les hauteurs. Cette disposition est une cause d'embarras gastrique. On la préviendra et on la combattra par une alimentation un peu moins substantielle, et au besoin par quelques laxatifs, comme la crême de tartre ou la rhubarbe. Le petit lait est, dans ce cas, une précieuse ressource offerte aux hôtes de la Suisse.

ITALIE.

De toutes les contrées du globe fréquentées par les valétudinaires, il n'en est pas dont la renommée soit plus ancienne et en apparence plus méritée que celle de l'Italie. Mais si, à l'enthousiasme et à l'entraînement que fait naître le nom seul de ce beau pays, on oppose un examen attentif, une analyse sérieuse, une appréciation calme et impartiale des faits, il devient évident que la vogue dont jouit la Péninsule est moins justifiée par les qualités de son climat que par les attraits de ses sites prestigieux et les jouissances que procurent à l'esprit ses chefs-d'œuvre d'arts et ses souvenirs historiques. Le ciel de l'Italie, en un mot, ce ciel tant vanté par les poètes, n'offre pas à la médecine toutes les ressources qu'on lui attribue.

S'il me fallait invoquer dès à présent un témoignage compétent dans cette grave question, ce serait celui de l'auteur du livre le plus remarquable que nous possédions sur le climat de l'Italie : j'ai nommé M. Carrière. Or, il résulte des savantes recherches de ce médecin, qu'après Venise et Pise, il n'y a dans les régions septentrionale et centrale de la Péninsule aucun refuge qu'il soit possible d'assigner, pendant la saison froide, aux valétudinaires dont les principaux organes portent des altérations graves. A Gènes, à Milan, à Florence, à Rome, les perturbations atmosphériques sont mortelles pour ces malades. Dans l'Italie méridionale elle-même, au sein de cette atmosphère resplendissante de lumière et d'azur, sur cette terre couverte des plus beaux produits de la végétation, où les citronniers, les orangers, les myrtes, les lauriers-roses, etc., se groupent en bosquets nombreux et touffus, les conditions sont rarement meilleures que sous le ciel plus voilé, plus brumeux et moins chaud de l'Italie du nord.

L'atmosphère de Salerne, livrée souvent aux influences boréales, qui y entretiennent d'ailleurs la salubrité et la sérénité du ciel, est trop excitante et trop variable pour les poitrines en souffrance. Sur la rive orientale du golfe de Naples, exposée directement aux vents du nord, à Massa, à Sorrente, à Castellamare, etc., les malades atteints d'affections chroniques des voies respiratoires trouveraient des conditions climatériques très-nuisibles à leur état. A Naples, il gèle, il neige, il grêle, le temps passe subitement de l'humide au sec, du chaud au froid, et l'air saturé de fluide électrique est fréquemment ébranlé par le retentissement du tonnerre. Que deviendraient des poitrinaires et des malades irritables dans ce milieu où se succèdent les phénomènes météorologiques propres aux climats septentrionaux ?

Mais les influences changent sur la rive occidentale du golfe napolitain, dans cette partie de la Campanie où les poètes avaient placé les Champs-Élysées; que Pline décrivait avec tant de complaisance, *con amore;* que le sensuel Horace élevait au-dessus des lieux les plus attrayants du globe; où la société élégante de Rome se portait à l'envi, attirée par un climat si conforme à ses habitudes voluptueuses; où les maîtres du monde allaient épuiser au sein de la mollesse et de la sensualité ce qui leur restait d'énergie physique et morale; enfin, où la démoralisation devint telle que les rares gardiens des bonnes traditions flétrissaient ceux qui fréquentaient ce sanctuaire de l'indolence et de la débauche, et que Sénèque avait nommé Baïa le *rendez-vous de tous les vices.*

L'atmosphère, qui est douce et énervante sur ces rivages aujourd'hui comme au temps de la décadence Romaine, ces haleines tempérées et humides qui caressent le corps, provoquent la somnolence et affaiblissent les constitutions robustes, pourraient sans doute exercer une action bienfaisante sur les poumons enflammés, en neutralisant l'excitation par leurs impressions sédatives et émollientes. Mais, depuis l'époque impériale, dont nous sépare une période de vingt siècles, les invasions des barbares et l'influence volcanique ont complètement métamorphosé l'économie du sol. De tant de palais, de tant de villas somptueuses, il ne reste plus que des ruines qui rappellent les mœurs dissolues des habitants de Pouzzoles et de Baïa. Des flaques marécageuses croupissent entre ces débris épars, et empoisonnent de leurs effluves l'air qu'embaumaient autrefois les suaves émanations des jardins et des terrasses ombragées :

. . . . C'est la mort qu'ici vous respirez.
Quand Rome s'endormit, de débauche abattue,
Elle laissa dans l'air ce poison qui vous tue ;
Il infecte les lieux qu'elle a déshonorés.

Casimir Delavigne, la Sybille (*Messéniennes*).

Il est vrai que l'élément paludéen renforce les qualités émollientes et dépressives de l'air tiède et humide (voyez page 92) : toutefois, cette condition, favorable aux affections sub-aiguës de l'arbre aérien, est exagérée sur le rivage occidental du golfe de Naples; et personne, je crois, ne serait tenté de conseiller à des malades de s'aventurer dans les solitudes désolées et empestées du territoire de Baïa. Tout au plus pourrait-on leur recommander Pouzzoles, la seule station possible dans cette région de la brillante Campanie.

La terre de Labour, si remarquable par sa fertilité, est pernicieuse sous le rapport hygiénique. On y respire un air épais, lourd et vicié. « Les terrains sont volcaniques ou recouverts d'une épaisse couche d'humus, dit M. Carrière, et il se poursuit dans l'épaisseur de ces substances hétérogènes, avec le concours de la chaleur et de l'humidité, un travail de décomposition qui sature l'air d'émanations miasmatiques. Les habitants portent les traces bien visibles des effets qu'elles produisent; ils sont lymphatiques, pourvus d'un embonpoint assez marqué, et passionnés pour cette vie molle, langoureuse et sensuelle qui n'est qu'au profit des jouissances du corps, et plonge l'activité de l'esprit dans un engourdissement paralytique. Les Campaniens modernes ont fidèlement gardé le tempérament et les mœurs de leurs ancêtres ; ils n'ont pas cessé d'être les enfants de cette voluptueuse Capoue qui fut plus nuisible à l'armée carthaginoise que la valeur guerrière des Romains (1). »

C'est sur le littoral du golfe de Gaëte, et principalement à Mola di Gaëta, que règnent les influences les plus favorables de l'Italie méridionale. La salubrité et la douceur du climat répondent à la magnificence du paysage dans le demi-cercle d'habitations qui se dessine depuis Mola jusqu'au promontoire de Gaëte.

Les valétudinaires rechercheraient en vain des influences bienfaisantes dans les autres parties de la Péninsule.

De Salerne à Policastro, l'insalubrité reparaît plus intense encore que sur la terre de Labour et la rive occidentale du golfe de Naples. La plaine de Pœstum ou Possidonia, qui fut très-florissante aux VIIe, VIe et Ve siècles avant Jésus-Christ et dont les roses ornaient les tables patriciennes, est maintenant une solitude inhabitable. Le sol porte bien encore des vestiges de son antique fécondité, tels que d'épais taillis de lauriers et de lentisques disséminés et séparés par des

(1) Le *Climat de l'Italie sous le rapport hygiénique et médical*, p. 89.

espaces remplis d'herbes hautes et vigoureuses; mais des mares infectes, cachées par cette végétation sauvage, ont remplacé les nombreux canaux qui assainissaient la plaine en faisant circuler librement les eaux jusqu'au littoral, sous des massifs d'arbustes fleuris et odorants.

Comme Baïa, Pouzzoles et Capoue, Possidonia s'énervait dans la mollesse, au sein des tièdes et douces influences qui lui arrivaient de l'ouest, du sud-ouest et du midi. Aussi ne put-elle résister aux ennemis qui vinrent l'assaillir. Une enceinte murale entourée d'eaux stagnantes, et du milieu de laquelle s'élèvent trois temples majestueux, marque l'emplacement que cette ville occupait autrefois.

Le littoral calabrais, compris entre le golfe de Policastro et le territoire de Reggio, présente aux voyageurs un des tableaux les plus attrayants du territoire italien; mais il est inhospitalier pour les malades, à cause des violentes pertubations qui s'opèrent dans les profondeurs de l'air et du sol. Aux brusques vicissitudes de la caloricité atmosphérique s'ajoutent, en effet, les orages les plus terribles et les tremblements de terre les plus désastreux.

Si de Reggio nous remontons les côtes de la mer Ionienne, les conditions, tout en se modifiant, ne cessent point d'être nuisibles aux valétudinaires, et l'histoire vient toujours prêter son concours à la climatologie. Crotone, dont l'atmosphère est sous l'empire de tous les courants de l'horizon, rappelle, par les qualités toniques et excitantes de son climat, cette supériorité de force physique et d'agilité musculaire qui distinguait les Crotoniates. On sait que le célèbre athlète Milon, natif de Crotone, était d'une force et d'une stature prodigieuses : il portait, dit-on, un bœuf sur ses épaules, et le tuait d'un coup de poing ; ce fut lui aussi qui soutint de ses reins musculeux le plancher d'une salle prête à s'écrouler sur Pythagore et ses auditeurs.

Aux ruines de Sybaris, nous retrouvons des influences identiques à celles que nous avons rencontrées à Possidonia. Ces voluptueuses cités de la grande-Grèce passèrent toutes les deux par les mêmes épreuves. Livrés sans réserve à la sensualité et à l'indolence, que provoquait l'impression incessante d'un air chaud et humide, les Sybarites étaient trop efféminés pour soutenir le choc de la population vigoureuse et énergique de Crotone : ils furent tués ou dispersés, et leur ville devint un monceau de ruines.

De là jusqu'au promontoire de Leucade, par conséquent tout autour du golfe de Tarente, qui sépare le talon de la botte italienne de sa pointe, l'insalubrité est permanente et s'étend aux côtes des régions d'Otrente et de Bari baignées par les flots de l'Adriatique.

Ici doit s'arrêter notre exploration. L'Apennin, en effet, divise l'Italie en deux zones climatoriales : l'une, occidentale, est bornée par les eaux de la Méditerranée; l'autre, orientale, par celles de l'Adriatique. La première, qui reçoit les vents du sud, et dans laquelle se trouvent toutes les localités dont je viens de parler, possède un climat plus tempéré que la seconde, où dominent les vents boréaux ; les étés y sont moins chauds et les hivers moins rigoureux. L'eau vésiculeuse existant aussi en plus grande quantité dans les couches atmosphériques sur la côte orientale, il en résulte que le ciel est moins pur et le nombre des jours sereins moins considérable ; enfin, les pluies durent plus longtemps et se distribuent avec plus d'égalité entre les diverses saisons. Ce n'est donc point à cette zone que peuvent appartenir les lieux susceptibles de servir d'auxiliaire à la médecine.

SECTION PREMIÈRE.

ITALIE SEPTENTRIONALE.

CHAPITRE PREMIER.

Gènes.

LATITUDE 44° 24′; LONGIT. 6° 34′ E.; ALTITUDE 54^{m}.

Bâtie en amphithéâtre sur le versant méridional de l'Apennin, entre deux torrents qui se jettent dans la Méditerranée, Gènes, surnommée *la Superbe*, présente un aspect majestueux et imposant du côté de la mer. Bien que son intérieur ne réponde pas à cet aspect, l'importante cité ligurienne est néanmoins pleine d'intérêt et de charmes pour le touriste. Mais la médecine ne peut tirer qu'un faible parti des conditions de son climat.

Un coup d'œil sur la topographie de la ville et de ses environs fera comprendre le jeu de la ventilation sous le ciel génois.

La branche ligurienne de l'Apennin, qui est en quelque sorte suspendue sur les eaux, dans la plupart des points de la côte, et contre laquelle s'appuie la ville de Gènes, n'oppose qu'une barrière incomplète au septentrion, à cause de l'infériorité des cols qui séparent les cimes elles-mêmes peu élevées. Par exemple, la Bocchetta, située au-dessus de Gènes, entre cette ville et Milan, ne mesure que 779 mètres. Les ravins creusés par les passages des torrents, et les bouches qui font communiquer les niveaux supérieurs avec les inférieurs facilitent aussi l'accès des vents du nord. Si l'on considère ensuite que l'Appennin ligurien, au lieu de se porter parallèlement au littoral, s'en éloigne à l'est vers la Spezzia, pour traverser la Péninsule jusqu'à la mer d'Ionie, et à l'ouest vers le col de Tende, pour se souder au système Alpin, on reconnaîtra que cette disposition est favorable aux influences du nord-est et du nord-ouest.

La demi-rose sud n'est pas moins bien privilégiée. Ainsi, les courants de l'est et de l'ouest, de même que ceux compris entre le sud et ces deux points, peuvent arriver sans obstacle jusque dans la concavité la plus profonde du golfe, celle qui correspond à l'emplacement de la ville : ce sont les courants maritimes.

Gènes est donc par sa situation sous l'empire de tous les vents. A la fin du printemps et pendant l'été, le nord, l'ouest et l'est dominent. L'automne et l'hiver sont les époques des transitions et des conflits : souvent, en effet, les vents du continent alternent et luttent avec ceux de la mer. On peut dire qu'en général pendant l'automne, l'hiver et une partie du printemps, la girouette n'a de prédilection pour aucun des quatre points cardinaux.

Après avoir fait connaître la distribution anémoscopique sous le ciel de Gènes, je dois indiquer les qualités que les courants acquièrent dans leur itinéraire.

Le nord franchit d'abord les glaciers du système alpin, puis la plaine de la Lombardie, pour atteindre les cimes liguriennes, où le thermomètre descend jusqu'à — 12° et conserve un maximum moyen de — 8° (1). Ces grands centres de réfrigération, que parcourt le nord avant d'arriver sur la cité génoise, lui communiquent une température qui fait descendre le thermomètre et produit en automne et en hiver les météores hygrométriques, quand il succède aux vents chauds et humides du midi. En été, c'est le vent des beaux jours, parce qu'il balaie les nuages et les vapeurs qui ternissent l'éclat du ciel. Le nord-est a la même action que le nord. Quant au nord-ouest, il est à Gènes, comme dans la Provence et le reste de l'Italie, le mistral impétueux et piquant. L'est et l'ouest sont les meilleurs vents. Le premier est plus chaud et plus humide que le second. L'ouest (ponentelli), qui contribue à refroidir l'atmosphère en hiver, apporte en été de délicieuses influences : c'est « le zéphyr, le véritable vent poétique de la Ligurie (2). » Le sud-est (sirocco), brûlant et humide, souffle quelquefois avec

(1) Cévasco, *Statistique de la ville de Gènes.*

(2) Cévasco, *ouv. cit.*

violence. Enfin, le sud-ouest (libeccio) tourmente la mer et soulève les vagues qu'il pousse avec impétuosité vers le port.

En hiver et en automne, l'antagonisme des vents détermine de fréquents écarts thermométriques. Il n'est pas rare, en effet, de voir le nord se substituer brusquement aux haleines maritimes, et un froid vif succéder à une douce et molle chaleur. Les moyennes de la température sont :

Pour l'année	15°, 6
— l'hiver	8°, 4
— le printemps	13°, 9
— l'été	23°, 5
— l'automne	16°, 6

La moyenne de la thermalité hivernale à Gênes offre encore une preuve des erreurs auxquelles s'exposeraient les médecins et les malades qui jugeraient de la valeur d'un climat seulement par les moyennes thermométriques. Gênes est pour beaucoup de malades, particulièrement les phthisiques, un séjour impossible pendant la saison froide, et cependant la moyenne de sa température hivernale, représentée par 8°, 4, est plus élevée que celle de beaucoup de stations justement recherchées. Ainsi se confirme une fois de plus la nécessité de faire entrer en ligne de compte la stabilité du thermomètre avant la moyenne de la température, quand il s'agit du choix des stations médicales.

Les tempêtes, produites par l'antagonisme des courants maritimes et de ceux du continent, règnent surtout à la fin du printemps et de l'été. Les orages se produisent plutôt au commencement de l'automne que dans les autres saisons.

L'hygromètre et le pluviomètre donnent des résultats que l'anémologie a dû faire pressentir : la moyenne est pour le premier 81°,6 et pour le second 1,280^{mm}. Les saisons pluvieuses sont l'automne, l'hiver et le printemps; mais les pluies automnales l'emportent sur les autres.

Il résulte des considérations précédentes que le ciel de Gènes est un des plus incléments de l'Italie, et que l'époque la plus favorable pour résider dans la grande cité correspond à la fin du printemps et au commencement de l'été, alors que l'atmosphère est purifiée par les courants du septentrion et parfumée par les zéphyrs de la Ligurie.

Quoi qu'il en soit, les phthisiques ne choisiront jamais Gènes comme station médicale; et lorsqu'ils devront y séjourner momentanément, qu'ils n'oublient pas que quelques jours passés dans cet inconstant climat, en dehors de l'époque que je viens d'indiquer, pourraient leur faire perdre l'amélioration qu'ils auront obtenue d'une résidence de plusieurs mois sous un ciel plus propice.

La même recommandation s'applique aux malades atteints d'autres affections chroniques de l'appareil respiratoire, aux rhumatisants, aux névralgiques, aux goutteux et aux valétudinaires nerveux et impressionnables, dont la sensibilité serait inévitablement surexcitée par l'influence du climat génois. Ce dernier convient au contraire aux personnes chez lesquelles l'allanguissement des centres nerveux de la vie organique s'irradie sur ceux de la sensibilité : je citerai la forme torpide de la diathèse lymphatique et scrofuleuse, la chloro-anémie avec dépression de l'innervation. En général, les flux chroniques des muqueuses dont la vitalité a besoin d'être augmentée et modifiée, les dyspepsies par atonie, les paralysies indolores, et surtout celle des aliénés, pourvu qu'il n'y ait ni symptômes ni imminence de congestion, se trouveront bien de l'air tonique et excitant de Gènes. Enfin cette ville offre de salutaires distractions aux mélancoliques, par sa position pittoresque, son grand nombre d'édifices publics, la magnificence de ses palais de marbre, la variété et les richesses des jardins qui bordent la mer, la beauté et l'élégance des maisons de plaisance dont la côte est parsemée à droite et à gauche, jusqu'à une grande distance de la ville, etc., etc.

Les malades auxquels le séjour de Gènes peut être favorable stationneront dans cette ville pendant le printemps et l'été seulement. L'automne et l'hiver sont, je le répète, très-nuisibles, à cause des instabilités atmosphériques qui engendrent le froid et l'humidité.

De Gènes à Spezzia.

Les conditions climatériques se modifient avantageusement sur le littoral compris entre Gènes et la Spezzia. Les cimes de l'Apennin, plus élevées et plus serrées que celles de la portion occidentale de cette chaîne, forment un abri puissant contre les vents.

Plusieurs villes et villages (Nervi, Chiaveri, Sestri, Moneglia, ainsi que l'admirable baie de la Spezzia) passent pour avoir des climats d'une grande douceur. Toutefois la science ne s'est pas encore prononcée sur la valeur de ces stations.

CHAPITRE II.

Milan.

LATITUDE 45° 28′; LONGIT. 6° 51 E.; ALTITUDE 233^{m}.

Quoique cette ville ne présente pas les conditions d'un climat médical, je m'occuperai néanmoins de sa situation topographique et de sa météorologie, parce qu'elles sont, pour ainsi dire, une introduction nécessaire à l'étude du climat des vallées à lacs, qui comptent de nombreux malades parmi leurs visiteurs.

On retrouve sous le ciel de Milan les vicissitudes et les inconvénients des climats continentaux. Il semblerait cependant que les chaînes de montagnes étroitement unies qui entourent le bassin du Milanais, excepté à l'est et au sud-est, dussent opposer une barrière difficile à franchir aux vents qui soufflent derrière elles. Mais les unes ne sont pas assez élevées pour défendre le territoire qu'elles dominent, et les autres, par leur hauteur considérable, modifient les qualités des courants qui les traversent.

L'enceinte orographique du plateau de la Lombardie est formée, au sud, par la branche transversale de l'Apennin jusqu'au col de Tende; à l'ouest, au nord et au nord-est, par le système alpin, qui comprend les Alpes occidentales, septentrionales ou centrales et les Alpes Carniques et Juliennes. La hauteur de ces montagnes va toujours en augmentant de l'Apennin jusqu'à l'extrémité orientale des Alpes centrales, où elle commence à diminuer. Ainsi, le mont Gottaro, qui est le plus élevé de la branche ligurienne et en même temps le plus voisin de l'Apennin méridional, mesure 1,624 mètres; la Bocchetta, située au-dessus de Gènes et tout-à-fait dans la direction sud de Milan, ne s'élève qu'à 779 mètres. Du côté de l'ouest, le col de Tende, le moins haut des cols et des cimes qui se succèdent dans les Alpes occidentales jusqu'aux premières Alpes septentrionales, et lequel correspond au sud-ouest de Milan, a 1,819 mètres; le mont Cenis, situé à l'ouest parallèlement à Milan, mesure 2,079 mètres, et le Saint-Bernard, qui correspond au nord-ouest, 2,176. Au nord, les Alpes centrales comprennent entre le Mont-Blanc et le grand Glockner, ces deux géants qui marquent les limites de la branche septentrionale du système alpin, une série de cimes dépassant pour la plupart 4,000 mètres. Au nord-est, les Alpes Carniques et Juliennes s'abaissent graduellement à mesure que leur distance à l'Adriatique diminue : l'une des cimes, le passage d'Adelberg, située sur une parallèle plus élevée que celle qui irait à Venise, n'a pas 650 mètres.

Les Alpes septentrionales, que leur élévation a fait classer parmi les montagnes les plus élevées du continent européen, sont néanmoins perméables par quelques-uns de leurs passages, car les courants du nord les franchissent souvent. Les vents d'ouest sont moins fréquents, parce que les sommets des Alpes occidentales, quoique moins élevés que les précédents, se serrent davantage. L'infériorité des cimes apennines et la hauteur topographique de Milan facilitent l'accès des vents du sud. Le nord-est est éminemment favorisé par le peu d'élévation des Alpes Carniques et Juliennes. Enfin, l'est et le sud-est peuvent souffler sans obstacle de l'Adriatique et des rivages orientaux de la Basse-Italie.

Sur le territoire du Milanais, rien n'est susceptible de changer cette distribution anémologique. En effet, la plaine Lombarde, qui forme un réseau de canalisation très-serré, est dépourvue d'accidents, si ce n'est au nord, du côté des vallées à lacs, où des coteaux boisés et chargés de cultures variées interrompent la monotone uniformité du sol. Mais que peuvent ces inégalités, quelque nombreuses qu'elles soient, contre les vents boréaux? Ceux-ci glissent au-dessus des pentes et des bassins. Du côté de l'est et du midi, le plateau présente la même disposition, à l'exception toutefois que le sol est encore moins accidenté et coupé seulement par des plantations que dominent les jets élancés des peupliers.

Milan se trouve donc exposé à toutes les vicissitudes de la rose des vents.

On sait que les cimes élevées des montagnes, couvertes de glaces et de neiges perpétuelles, doivent être considérées comme de gigantesques appareils à réfrigération, sur lesquels l'air en mouvement perd son calorique. C'est pourquoi les vents du nord et de l'ouest, venant des Alpes septentrionales et occidentales, abaissent la température sur le bassin du Milanais et condensent les vapeurs apportées par les vents antagonistes ou provenant du sol. Ces vents, et surtout le nord, qui l'emporte sur l'ouest par sa fréquence et sa rapidité, sont donc ceux du froid et des météores hygrométriques. Le nord-est, quoique moins froid que les précédents, contribue encore à la prépondérance des influences réfrigérantes; il devient aussi le vent des beaux jours en chassant les nuages et les brouillards. Le sud, le sud-est et l'est, qui soufflent après avoir roulé sur la Méditerranée, l'Adriatique et la zone qui correspond à cette mer dans la région méridionale de la Péninsule, perdent de leur chaleur par la distance qu'ils ont à parcourir, et ne contrebalancent pas suffisamment l'action des vents froids.

Les résultats des recherches thermométriques et pluviométriques sont en rapport avec les données de l'anémométrie. Ainsi, la température moyenne de l'hiver est de 2°, 2; le thermomètre est même descendu à — 15°, exceptionnellement il est vrai. (Becquerel.)

Dans les autres saisons la température diffère beaucoup de celle de l'hiver, comme on peut le voir par le tableau suivant :

Moyennes de la température :

Pour l'année..............	12°, 7
— l'hiver.............	2°, 2
— le printemps.........	12°, 7
— l'été................	22°, 6
— l'automne...........	12°, 6

La pluie présente une moyenne de 966^{mm}, et celle des jours pluvieux est de 62. (Schouw.) La distribution de la pluie se fait à peu près également dans le cours des différentes saisons. Pendant une période de soixante-huit ans, le nombre moyen des jours de neige a été de 18 environ, le maximum a même atteint 21 jours dans une période de dix ans. (Schouw.)

En résumé : la prépondérance des influences froides et de l'humidité, en hiver; les variations brusques dans les conditions météorologiques, en toute saison, voilà les caractères principaux du climat milanais. Dès-lors, les malades qui passent par Milan pour se rendre à des stations meilleures ne devront pas séjourner dans cette ville.

CHAPITRE III.

Lacs Majeur et de Côme.

La partie la plus accidentée de la Lombardie s'étend vers le nord, à partir de Milan jusqu'aux Alpes centrales. Dans cette direction et l'espace compris entre le lac de Garde, à l'est, et les Alpes occidentales, à l'ouest, sont plusieurs vallées superposées les unes aux autres et renfermant des laçs qui donnent eux-mêmes passage à des rivières importantes. Je citerai comme étant les principaux : le lac Majeur, ainsi nommé à cause de son étendue, et dont les bords sont dominés par la chaîne des Alpes ; celui de Côme, séparé du précédent par les lacs plus petits de Lugano et de Varèse ; le lac de Garde, également très-grand, mais moins abrité que les autres, et terminant la série de bassins qui se trouvent entre le Tessin et l'Adige.

Les lacs Majeur et de Côme sont les lieux de villégiature du Milanais. Où trouver, en effet, sur le plateau de la Lombardie, des sites plus ravissants et un air plus doux pendant les chaleurs de l'été ? Quand les rayons du soleil, ayant dissipé les vapeurs qui assombrissent l'atmosphère, font scintiller les eaux et éclairent les blanches dentelures des montagnes, qui se découpent à l'horizon, les bords des lacs ont un aspect magique et qui n'a d'analogue que sur le versant des

Alpes orientales ou quelques rives parfumées de la mer Ionienne. Que le luxe ait semé là toutes les profusions de l'art et de l'élégance, telles que ces villas somptueuses qui se succèdent depuis Côme jusqu'à la Tramezzine et Lecco, ces jardins gracieux et couverts de buissons de fleurs odorantes, on ne peut s'en étonner. Mais, dans les vallées à lacs, le climat répond-il à la magnificence des sites? et quels avantages les malades peuvent-ils retirer de leur séjour au milieu de cette nature d'une beauté prestigieuse embellie encore par l'opulence?

I.

Conditions territoriales et atmosphériques.

Nous ne possédons pas d'observations relatives à la thermalité et à l'hygrométrie de l'atmosphère des lacs Majeur et de Côme. Cependant il est possible de déterminer les conditions climatériques de ces deux stations par des inductions tirées de la météorologie du Milanais et d'après la distribution des vents.

L'élévation des lacs (211 mètres pour le lac Majeur et 227 pour celui de Côme) les rendrait, comme Milan, accessibles à toutes les vicissitudes anémoscopiques, si l'orientation des vallées n'annihilait cette circonstance défavorable. Leur direction est, en effet, perpendiculaire au grand diamètre du bassin Lombard, de sorte que leurs deux extrémités correspondent au nord et au midi. Il résulte de cette disposition que les parois orientale et occidentale des vallées protégent leur fond contre l'est et l'ouest, et assurent la prépondérance au nord et au midi.

J'ai dit, en parlant du climat de Milan, que les influences froides et humides dominaient, parce que les tièdes haleines de la Méditerranée et de l'Adriatique se faisaient sentir à une trop grande distance pour contrebalancer l'action des courants qui avaient traversé la barrière de glace du système alpin. Par conséquent, les mêmes conditions thermométriques et hygrométriques doivent se reproduire dans les bassins des lacs, d'après les caractères de la ventilation qui leur est propre. J'ajouterai que la proximité des montagnes est une cause hygrométrique de plus, car les marges quelquefois assez larges que les parois montagneuses laissent régner jusqu'au bord des eaux sont constamment humides. Pour ces motifs, le climat des vallées à lacs n'est pas plus un climat médical, pendant l'hiver, que celui de Milan. D'ailleurs, comme le fait observer Schouw — et les chiffres confirment pleinement son assertion —, à mesure qu'on s'éloigne de l'Adriatique pour se diriger vers le pied des Alpes centrales, l'hiver devient plus rude et les étés sont plus chauds ; les extrêmes s'éloignent au lieu de se rapprocher.

Mais les influences dont la résultante est exprimée en hiver par un climat nuisible développent en été des conditions bien différentes, et qui viennent donner raison à la tradition médicale concernant le séjour auprès des lacs. Ainsi, le jeu alternatif des vents dominants (le nord et le sud), l'état hygrométrique de l'air et le voisinage des glaciers, agissent sur la température, dont la moyenne est très-modérée (1). Une chaleur douce et humide constitue donc le trait essentiel du climat estival des bassins des lacs Majeur et de Côme.

Puisque la configuration des vallées décide leurs conditions climatériques, des différences dans l'élévation de leurs rives, dans les sinuosités qu'elles décrivent et les mouvements de terrain qui lient entre elles les aspérités du sol, sont autant de causes susceptibles de faire varier l'anémologie et de modifier les caractères du climat. C'est pourquoi, bien que l'orientation des lacs Majeur et de Côme soit à peu près la même, des différences assez tranchées dans l'état hypsométrique du sol en introduisent de considérables dans leurs climats respectifs. En effet, tandis que les reliefs du territoire forment sur la rive occidentale du lac de Côme une barrière continue — si ce n'est vers le nord — qui le protége contre les courants de l'ouest, le lac Majeur est, au contraire, accessible à ces mêmes courants, par suite des interruptions qui existent entre les accidents de terrain. Du côté de l'orient, les deux vallées présentent à peu près la même disposition, c'est-à-dire que la configuration de leurs parois facilitent l'accès des vents de l'Adriatique. Notons encore que le lac Majeur est plus rapproché des glaciers que celui

(1) Les riverains du lac de Côme appellent le vent du nord *Tivano* et celui du midi *la Breva*. Le premier est le vent nocturne et règne jusqu'au matin ; le second, qui est le vent diurne, commence à souffler vers midi.

de Côme, et qu'à cause de sa topographie les vents de l'est lui arrivent plus froids qu'ils ne sont quand ils atteignent le bassin plus oriental.

En résumé : Quoique les caractères généraux de la ventilation (prépondérance annuelle des vents nord et sud) soient les mêmes pour les lacs Majeur et de Côme, la somme des influences réfrigérantes et hygrométriques est plus considérable pour le premier que pour le second. Il en résulte que les qualités de l'atmosphère varient près des deux lacs : celle du lac Majeur est plus fraîche, plus changeante et plus agitée que celle du lac de Côme. Ces analogies et ces dissemblances établissent dans un même climat médical deux variétés susceptibles d'applications thérapeutiques différentes.

II.

Applications thérapeutiques.

Les phthisiques qui ne se dirigeront pas pendant l'été vers les établissements thermaux pourront séjourner avec avantage dans la partie méridionale du lac de Côme. Ils y retrouveront les douces et salutaires influences des meilleures stations d'hiver. L'atmosphère du lac Majeur, plus tonique, moins douce et d'une thermalité plus variable, serait nuisible aux poitrinaires. Mais elle exercera une action favorable sur ces constitutions molles et lymphatiques, où la force vitale manque pour résister à la naissance et aux progrès de la tuberculisation, sur les catarrhes chroniques et les perturbations digestives avec atonie des muqueuses. Dans la vallée du lac Majeur, en un mot, l'air est stimulant sans produire d'excitation trop vive. Cette condition est la plus avantageuse aux paralysies qui ne s'accompagnent pas d'une surexcitation de la sensibilité, et surtout à celle des aliénés.

Quant aux mélancoliques, tout, sur ces rivages enchanteurs, contribuera à les distraire de leurs tristes et funestes préoccupations.

III.

Séjour; précautions hygiéniques.

Les malades qui stationneront dans les vallées à lacs devront habiter de préférence les parties méridionales, où la température est plus douce et plus égale qu'ailleurs. Dans tous les cas, j'appellerai leur attention sur certaines précautions nécessitées par l'état de l'atmosphère aux deux extrêmes de la journée.

Après le coucher du soleil, il se fait entre la surface du lac et les espaces célestes un travail de rayonnement qui abaisse sensiblement la température des couches inférieures de l'air : d'où la précipitation de la vapeur aqueuse à l'état de rosée. Le matin, les brouillards sont fréquents sur les lacs, comme dans toute l'étendue du bassin, et ne se dissipent que par l'action du soleil, qui rend la vapeur invisible en élevant la température. Ces circonstances si défavorables aux phthisiques leur imposent l'obligation de se priver des promenades du soir et du matin.

A quelle époque les malades devront-ils quitter les lacs? Je ne reviendrai pas sur les causes qui font proscrire ces derniers comme stations d'hiver. Il est vrai que les bords du lac de Côme, dans la partie méridionale, depuis la ville de ce nom jusqu'à Tramezzine, à l'occident, et à Lecco, au couchant, montrent la végétation spéciale aux régions les plus chaudes de l'Italie, et qu'on ne retrouve pas dans le bassin du lac Majeur. Il est vrai encore que cette végétation, représentée par l'oranger, l'olivier, le cactus et les plantes de l'archipel grec, pourrait faire croire à la persistance d'une thermalité atmosphérique douce et uniforme. Mais la vallée de Côme, qui paraît être en été un fragment de l'Italie méridionale, reprend pendant la saison froide la physionomie spéciale à l'Italie du nord : car, si la température est généralement plus élevée en hiver auprès des embranchements de Côme et de Lecco que vers le nord et dans le bassin du lac Majeur, le thermomètre n'y subit pas moins de fréquentes et brusques dépressions, et l'azur du ciel disparaît souvent sous de froids et épais brouillards. Ces saccades thermométriques et hygrométriques ne sont pas rares vers le milieu de l'automne; il sera donc prudent pour les malades de ne pas séjourner auprès des lacs au-delà du mois de septembre.

Je laisse aux poëtes le soin de décrire ces scènes de la nature si bien faites pour séduire l'imagination. De Côme à la Tramezzine et à Lecco, les souvenirs historiques complètent le ravissant spectacle qui frappe la vue; et dans le bassin du lac Majeur, le tableau s'agrandit encore par la proximité des montagnes et le groupe d'îles dont la reine, *Isola Bella,* étale au-dessus des eaux transparentes son riche amphithéâtre de monuments et de verdure.

Parmi les bassins à lacs qui se succèdent sur la partie septentrionale du plateau de la Lombardie, entre l'Adige et le Tessin, ceux des lacs Majeur et de Côme sont les seuls que les malades puissent fréquenter pendant l'été. Les autres, tels que les lacs d'Iséo, d'Idro et de Garde, se trouvent exposés à tous les caprices de la rose des vents. Leurs conditions climatériques offrent donc les mêmes inconvénients que celles de Milan.

Du côté des Alpes orientales, on rencontre encore des vallées couvertes de riches cultures, et comptées avec raison par les touristes au nombre des belles parties de l'Italie. Je nommerai entre autres la vallée de Brenta et les bords du fleuve qui lui donne son nom. Mais on ignore les ressources que ces délicieuses contrées peuvent offrir à la médecine.

CHAPITRE IV.

Venise.

Au milieu des lagunes, c'est-à-dire de cette vaste surface inondée entre l'Adriatique et la partie continentale de la Vénétie, cent îles environ, laissant entre elles plus de cent quarante canaux et réunies par deux cent soixante-dix ponts en pierre et trente-six en bois, forment un groupe représentant un triangle dont le sommet correspond au sud-est, la base au nord-ouest, l'un des côtés au nord-est et l'autre au sud et au sud-ouest. C'est sur ce triangle que s'élève Venise, l'ancienne et puissante république, déchue aujourd'hui de sa grandeur passée, mais appelée avec raison la ville des fascinations et des surprises.

Les eaux qui alimentent les canaux de la lagune et baignent sa surface proviennent du golfe, ainsi que des fleuves et des rivières qui s'écoulent du continent. Chaque jour, la mer opère un mouvement de flux et de reflux. Pendant ce dernier, les eaux douces fournies par le rivage continental ont l'avantage, et la lagune découverte montre à nu ses vases chargées d'algues et de plantes marines. Pendant le flux, au contraire, les flots de l'Adriatique, se portant en sens opposé, élèvent le niveau des eaux, et bientôt la lagune submergée ne se distingue plus de la pleine mer.

C'est alors que Venise paraît se bercer majestueusement sur les flots.

L'incomparable cité qui a tant exercé l'imagination des poètes mérite aussi toute l'attention des médecins, à cause du précieux concours que prêtent à l'art de guérir les conditions particulières et pour ainsi dire exceptionnelles de son climat.

I.

Conditions territoriales et atmosphériques.

LATITUDE 45° 26′; LONGITUDE 10° E.

Les montagnes susceptibles d'opposer une barrière aux vents sont : les Alpes septentrionales au nord, les Alpes Juliennes et Carniques au nord-est, les Alpes occidentales à l'ouest, et la branche transversale de l'Apennin au sud-ouest et au sud. Mais on sait que le rôle de ces obstacles naturels est en rapport avec leur élévation et leur distance. Aussi, le bassin n'étant pas suffisamment protégé par les Alpes Juliennes et Carniques, malgré sa proximité de ces montagnes, est livré presque sans défense au vent du nord-est; au contraire, les vents du nord et de l'ouest sont moins fréquents, en raison de l'élévation des sommets des Alpes septentrionales et occidentales. Au reste, ces courants, et surtout ceux de l'ouest, sont modifiés dans leur cours par leur itinéraire sur le plateau de la Lombardie. Enfin, l'éloignement et l'infériorité de la branche transversale de l'Apennin favorisent l'accès du sud et du sud-ouest. Du côté de la mer, la lagune est complètement découverte, de façon que l'est et le sud-est (sirocco) lui arrivent par l'Adriatique sans rencontrer d'obstacle. Ces vents sont donc, avec le nord-est, ceux qui prédominent.

La configuration du bassin sur lequel s'élève Venise, et particulièrement la disposition de ses deux canaux principaux, la Giudecca et le Grand-Canal, facilitent la pénétration des eaux et la circulation de l'air. La Giudecca représente un large fleuve aux eaux imposantes et tourmentées par les flots de la mer au moment du flux. Le Grand-Canal, moins large, mais beaucoup plus long, s'étend, en décrivant d'amples sinuosités, du Lido, ou rivage maritime, à la rive occidentale. C'est à l'embouchure commune de ces deux grands cours d'eau que parviennent les vents compris entre le sud et l'est, pour se répandre ensuite dans les rues étroites et confusément entrelacées de la ville, où l'air circulerait difficilement sans cette large voie qui lui est ouverte (1).

La disposition de l'extrémité occidentale de Venise est aussi très-favorable à l'entrée des vents qui viennent du continent; et, comme ces derniers n'atteignent la ville qu'après avoir passé sur la partie la plus marécageuse de la lagune, on pourrait croire qu'ils ont une action nuisible; mais leur température peu élevée n'est nullement propice à l'élaboration et au dégagement des effluves délétères. D'ailleurs, le

(1) On porte le nombre des rues à plus de 2,108.

nord-est, dont la prépondérance est marquée dans toutes les saisons, devient en quelque sorte le dispensateur des conditions météorologiques qui font du ciel de Venise un des plus pures et des plus salubres de la Péninsule. Quand il souffle, en effet, il mitige l'influence torride des vents du sud et de l'est, par sa température plus froide; il pousse les miasmes de la lagune sur le continent; et, en chassant les vapeurs, il entretient la limpide transparence de l'atmosphère.

On va voir que les qualités de l'air sous le ciel de Venise sont en rapport avec les données topographiques et anémologiques.

La moyenne de la température est, en hiver, de 3°, 3; au printemps, de 12°, 6; en été, de 22°, 8, et en automne, de 13°, 2 (1). La moyenne annuelle est de 13°,2, et celle des maxima de 32°, 2, d'après Schouw (2). La moyenne hivernale n'étant pour Padoue que de 2°, 8, et de 1°, 99 pour Milan, Venise est la station d'hiver la plus chaude de la côte de l'Adriatique dans la section qui correspond à l'Italie continentale. Elle est aussi celle dont la température offre le plus d'égalité. Là, en effet, point de transitions brusques, comme dans les autres régions de l'Italie septentrionale et même péninsulaire; les mouvements thermométriques affectent une marche graduelle pour toutes les saisons; les oscillations diurnes sont très-faibles. Cette stabilité

(1) Boudin, *Géographie et statist. méd.*, t. 1, p. 252.

(2) *Tableau du climat et de la végétation de l'Italie.* Copenhague, 1839.

du thermomètre constitue le mérite de la station de Venise, plutôt que le degré de sa température hivernale, dont la moyenne est assez basse, ainsi qu'on vient de le voir.

L'hygromètre marque 87°, année commune, et la quantité de pluie qui tombe annuellement est évaluée à 933 millimètres. Le nombre moyen des jours pluvieux a été de 75 sur une série de sept années. C'est surtout lorque le nord-est succède directement à un vent chaud et humide que la pluie se produit. Suivant Schouw, l'hiver a donné, sur sept années d'observations, une moyenne de cinq jours et demi de neige.

Sur quinze années, le docteur Traversi a obtenu une moyenne de 757 millimètres pour le baromètre. La tension de l'air n'est donc pas sensiblement diminuée.

Le conflit du nord-est avec les vents de mer engendre assez souvent des orages sur l'Adriatique pendant que le ciel de Venise conserve sa pureté et son éclat.

En dehors de l'action du nord-est, qui refoule les miasmes sur le continent, d'autres circonstances viennent témoigner encore de la pureté de l'air. Ainsi, on ne peut considérer les canaux comme des foyers d'élaboration miasmatique, attendu qu'ils sont profondément encaissés entre les murs des maisons et que leurs vases se montrent rarement à découvert; les voies de communications sont déblayées avec le plus grand soin, et le mouvement du flux, qui se produit deux fois par jour, renouvelle la masse des eaux; les courants d'air, pénétrant par les grands canaux, brassent et purifient l'atmosphère; enfin, la fièvre intermittente, très-rare dans la ville, ne se montre que sur les rives orientale et occidentale de la lagune, et principalement à l'embouchure des fleuves.

Quant aux émanations de brôme et d'iode, qui imprègnent l'air, selon quelques médecins, et auxquelles il devrait ses propriétés résolutives, aucunes recherches n'en démontrent l'existence. Ce qui a fait naître cette hypothèse, c'est l'odeur spéciale que fournissent les eaux de la lagune, et qui provient plutôt de la décomposition des plantes marines.

Résumons :

Une atmosphère calme et habituellement humide; une température douce et égale, résultant de l'harmonieux concours de l'humidité et de la chaleur ainsi que de la distribution et du conflit des vents; un ciel limpide et azuré; un air pur : telles sont les qualités qui forment les principaux caractères du climat de Venise.

II.

Influence physiologique et pathologique du climat.

Les tempéraments lymphatique et nerveux prédominent chez les Vénitiens. Leurs muscles sont généralement peu développés, et l'embonpoint assez prononcé qu'ils présentent tient moins à l'activité de la rénovation organique qu'à l'afflux des liquides et à l'accumulation de la graisse dans les tissus souscutanés. Une extrême mobilité dans le caractère, comme dans l'appareil de la sensibilité, résulte de la prépondérance du système nerveux sur le sanguin. Aussi les affections nerveuses occupent-elles la principale place dans le mouvement annuel de la pathologie vénitienne.

Si la valeur thérapeutique d'un climat devait être appréciée d'après la constitution des indigènes et la nature des maladies qu'ils éprouvent, de quelle utilité celui de Venise serait-il pour la médecine? De même que les empereurs romains, qui envoyaient les gladiateurs sur les rivages de l'Adriatique compris entre Ravenne et Aquilée, pour leur faire perdre cet excès de sang qui alourdissait leur corps, les médecins ne pourraient conseiller le séjour de Venise qu'à ceux chez lesquels une exubérance de santé devient une cause de maladie, et qui sont prédisposés aux accidents apoplectiques par une surabondance ou une trop grande plasticité du sang. Mais, j'ai démontré combien ce mode d'appréciation était défectueux, et comment il conduisait tout droit à l'erreur. (Voyez page 51.)

III.

Applications thérapeutiques.

Le climat vénitien convient aux sujets lymphatiques et scrofuleux, quoique les indigènes présentent les attributs du tempérament lymphatique. Toutefois, je ferai remarquer que la forme éréthique du lymphatisme et des scrofules, avec sécheresse des tissus, c'est-à-dire sans infiltration, sans écoulements muqueux ni suppurations, est celle que l'atmosphère de Venise modifie le plus sûrement et le plus complètement.

Dans les climats froids, sous l'influence de l'humidité et de l'état nébuleux du ciel, l'activité du système sanguin s'affaiblit pour laisser dominer le système blanc. Telle est l'origine du lymphatisme chez les habitants de certaines contrées du nord de l'Europe, les Anglais notamment. Une fois sortis du sein des brouillards, et dès qu'ils se trouvent sous un ciel lumineux, purifié et réchauffé par l'action solaire, comme celui de Venise, ces sujets lymphatiques ne tardent pas à changer de nature : le système nerveux ganglionnaire sort de son inertie, la circulation capillaire périphérique est activée, les élaborations plastiques se régularisent, et bientôt une couleur rosée remplace la teinte blafarde des tissus.

L'eau de mer à l'intérieur et à l'extérieur, les décoctions d'algues marines, l'eau ferrugineuse de Récoardo viendront corroborer la médication par le climat et contribuer à la transformation de la constitution.

L'évolution tuberculeuse des poumons peut être prévenue et même enrayée par l'influence du climat de Venise. En effet, la douceur uniforme de la température et l'état hygrométrique de l'air sont très-propices à la guérison de la phthisie qui s'accompagne de toux fréquente et sèche, qui présente un caractère d'irritabilité nerveuse ou de disposition inflammatoire et une tendance aux hémoptysies actives. Mais c'est principalement pendant la première période de la maladie que le ciel de la lagune exercera une action salutaire. Les poitrinaires au second degré ne retireront des avantages du séjour à Venise que si l'éréthisme domine et si les forces sont bien conservées. Au contraire, ils devront s'en éloigner si l'expectoration est abondante et si la vitalité est trop déprimée. Il suit de là que le ciel de la lagune est impuissant contre la phthisie à la troisième période, dont son influence peut même hâter le terme fatal.

Le climat vénitien, qui peut rendre de si grands services aux poitrinaires, sera à plus forte raison favorable aux personnes atteintes de bronchite avec susceptibilité des voies aériennes, de laryngite, d'asthme sec et nerveux, de catarrhe pulmonaire à l'état subaigu et même d'affection du cœur et des gros troncs artériels.

Les rhumatismes et les névralgies contractées dans un climat froid et variable, les paralysies avec exaspération de la sensibilité, trouveront encore sous le ciel de Venise les conditions nécessaires à un amendement rapide et durable. Enfin, on le recommandera aux névropathiques, aux chloro-anémiques à tempérament sec et irritable et aux individus atteints de calcul et de gravelle.

IV.

Séjour.

En général, la durée du séjour à Venise ne doit pas dépasser huit mois, d'octobre à la fin de mai. Cette limite est beaucoup plus large que dans aucune autre station de la Péninsule, parce que le climat vénitien n'a point, en quelque sorte, de température extrême. En hiver, le vent d'est élève le thermomètre, tandis qu'en été il souffle la fraîcheur. Néanmoins, dans cette dernière saison, la chaleur n'est pas toujours modérée, et l'action accablante du sirocco se fait souvent sentir. Pour cette raison, il sera le plus ordinairement nécessaire de quitter Venise avant la fin du printemps. On ne doit pas oublier, au reste, qu'un séjour trop prolongé finirait par exercer une action dépressive, et tendrait à imprimer à l'économie les caractères propres à la modalité organique des indigènes. L'influence du climat vénitien a besoin d'être dosée comme celle de tous les autres climats.

Les quartiers de la ville que les valétudinaires rechercheront de préférence, comme les plus favorables à la santé et en même temps les plus beaux et les plus brillants, comprennent la place Saint-Marc, la Piazetta, les magiques espaces du Grand-Canal jusqu'au pont du Rialto et le quai des Esclavons.

Les poètes n'ont rien dit de trop sur les charmes de la délicieuse Venise. Le silence y règne, malgré sa population nombreuse, parce que le sol manque aux chevaux et que les voitures sont remplacées par des milliers de gondoles glissant gracieuses et légères sur les canaux qui sillonnent la ville. Ce silence animé, loin d'attrister les étrangers, n'offre-t-il pas un contraste enchanteur avec le vacarme étourdissant des rues de nos grandes cités? Et puis, on trouve à Venise tout ce qui charme l'œil et séduit l'imagination. Ses ponts hardis et parfois gigantesques — le Rialto, par exemple — ; ses belles maisons empreintes d'un goût antique ou ornées avec la coquetterie du luxe moderne ; la magnifique place Saint-Marc ; ses trente-six églises, et surtout celle de Saint-Marc avec ses nombreuses pyramides et sa tribune extérieure supportant les quatre fameux chevaux conquis à Constantinople ; son palais ducal encore plein du souvenir des doges et orné d'une foule de tableaux et de statues des plus grands maîtres ; la Piazetta avec ses deux colonnes de granit surmontées du lion de Saint-Marc et de saint Théodore ; son arsenal ; ses palais, où sont réunis tous les caprices et toutes les profusions de l'art ; cette oasis de verdure plantée vers la mer, en 1810, par les Français, etc., etc. : n'est-ce pas assez pour satisfaire amplement la curiosité ? Enfin, les promenades sur les lagunes et l'Adriatique ont pour les malades autant d'avantages que d'attraits. « Lorsque les vents, dont la violence dure si peu, dit M. Carrière, n'agitent pas l'air, rien n'est plus doux pour un malade que de se promener en gondole, véhicule qui semble avoir été inventé pour lui ; avec cette embarcation qu'on ne sent par marcher, car elle glisse, il n'y a pas d'excursion qui paraisse éloignée. Ce repos plein de mollesse qu'elle entretient au milieu du mouvement qu'elle communique, n'est d'ailleurs troublé par aucun bruit. Les autres gondoles glissent aussi légères; et si quelque conversation vénitienne un peu bruyante vient traverser la jouissance qu'on éprouve, elle ne fait pas discordance avec les impressions dont on est bercé. Tout dans cette merveilleuse ville semble en harmonie avec le climat. »

SECTION II.

ITALIE CENTRALE.

CHAPITRE PREMIER.

Rome.

Tandis que la ville des Césars s'écroulait du haut de ses collines, la croix victorieuse s'élevait sur la plaine, en face des ruines du vieux monde accumulées sous les pieds des Barbares. De là deux régions distinctes dans la cité éternelle : au nord, sur les rives du Tibre, Rome moderne déroule ses longues rues et montre ses majestueux monuments; au midi, derrière les monts Aventin et Capitolin, qui forment en s'enchaînant une barrière naturelle dressée entre la ville des papes et celle des empereurs, s'étendent les espaces déserts de l'ancienne Rome avec les débris épars de son colossal squelette.

Ainsi, tout diffère de la cité impériale dans la capitale du monde chrétien, la disposition du terrain, la physionomie générale et jusqu'aux qualités du climat, comme nous allons le voir.

I.

Conditions territoriales.

LATITUDE 41°,54′; LONGIT. 10°,8′ E.; ALTITUDE 52m.

La vallée du Tibre, dans laquelle est construite la ville moderne ou septentrionale, représente un triangle dont le sommet correspond à la porte du Peuple, vers le nord, et la base aux monts Aventin et Capitolin, vers le sud. Les deux autres côtés du triangle sont constitués par deux rangées de collines divergentes, savoir : à l'orient, le Pincius, qui s'étend de la porte du Peuple jusqu'au plateau de la Trinité-du-Mont, puis le Quirinal et le Viminal; à l'occident, le mont Marius, le Vatican et le Janicule.

La plus grande partie de la ville occupe la plaine qui était autrefois le Champ-de-Mars, et qui borde le fleuve sur sa rive gauche, depuis le tombeau d'Auguste jusqu'au Vélâbre, quartier intermédiaire entre l'ancienne et la nouvelle Rome. Sous les empereurs, et même avant l'Empire, cette plaine était couverte de portiques, de théâtres, de bains, de cirques et de temples.

Une enceinte montagneuse demi-circulaire se dessine en amphithéâtre autour de la campagne, et part du nord-ouest pour courir vers le nord, le nord-est, l'est et le sud-est jusqu'à Frascati. Cette enceinte est formée par les derniers sommets du système du Cimino, le Soracte, les montagnes de la Sabine et enfin les monts Albains. Au sud, au sud-ouest et à l'ouest, les accidents de terrain sont remplacés par une vaste plaine qui, commençant aux dernières rampes des monts Albains, comprend le territoire d'Ardée et la côte d'Ostie.

Les différences que présente la topographie des deux Rome indiquent que les conditions météorologiques se sont aussi modifiées.

En effet, l'ancienne ville, défendue au nord par les montagnes du fond de la plaine alors couronnées de forêts épaisses, offrait un accès difficile aux influences boréales. Celles-ci, au contraire, après avoir traversé les cimes déboisées de l'Apennin, du Ciminus et du Soracte, ne rencontrent aucun obstacle capable d'arrêter ou de détourner leur marche, et pénètrent facilement dans la vallée du Tibre par l'écartement qui sépare le Janicule du Pincius. Les collines de la première Rome la protégeaient à l'est et à l'ouest, incomplètement il est vrai; et au midi, la plaine découverte favorisait l'entrée des vents du sud et du sud-ouest. Rome moderne ne présente pas tout-à-fait la même disposition dans les parties correspondantes de son enceinte hypsographique. Du côté de l'est et de l'ouest, l'analogie existe; car, ainsi que nous venons de le voir, la ville septentrionale est encaissée par des collines assez élevées et cependant insuffisantes pour l'abriter entièrement des courants qui soufflent de ces directions. Mais, vers le sud, la différence est sensible et résulte de la présence des collines transversales qui séparent la vallée du Tibre des espaces ruinés de l'ancienne ville. Ces inégalités du sol embarrassent le cours des vents chauds.

Toutefois, la vallée, perméable entre le Capitolin et le Janicule, laisse passer librement les courants austraux et surtout le sud-ouest, dans l'axe de la direction du fleuve.

Il y a vingt siècles, Rome, par sa situation topographique, était donc protégée contre le septentrion et largement ouverte au midi. Depuis qu'elle est descendue des monts dans la plaine, les conditions ont changé : elle est moins abritée du nord et plus difficilement accessible au sud.

Dans l'ancienne ville, la disposition générale du territoire n'était nullement propice à la salubrité; car les étroites vallées que formaient les collines contenaient presque toutes dans leurs bas-fonds des eaux stagnantes où s'élaboraient des miasmes délétères. Aussi, pendant les premiers siècles de Rome, les parties élevées de la ville jouissaient seules d'un air pur et suffisamment sec.

Ces inconvénients nécessitèrent d'immenses travaux d'art auxquels Tarquin l'ancien donna l'essor en construisant les premiers égoûts qui devaient assainir les vallées. Sous Nerva, Rome comptait neuf aqueducs, dont l'ensemble présentait un développement de cent sept lieues et qui apportaient 1,320,000 mètres cubes d'eau par vingt-quatre heures. Le nombre des aqueducs s'éleva jusqu'à vingt-quatre. Pline parle de sept cents lacs ou réservoirs, cinq cents fontaines et cent trente châteaux d'eau que la ville possédait du temps d'Agrippa. On a évalué à 1,400 le nombre de bassins couverts ou découverts répartis entre les différents quartiers de Rome (1). Ajoutons à cela la prodigieuse quantité de lacs, viviers, fontaines, accumulés dans les habitations élégantes, et l'on aura une idée de l'opulence hydraulique de la ville impériale.

Sa destruction ramena l'insalubrité sur les terrains d'où l'avaient fait disparaître tant de gigantesques travaux, dont on peut admirer encore aujourd'hui les restes imposants. Rome actuelle ne reçoit que la sixième partie des eaux qui servaient aux usages et au luxe de son aînée. Le surplus s'est perdu dans la campagne, et a formé dans les dépressions de terrain des mares et des lacs qui concourent pour une large part à l'humidité de la ville moderne. Au reste, celle-ci, quoique moins bien partagée que la ville ancienne sous le rapport de l'hydraulique, possède néanmoins un grand nombre de fontaines, de réservoirs et de bassins qu'alimentent trois aqueducs versant 180,500 mètres cubes d'eau par vingt-quatre heures.

Je signalerai encore comme causes d'humidité les suffusions souterraines du Tibre et ses débordements qui submergent quelquefois la place de la Minerve, celle du Panthéon et tout le bas quartier de l'ancien Champ-de-Mars. Dans la région du Vélàbre, les averses et les inondations engendrent de larges flaques d'eau que les rayons du soleil ne font disparaître qu'au bout de plusieurs semaines.

(1) Nardini, *Roma antica.*

II.

Conditions atmosphériques.

VENTS. — Les influences chaudes règnent ordinairement pendant le jour, tandis que l'atmosphère appartient à leurs antagonistes après le coucher du soleil et avant son lever. Mais des transitions brusques s'opèrent souvent dans le jeu de la ventilation, et, durant la mauvaise saison, notamment aux mois de janvier et de février, il n'est pas rare de voir les vents boréaux souffler toute la journée (1).

Les qualités que les vents acquièrent dans leur itinéraire ont une importance considérable, comme cela a été dit bien des fois, sous le rapport de la thermalité et de l'état hygrométrique de l'air. Les courants du nord, perdant leur calorique et leur humidité en traversant les sommets des montagnes voisines, sont froids et secs quand ils atteignent la vallée du Tibre.

On se rappelle que du côté du midi et de l'occident, le bassin s'ouvre sur une longue surface découverte comprenant les territoires d'Albe et d'Ardée et la partie de la campagne bordée par la mer : c'est de cette direction que Rome reçoit les influences chaudes et humides. Le vent d'ouest souffle régulièrement comme brise de mer pendant l'été, et modère la température ; le sud-ouest, qui est un des vents les plus fréquents et les plus humides, vient par Albano et Ardée et même

(1) *Annales de l'Observatoire astronomique.*

par la mer; le sud souffle du côté d'Albano; le sud-est ou sirocco règne pendant la saison chaude, mais moins souvent que dans d'autres régions du même rivage.

Le sirocco et le vent du nord ou *Tramontana* exercent sur l'organisme une action que le docteur James Johnson a définie avec beaucoup de vérité : « Le premier semble suspendre, anéantir ou paralyser l'énergie du corps et de l'esprit, qui tombe accablée sous le flot de vapeurs énervantes amenées par ces courants d'air qui ont traversé les sables brûlants et les mers humides. Le second, la Tramontane, arrive des Apennins et s'empare du calorique avec une telle avidité, qu'il enlève la chaleur vitale à tous les pores, refroidit la surface du corps, refoule avec violence vers les organes internes le mouvement de la circulation et affecte les poumons ou telle autre partie de la machine qui se trouve être la plus faible (1). »

TEMPÉRATURE. — Une période de vingt ans a donné les moyennes thermométriques suivantes :

Pour l'année.	15°, 4
— l'hiver	8°, 1
— le printemps. . .	14°, 2
— l'été.	22°, 9
— l'automne. . . .	16°, 4 (2).

Les températures maxima et minima accusent 38°

(1) *Change of air*, James Johnson, p. 288, dans Taylor, *ouv. cit.* p. 65.

(2) Schouw, *ouv. cit.*

pour les premières et 5°, 9 pour les secondes, d'où il résulte que la distribution de la chaleur, relativement aux saisons, s'exerce sur une échelle de 44 degrés environ, et qu'il peut faire très-chaud à Rome comme aussi il peut y faire très-froid. Pendant l'hiver de 1812 à 1813, la glace du lac Borghèse supporta les patineurs plusieurs jours (1).

Les changements rapides qui surviennent dans la distribution anémoscopique, et qui ont pour effet de substituer presque instantanément les influences du septentrion à celles du midi, expliquent les fréquentes et fortes saccades du thermomètre. Cette mobilité de la caloricité atmosphérique et une grande humidité sont les traits principaux du climat romain.

Pression atmosphérique. — Le baromètre présente à Rome des oscillations fréquentes et très-étendues (34 millim., 30) (2). Ces variations sont à peine signalées par les climatologistes : cependant elles ont une grande importance. (Voyez page 63.)

Hygrométrie et hydrométéores. — L'hygromètre se soutient dans toutes les saisons à un degré assez élevé ; et il suffit de réfléchir au jeu de la ventilation et aux conditions du sol, pour concevoir qu'à Rome l'atmosphère doive plutôt se rapprocher de l'extrême humidité que de la sécheresse.

Le ciel concourt à l'humidité pour une moyenne

(1) De Tournon.

(2) Kaemtz, *Cours de météorologie* traduit et annoté par C. Martins.

de 114 jours pluvieux, et le chiffre moyen de la pluie est de 800 millimètres (1). D'ailleurs, l'état hygrométrique de l'air varie, comme sa température, suivant l'orientation des vents. Par exemple, il est moins prononcé lorsque soufflent les vents froids et secs du nord que pendant le règne des vents du sud, qui apportent avec eux une masse considérable de vapeurs aqueuses.

État du ciel. — Le ciel est souvent nuageux, tout en laissant briller le soleil par de nombreuses éclaircies, et l'atmosphère ne présente pas cet éclat éblouissant qu'elle possède dans les stations méridionales de la Péninsule. Les vapeurs aqueuses dont l'air est saturé modèrent l'intensité de la lumière.

Différences que présentent les conditions météorologiques suivant les saisons. — Les qualités de l'air changent dans la ville de Rome pendant chacune des phases principales de l'année.

Décembre est caractérisé par l'alternance des pluies abondantes et des froids vifs, parce que les vents du nord sont constamment en lutte avec ceux du midi. Après ce mois, les influences boréales prédominent : c'est pourquoi janvier et février sont les mois les plus froids et les plus secs. On a dit qu'à Rome l'hiver était aussi rigoureux, aussi humide, aussi désagréable qu'à Paris. Voilà une exagération qui dénonce au moins une observation insuffisante. Il est certain cependant

(1) Schouw, *Tableau du climat et de la végétation de l'Italie*, Copenhague, 1839 ; moyenne calculée sur quarante années d'observations.

que l'air n'a pas à Rome cette douceur qu'on suppose, que le froid y est souvent vif et piquant, et que le thermomètre y accuse des écarts très-accentués.

Le printemps est habituellement précoce : la température devient plus douce et plus égale, et, à part quelques jours de pluie et quelques retours offensifs des influences septentrionales, les mois de mars et d'avril sont très-agréables; mai annonce les chaleurs brûlantes de l'été.

Celui-ci est la saison de l'humidité chaude et du mauvais air. Des pluies torrentielles font varier l'état hygrométrique de l'atmosphère, et la même instabilité se manifeste pour la colonne thermométrique.

En septembre, la température commence à baisser ; puis vient octobre qui met un terme aux chaleurs énervantes de l'été. « Octobre, dit M. de Tournon, est le mois favori des Romains ; il se montre comme un port, après la traversée de la saison néfaste, offrant de longues chances de santé et de vie. Des pluies abondantes pénètrent la terre, raniment les racines des plantes, en développent les germes ; un second printemps commence... Un soleil encore brillant se montre dans l'intervalle des pluies. »

Enfin, novembre conserve quelques-unes des douces influences d'octobre, jusqu'à ce que reparaissent avec décembre les vicissitudes atmosphériques.

Salubrité. — Nous avons vu avec quelle profusion les anciens Romains multiplièrent les travaux d'art, et comment ces merveilleuses créations du génie humain avaient fait disparaître de la surface du sol les cloaques qui empoisonnaient l'air. D'immenses colonnes d'eau, portées par un nombre infini d'artères sur tous les points de la grande cité, agitaient, purifiaient et rafraîchissaient l'atmosphère, en se renouvelant incessamment dans les bassins et les lacs, ou en tombant en cascades et en gerbes étincelantes dans les fontaines et les châteaux d'eau.

A la chute du vieux monde, Rome moderne s'éleva au milieu de conditions hygiéniques plus défavorables encore que celles dans lesquelles se trouvait la ville de Romulus. En effet, les bords du Tibre étaient aussi humides que les vallées des Monts avant leur assainissement, et le fer et le feu des Barbares avaient accumulé avec les ruines les causes d'insalubrité autour du berceau de la cité chrétienne. Ces foyers d'émanations toxiques, ces laboratoires de la mort, ne furent pas les moindres obstacles contre lesquels il fallut lutter dans la grande métamorphose de la ville éternelle. Au commencement du XIIIe siècle, Innocent III écrivait que peu de Romains parvenaient jusqu'à l'âge de quarante ans; l'air était si pernicieux que la nouvelle Rome se fut éteinte en moins d'un siècle, si les papes n'eussent pas arrêté la décroissance rapide de la population par d'importants travaux d'assainissement. A partir de la fin du XIVe siècle, les améliorations se poursuivirent avec ardeur; le sol fut desséché sur plusieurs points, l'art chrétien enfanta ses chefs-d'œuvre que l'on doit considérer aussi comme autant de monuments d'hygiène publique, et les bords du Tibre devinrent habitables.

Néanmoins, les efforts des hommes n'ont pu détruire qu'une partie des influences malsaines au milieu desquelles la ville est en quelque sorte plongée.

L'insalubrité trouve toujours de nombreux éléments dans les cloaques formés par les ruines de la première Rome, dans une campagne marécageuse et à peu près inculte, ainsi que dans l'humidité du sol et de l'air de la nouvelle ville elle-même. Avec les ardeurs de l'été, apparaissent des fièvres qui font émigrer la partie riche de la population. Mais l'air n'est pas également mauvais dans tous les quartiers de la ville : les plus dangereux comprennent le Vélâbre, le bourg de Saint-Pierre et tout le littoral qui sépare le Tibre du pied du Janicule.

III.

Résumé des conditions du climat.

1. Le climat romain n'offre pas les avantages qu'on lui attribue généralement.

2. Pendant l'hiver, le froid est ordinairement vif et piquant, et en été, la chaleur du jour est accablante.

3. Le thermomètre et le baromètre présentent des oscillations fréquentes et étendues, produites par l'antagonisme des vents froids et secs du nord avec les vents du midi.

4. L'humidité est toujours grande, si ce n'est aux mois de janvier et de février où elle diminue sous l'influence des courants du septentrion. La stagnation

des eaux au milieu des ruines de l'ancienne Rome, dans la campagne et sur plusieurs points de la ville moderne, les débordements et les suffusions souterraines du Tibre, les fontaines publiques, enfin les vents qui viennent de la mer entretiennent l'humidité aérienne.

5. L'atmosphère est moins lumineuse que dans les stations de l'Italie méridionale.

6. En été, l'air est vicié par des miasmes délétères qui se forment dans la ville et ses environs.

7. Les mois de mars, avril et surtout octobre sont les seuls pendant lesquels les valétudinaires peuvent séjourner à Rome.

IV.

Influence physiologique et pathologique du climat.

La race romaine s'est modifiée comme le climat et les mœurs : on ne trouve pas parmi les Trastévérins des types que l'on puisse comparer à ceux de l'antiquité.

Le lymphatisme prédomine dans la constitution des Romains de notre temps. Leur stature est assez élevée, et leur visage plutôt pâle que coloré; un embonpoint raisonnable pendant la jeunesse remplit les formes et les rend harmonieuses et élégantes, surtout chez les femmes; mais ordinairement l'embonpoint augmente avec l'âge et tend à l'obésité. Cette complexion, qui est en rapport avec les conditions thermo-hygrométriques de l'air, s'accompagne d'une lenteur caractéristique dans les habitudes ordinaires de la vie et même dans le langage, lenteur qui n'est pourtant point incompatible avec une certaine vivacité, lorsque la sensibilité nerveuse est mise en jeu.

Le mouvement annuel de la pathologie traduit aussi les influences du climat romain. Outre les fièvres paludéennes et quelques maladies bilieuses, les affections nerveuses et les congestions sanguines sont fréquentes parmi la population. Suivant M. Carrière, les congestions s'expliquent par la chaleur humide qui relâche les tissus et amoindrit leur résistance à l'effort expansif de la circulation sanguine. J'admets volontiers avec le savant climatologiste que les effets physiques de l'humidité chaude prédisposent aux états congestifs; mais la cause essentiellement déterminante de ces derniers me paraît résider dans les variations de la pression atmosphérique très-fréquentes sous le ciel romain.

Les maladies de poitrine ne sont pas rares non plus à Rome, et il ne peut en être autrement à cause du conflit qui s'établit souvent entre les vents opposés, et des vicissitudes qu'éprouve l'état thermique de l'air.

« L'expérience comme l'induction, écrit le docteur Armieux, démontre que cette instabilité météorologique, que les brusques changements de température, qui constituent le trait principal du climat romain, engendrent une grande variété d'affections de poitrine et nuisent notablement à celles qui ont pris naissance ailleurs. En effet, la bronchite, la pleurésie, la phthisie, etc., sont des maladies communes à

Rome ; elles y règnent toute l'année, même pendant l'été. Voilà de quoi surprendre les théoriciens toujours disposés à accorder à une localité un privilège quelconque, par cela seul qu'elle fait partie d'un système de climat. Les relevés établis sur le mouvement des militaires de la garnison française admis dans les hôpitaux, mettent en relief ce fait inattendu, que la bronchite, la pneumonie, la pleurite et l'hémoptysie sévissent particulièrement parmi les mois les plus chauds de l'année. Cela se comprend, quand on assiste aux alternatives de température qui se manifestent à Rome du jour à la nuit.

» Relativement à la mortalité fournie par le 25e de ligne, la phthisie entre pour le cinquième dans la totalité des décès, résultat déjà énoncé par M. Jacquot, et qui prouve bien que *les phthisiques qui recherchent avec tant d'empressement le séjour de Rome, ne poursuivent qu'une chimère* (1). »

Nous savons ce que vaut cette manière de prouver (voyez page 52) : toutefois, sans être aussi exclusif que MM. les médecins militaires, je me crois autorisé à dire, d'après les développements qui précèdent et les renseignements qu'il m'a été possible de recueillir, que la résidence de Rome, si généralement recommandée aux phthisiques, ne mérite pas sa réputation.

(1) *Gaz. des hôp.*, 1857, p. 302. — Voyez aussi F. Jacquot, *Mélanges médico-littéraires*, Paris, 1854, p. 645.

V.

Applications thérapeutiques.

Le ciel romain ne pourra être favorable qu'aux poitrinaires de tempérament nervoso-sanguin chez lesquels la maladie présente les caractères de la forme éréthique sèche. Les sueurs, la diarrhée, une expectoration abondante, la disposition aux hémoptysies et l'épuisement sont autant de contre-indications. MM. Bricheteau, Carrière, Clarck ont donc raison de ne conseiller la résidence de Rome que dans les commencements de la phthisie.

Les névralgies et les rhumatismes qui ne se compliquent pas d'un affaiblissement général plus ou moins profond, peuvent être amendés et même guéris par l'influence du climat romain, pendant les époques assignées au séjour des valétudinaires. M. Carrière incline à penser que les irritations si vives et surtout si dangereuses de la moelle épinière pourraient aussi contracter d'heureux changements sous le ciel de Rome. Toutefois, ce médecin reconnaît qu'il ne possède pas d'observations directes ou indirectes sur lesquelles il appuie son opinion.

En somme, le climat romain est sédatif, émollient, antiphlogistique; mais, il favorise les mouvements congestionnaires. Dès-lors, il est indiqué dans les cas d'irritation accompagnée d'un degré convenable de force; au contraire, il sera nuisible aux malades trop affaiblis, aux personnes dont la fibre est molle et humide, et à celles qui sont atteintes ou menacées de flux muqueux, de suppurations, d'hémorrhagies et de congestions sanguines.

Les qualités de ce climat ne compensent certainement pas ses inconvénients; et comme les premières (action sédative et antiphlogistique) se trouvent dans plusieurs autres résidences où il est possible pour les malades de séjourner sans interruption, pendant tout le temps de la saison froide, il en résulte que Rome est une station de médiocre valeur.

VI.

Séjour; précautions hygiéniques.

La résidence de Rome doit être interdite aux valétudinaires, et principalement aux phthisiques, pendant l'hiver, parce que, suivant la remarque de M. de Tournon, ils y trouveraient trop souvent les inconvénients des latitudes plus froides, sans y rencontrer les préservatifs convenables contre le froid et l'humidité. La chaleur humide de l'été serait non moins dangereuse par son action relâchante et la raréfaction de l'air. Par conséquent, les valétudinaires ne stationneront à Rome que pendant les mois d'octobre, mars et avril.

Ils fuiront les régions élevées pour rechercher les lieux bas, abrités contre le nord, et où les influences méridionales parviennent avec moins d'obstacle. Les rues parallèles à la direction du Tibre se trouvent dans une situation défavorable, parce qu'elles sont exposées au conflit des vents et par suite aux vicissitudes de température. Celles, au contraire, qui coupent transversalement le sol, depuis la base du Pincius et du Quirinal jusqu'à la rive du fleuve, sont beaucoup mieux orientées : les malades devront habiter ces rues de préférence et choisir le côté qui regarde le sud.

Les différences de la végétation au nord et au midi de la campagne révèlent des différences non moins tranchées dans les conditions météorologiques de ces deux régions. Ai-je besoin de dire que les santés compromises doivent se rapprocher des orangers, des citronniers, des cactus, des myrtes, etc., végétaux impressionnables et délicats qui ne prospèrent que là où une température douce les protége contre les atteintes meurtrières des frimats ?

Albano et Frascati, situés à quelques lieues de la cité romaine, au fond de la zone méridionale du bassin, sont deux admirables résidences où les malades pourront se soustraire à l'influence léthale des chaleurs, car la température y est modérée par le souffle prédominant des vents boréaux. Mais sur ces rives fraîches et ombreuses, il faudra éviter avec autant de soin qu'à Rome, le matin et le soir, l'impression de l'air, qui devient vif et piquant en passant sur les cimes glacées de l'Apennin.

CHAPITRE II.

Pise.

(Toscane.)

On croit généralement que le climat de Rome et celui de Pise sont à peu près identiques et susceptibles des mêmes applications médicales. Par conséquent, les malades qui habitent la ville étrusque pendant l'hiver pourraient tout aussi bien stationner dans la capitale des États romains, et réciproquement. Quelques auteurs vont même jusqu'à proclamer la supériorité thermale de l'hiver romain sur l'hiver pisan, ce qui entraînerait une certaine préférence pour le premier. Rome est au-dessous de sa renommée médicale, je crois l'avoir prouvé dans le chapitre précédent, tandis que celle de Pise n'est point un legs banal de la routine et se trouve parfaitement justifiée.

I.

Conditions territoriales.

LATITUDE 43°, 43′ ; LONGITUDE 8°, 3′ E.

L'observateur qui se place convenablement, de manière à ce que l'ensemble et les détails de la topographie se déroulent sous ses yeux, reconnaît de primeabord que les influences météorologiques doivent différer dans la ville éternelle et l'ancienne république de l'Étrurie.

L'inconstance du climat romain provient de ce que la cité n'est pas suffisamment protégée contre les influences boréales, qui entrent souvent en possession et l'emportent sur celles du midi, surtout pendant l'hiver. L'inverse a lieu sous le ciel pisan, parce que le pourtour du bassin présente des conditions hypsométriques plus favorables.

Pise est située à l'entrée de la dernière vallée de l'Arno, au milieu d'une vaste plaine entourée de collines et de montagnes. Celles-ci s'élèvent en amphithéâtre au-dessus des premières et forment une enceinte qui, commençant au nord-ouest, se porte vers le nord, le nord-est, l'est et sud-est. Cette barrière offre donc, par son orientation, une ressemblance frappante avec celle qui limite la campagne romaine; mais l'analogie n'existe plus dans la disposition des accidents montueux.

A Rome, en effet, la ligne de défense est incomplète et inefficace, à cause des interruptions qui séparent les reliefs, et l'on sait que les courants du septentrion, après avoir franchi ces passages, envahissent la vallée du Tibre. Au nord de la plaine pisane, au contraire, les sommets se renforcent, se serrent, et l'enceinte est à peu près continue jusqu'à l'est. Là, elle présente une échancrure qui marque le débouché de la dernière vallée traversée par l'Arno. A partir de l'est, la barrière s'abaisse progressivement, pour disparaître entièrement vers le sud. De ce point au nord-ouest, le sol est privé d'accidents, de façon que le bassin se trouve découvert du côté du territoire de Livourne et de la mer, dont Pise n'est éloignée que de trois lieues environ, distance à peu près égale à celle qui la sépare des montagnes.

Le docteur Barzelotti accorde aux murailles élevées de la ville une certaine efficacité contre les influences froides (1). Je pense que ces fortifications, qui permettaient à Pise de soutenir des sièges, la protégeraient peu contre les vents boréaux, si les aspérités du sol ne leur barraient le passage.

Rome et Pise sont traversées chacune par un fleuve; mais le Tibre se dirige du nord au midi, et l'Arno de l'orient à l'occident. Ces deux fleuves décrivent l'un et l'autre, dans leur trajet intra-muros, un arc de cercle dont l'orientation n'est pas la même : la courbe que forme le Tibre regarde l'occident par sa convexité et l'orient par sa concavité, tandis que la convexité de l'arc que décrit le fleuve toscan est tournée du côté du nord. Le cours du fleuve romain favorise l'antagonisme des vents, et l'Arno, constituant par sa courbure comme un appareil de convergence des rayons solaires, selon les expressions de M. Carrière, fixe, sur un assez long espace, les chaudes influences du midi.

Par cette disposition du fleuve toscan, Pise est divisée en deux régions, l'une méridionale, située sur la rive gauche du fleuve, l'autre septentrionale, occupant la rive droite et terminée par un quai demi-circulaire

(1) *Guide médical en Italie.*

qui est complètement abrité des vents froids et exposé aux vents chauds du midi. C'est la partie de la ville qu'habitent les malades qui vont s'établir à Pise chaque hiver.

II.

Conditions atmosphériques.

VENTS. — La distribution annuelle des influences anémologiques ne s'opère pas de la même manière à Rome et à Pise, comme l'indique le parallèle que je viens de faire entre les conditions topographiques de ces deux villes. L'ancienne république étrusque est principalement exposée aux courants du sud, et se trouve à couvert de ceux qui soufflent des régions boréales ainsi que du nord-ouest. Cette circonstance me paraît établir la supériorité du climat pisan sur le climat romain.

TEMPÉRATURE. — Les auteurs qui prétendent que l'hiver est plus froid à Pise qu'à Rome appuient leur assertion sur des chiffres. D'après Schouw, les moyennes thermométriques sont :

Pour l'année..............	15°, 8
— l'hiver..............	7°, 8
— le printemps..........	14°, 8
— l'été................	23°, 2
— l'automne............	17°, 3

La moyenne hivernale de Rome (8°, 01) surpasse donc celle de Pise de 1°, 19. Mais cette différence, fût-elle plus considérable encore, n'a point la signification qu'on lui prête. La manière la plus sûre de faire fausse route en climatologie médicale — je ne saurais trop le dire —, c'est de se laisser guider par les moyennes de la température.

Les indications du thermomètre étant subordonnées à celles de l'anémoscope, la caloricité atmosphérique n'éprouve pas à Pise les vicissitudes qui caractérisent le climat de Rome. Néanmoins, le degré de chaleur varie sur les divers points de la ville et de la campagne suivant leur orientation. Par exemple, le thermomètre est plus élevé et plus stable dans le quartier des malades, qui correspond à la courbe de la rive droite du fleuve où se concentrent les rayons du soleil, que sur le quai de la rive gauche et dans les quartiers de la région méridionale, qui sont plus accessibles aux influences froides.

Hygrométrie et hydrométéores. — Le climat de Pise est un des plus humides de l'Italie; et cela doit être, d'après les conditions hygrométriques sous lesquelles il est placé. En effet, tous les vents qui prédominent dans le bassin pisan traversent des surfaces plus ou moins couvertes d'eau avant d'atteindre la ville. L'est et le nord-est roulent sur les vallées de l'Arno et les lacs qui occupent des espaces assez étendus non loin de la rive droite de ce fleuve; le sud-est et le sud parcourent le territoire humide de Livourne; enfin le sud-ouest et l'ouest soufflent de la Méditerranée. La prépondérance de ces influences fait que l'hygromètre marque rarement la sécheresse.

La pluviométrie fournit aussi une moyenne très-élevée : elle est de 1 mètre 42 millim. sur trente années d'observations (1). Mais cette masse considérable d'eau se distribue dans les diverses saisons, ainsi que le prouvent les résultats différentiels suivants, que Schouw a obtenus sur une période de trois ans : l'hiver a donné 255^{mm}, le printemps 229, l'été 175 et l'automne 475.

Pression atmosphérique. — La présence d'une grande quantité de vapeurs aqueuses dans l'air pisan entraîne sa raréfaction ; aussi le baromètre est-il ordinairement peu élevé (2).

État du ciel. — Le ciel n'a pas l'éclat des atmosphères méridionales de la Péninsule, et la fréquence des pluies augmente la proportion des jours sombres aux jours sereins.

III.

Résumé des conditions du climat.

1. Le climat de Pise est bien supérieur à celui de Rome.

2. Abritée du nord par un système de protection efficace, que forment des montagnes et des collines qui s'étendent du nord-ouest au sud-est, et ouverte aux influences méridionales, la ville étrusque jouit d'une température douce et égale en hiver, principalement sur le quai de la rive droite de l'Arno.

3. Des masses considérables de vapeurs apportées par les vents prédominants saturent l'atmosphère. Cette condition contribue à l'abaissement de la colonne

(1) Schouw.

(2) *Nouveau journal des lettrés.*

barométrique. Les pluies tombent abondamment dans les diverses saisons.

4. Le ciel est moins brillant que dans le midi de l'Italie, et le nombre des jours sombres généralement plus considérable en raison de la fréquence des pluies.

5. En été, l'air pisan offre les inconvénients des atmosphères très-chaudes et très-humides.

IV.

Applications thérapeutiques.

J'ai dit (page 321) que le ciel romain exerçait une action sédative, relâchante, antiphlogistique. Celui de Pise possède les mêmes qualités à un degré plus élevé encore, ce qui tient à la rare intervention des vents froids et secs.

Au reste, les Pisans portent dans leur constitution le cachet des influences amollissantes au sein desquelles ils vivent. Ainsi, on ne rencontre guère parmi eux cette coloration particulière aux habitants des régions où l'air est vif, sec et agité. L'attribut essentiel de leur tempérament, c'est le lymphatisme mat et bouffi, que produisent les atmosphères chargées d'humidité.

Il y a peu de stations médicales qui aient une renommée plus ancienne que celle de Pise pour les salutaires conditions qu'y trouvent les tuberculeux. « Le climat de Pise, écrit M. Bricheteau, est préférable à toutes les localités de l'Italie ; c'est, pour me servir de l'expression d'un médecin qui y a résidé, une espèce de serre chaude, où l'on est admirablement pour vivre à l'abri de toutes les influences nuisibles des variations atmosphériques. Nulle part on n'est mieux pour *végéter*, me disait un malade (1). »

Il est certain que la douce moiteur de l'atmosphère et la stabilité de la température sont des conditions favorables aux poitrinaires ; mais on a trop généralisé les avantages du climat pisan dans le traitement de la pulmonie. Ce climat ne convient, en effet, qu'aux sujets irritables et chez lesquels la maladie revêt la forme inflammatoire ; encore faut-il qu'elle soit à la première période ou au commencement de la seconde. Le séjour de Pise n'aura donc que des inconvénients pour les individus lymphatiques ou scrofuleux. Au reste les remarques que j'ai faites concernant les applications thérapeutiques du climat romain (page 321) s'appliquent à plus forte raison à celui de Pise, dont l'action dépressive est encore plus marquée.

Tout en calmant l'irritation pulmonaire et en diminuant l'exaltation de la sensibilité, le ciel pisan détermine quelquefois chez les phthisiques des crachements de sang plus abondants que pendant leur séjour dans les contrées septentrionales. M. Carrière explique ainsi cette action du climat : « L'hémoptysie provient de la fluxion du sang dans le poumon, et celle-ci, de l'irritabilité produite par la présence des tubercules. Mais si un air excitant peut provoquer la fluxion et les conséquences qu'elle entraîne, un air humide et doux, un

(1) *Traité sur les maladies chroniques qui ont leur siége dans les organes de l'appareil respiratoire*, Paris, 1852.

climat énervant, peut assurément opérer sur les membranes un relâchement tel qu'il détermine l'hémoptysie. Voilà pourquoi les malades qui séjournent à Pise avec un certain degré de pléthore pulmonaire, se trouvent quelquefois, malgré leurs prévisions, dans la position de ceux qui vivraient sous l'influence d'un ciel plus froid, plus sec et autrement en butte aux intempéries. » Je crois que la cause des hémoptysies dont sont frappés plusieurs malades qui stationnent à Pise, réside moins dans l'action relâchante de l'air humide sur les tissus que dans le défaut d'élasticité de l'air. J'ai déjà émis cette opinion en traitant du climat de Rome, qui occasionne les mêmes accidents.

Pise est une ville paisible et médiocrement peuplée. Une certaine agitation règne dans quelques rues du bord méridional du fleuve ; mais la rive droite, habitée par les malades, est dans une solitude presque complète. Ce silence, ce calme perpétuel a des avantages et des inconvénients. S'il exerce une heureuse influence sur le traitement par le climat, en ce sens qu'il concourt à amener une détente salutaire dans la sensibilité des organisations nerveuses et impressionnables, il peut agir défavorablement en portant à la mélancolie les malades et particulièrement les phthisiques, qui n'y sont que trop enclins. « Il faut à ces derniers, dit avec raison M. Champouillon, les impressions qui sollicitent l'expansion vitale si favorable à la santé, car le cœur qui n'a rien à moudre finit par se broyer lui-même (1). »

(1) *Gaz. des hôp.*, 1857, p. 241.

Pise ne convient donc nullement aux sujets opprimés par la tristesse, et dont on ne peut décentraliser l'attention fixée sur de fâcheuses impressions, dissiper les idées sombres que par des tableaux variés et une vie pleine de couleur et de mouvement.

V.

Séjour ; précautions hygiéniques.

Les malades ne séjourneront à Pise que pendant l'hiver et une partie du printemps. Je répèterai que le quai de la rive droite est le quartier des meilleures influences et par conséquent celui qu'ils devront habiter.

Il sera bon de rompre la monotonie du séjour et d'échapper à l'envahissement de l'ennui par des excursions dans la plaine et les vallées voisines, à la condition, bien entendu, de choisir un temps propice et de se prémunir contre les variations de température.

Les sources minérales, froides ou chaudes, dont le nombre est considérable dans les environs de Pise, ne peuvent rendre aucuns services aux malades qui quittent les climats du nord ou les rivages océaniques pour hiverner sous le ciel italien. Je ferai cependant une exception en faveur de la source saline de Castellaccio in Montenero, voisine de Livourne et qui est riche en chlorure de sodium. Cette eau conviendrait peut-être aux phthisiques et servirait ainsi l'influence du climat.

Lucques.

(Toscane.)

Je dirai quelques mots du climat de cette ville qui attire en été un grand nombre d'étrangers et de riches familles italiennes, indépendamment des malades auxquels ses eaux minérales ont été conseillées.

La température estivale de Lucques, moins élevée que celle de Rome, de Pise, de Florence, etc., est très-variable, et la fraîcheur des nuits présente un contraste frappant avec la chaleur du jour. L'air y est vif, sec et excitant, parce que les vents boréaux soufflent souvent avec force, et cette condition occasionne de fréquentes irritations de la trachée et des bronches chez les baigneurs. On ne peut donc conseiller aux malades qui ont hiverné à Pise ou qui ont passé les mois de mars et d'avril à Rome de stationner pendant l'été aux bains de Lucques. Le séjour sur les bords du lac de Côme est bien préférable pour eux.

Les eaux de Lucques, auprès desquelles Montaigne recouvra la santé, sont faiblement minéralisées et appartiennent à la classe des eaux sulfatées magnésiques. Elles exercent une action sédative sur le système nerveux : c'est principalement dans les rhumatismes articulaires et musculaires accompagnés d'une extrême susceptibilité de la peau, dans les leucorrhées, certaines gastralgies et les engorgements abdominaux qu'on les emploie avec succès. Elles sont administrées en boissons et en bains.

CHAPITRE III.

Florence.

(Toscane).

Quand on a visité l'ancienne capitale de l'Étrurie, la *ville des fleurs* (Florentia), assise au milieu d'un vaste jardin qu'arrosent les eaux limpides de l'Arno, on regrette que la plupart des valétudinaires soient obligés de fuir ce délicieux séjour. C'est qu'en effet le ciel de Florence est fatal aux poitrines compromises et aux sensibilités délicates.

I.

Conditions territoriales et atmosphériques.

LATITUDE 43°,47'; LONGITUDE 8°,55' E.; ALTITUDE 64m.

Moyenne de la température :

Pour l'année	15°,3
— l'hiver............	6°,8
— le printemps........	14°,7
— l'été...............	24°,0
— l'automne..........	15°,7

Quoiqu'entourée au sud, à l'est et au nord par des collines ombragées, que fortifie la chaîne transversale de l'Apennin, la ville étrusque offre un accès facile aux divers courants de l'horizon. La fréquence du nord et du nord-est s'explique par l'infériorité des cimes de l'Apennin entre Florence et Bologne. Les inégalités du sol qui se rapprochent de la ville laissent aussi entre elles d'étroits passages par où les vents soufflent avec impétuosité. Du côté du nord-ouest et de l'est, les cimes apennines se prononcent davantage. Au midi, une chaîne se dirigeant de la Val'Ombreuse à San-Casciano, et comprenant les collines de San-Miniato, célèbres par les fortifications de Michel-Ange, oppose une barrière au sud, qui devient ainsi moins fréquent. Mais la vallée supérieure que parcourt l'Arno laisse passer le sud-est. Une seconde chaîne, partant de l'Apennin, va de la montagne de Pistoia, dans la direction du nord-ouest, à la Galfolina, où elle ferme cette large vallée de l'occident qui est une des plus belles parties des environs de Florence. Le sud-ouest peut la traverser sans obstacle.

Ainsi, les vents du nord luttent de prédominance avec les vents chauds sur le bassin de Florence.

Ce jeu de l'anémologie règle la température. Pendant l'hiver, l'influence du nord, que refroidissent les cimes des montagnes, n'est point annihilée complètement par celle de ses antagonistes, le sud-est (sirocco) et le sud-ouest (libeccio). D'un autre côté, lorsque l'âpre septentrion vient à remplacer ses adversaires du sud, son influence se fait ressentir aussitôt. Ainsi se produisent les brusques transitions que l'on observe dans la caloricité atmosphérique pendant l'hiver. En été, l'inverse a lieu, c'est-à-dire que le nord ne porte pas avec lui assez de fraîcheur pour atténuer les effets du libeccio et du sirocco. A Florence, par conséquent, il fait froid en hiver et extrêmement chaud en été.

Les observations thermométriques confirment ces résultats de l'analyse, puisque l'expression générale de la température est représentée par 6°, 8 pour l'hiver, et 24° pour l'été. Toutefois, le chiffre 6°, 8, moyenne de la température hivernale, bien qu'il soit au-dessous de celui de la plupart des stations de la zone occidentale de l'Italie, ne laisse pas que de présenter une certaine élévation et semblerait contredire les considérations qui précèdent. A Venise, par exemple, la moyenne thermométrique n'est en hiver que de 3°,35; mais sous le ciel de la lagune la colonne mercurielle est à peu près stable, tandis que sous celui de Florence elle subit des écarts considérables.

	MOYENNES DES MINIMA.		MOYENNES DES MAXIMA.
Hiver....	— 1°,11	....	+ 14°,1
Printemps	+ 5°,36	....	+ 22°,41
Été......	+ 15°,06	....	+ 31°,8
Automne.	+ 70°,30	....	+ 23°,37
		Moyenne annuelle :	
	+ 6°,69	....	+ 22°,76
		Moyenne absolue :	
	— 5°,3	....	+ 35°,0 (1).

Ces chiffres démontrent les mauvaises conditions du climat florentin, sous le rapport de la température.

(1) Carrière, d'après dix-neuf années d'observations.

Nous avons déjà vu que la grande mobilité de l'état thermique de l'air faisait de Gênes un séjour dangereux pour les affections chroniques de la poitrine, malgré l'élévation de la moyenne hivernale (8°, 39).

A Florence, le baromètre se maintient, année commune, à la hauteur de 748 millimètres ; ses variations ne sont pas très-étendues.

L'hygromètre marque 74, année commune, et la pluviométrie donne une moyenne de 937 millimètres, et de 114 jours pluvieux. Les fréquentes et désastreuses inondations de l'Arno contribuent à l'humidité du sol et de l'air.

L'antagonisme du nord et des vents du midi entraîne la condensation rapide des vapeurs aqueuses incorporées au fluide atmosphérique, et détermine de violents orages accompagnés de pluies torrentielles.

Sans présenter cet éclat éblouissant des atmosphères de quelques-unes des stations de la Péninsule, le ciel de Florence n'en est pas moins souvent d'une admirable pureté.

En résumé : grandes vicissitudes de température ; froid vif en hiver, chaleur excessive en été ; air peu élastique, assez humide et souvent chargé d'électricité : tels sont les caractères généraux du climat florentin.

II.

Influence physiologique et pathologique du climat.

La modalité organique et fonctionnelle de la population se ressent naturellement des qualités du climat. L'élément nerveux domine dans la constitution des Florentins, que distinguent une activité rare, une merveilleuse vitalité de l'esprit, mais aussi une versatilité et des excentricités de caractère que n'ont exagérées ni les historiens ni les poètes. « Combien de fois, s'écrie Dante, en s'adressant au peuple de sa patrie, as-tu changé, depuis que je te connais, les lois, les monnaies, les emplois, les costumes, les chefs de l'État. »

Quante volte del tempo che rimenbre
Leggi, monete, officii et costume
Hai tu mutato, e rinnovato membre.

(*Purg.*, c. VI, p. 145.)

A six siècles de distance, l'immortel génie trouverait que, sous le ciel florentin, l'ordre physiologique n'a pas plus varié que le climat.

Rappellerai-je que Florence est la patrie de Galilée, de Boccace, de Machiavel, de Michel-Ange, de Léonard de Vinci, et de tant d'autres grands hommes dont s'honorent les sciences, la poésie et les beaux-arts ?

Les caractères des maladies révèlent aussi la nature des causes : ce sont les affections nerveuses qui l'emportent, et, dans les inflammations elles-mêmes, la sensibilité joue souvent le principal rôle.

III.

Applications thérapeutiques. — Séjour.

La question thérapeutique est résolue par ce qui précède.

Le climat de Florence ne convient qu'à un très-petit nombre de valétudinaires, et la contre-indication est formelle pour les maladies chroniques de la poitrine, les affections nerveuses et les constitutions impressionnables. La proximité de cette ville est dangereuse pour les phthisiques qui résident à Pise. Que ceux qui se laisseraient séduire par les attraits de leur voisine parfumée ne cèdent à la tentation qu'avec sobriété et prudence. L'inconstance du ciel florentin pourrait leur faire payer cher les délices d'un séjour trop prolongé ou intempestif.

L'air de la ville étrusque sera propice, au contraire, à ces natures chétives dont le sang est pauvre en globules, chez lesquelles l'innervation est engourdie et la rénovation organique languissante, et qui présentent une tendance à la diathèse tuberculeuse : il s'agit de la forme torpide du lymphatisme et des scrofules.

Le climat florentin est encore indiqué toutes les fois qu'il sera nécessaire d'imprimer une vive impulsion à l'activité nerveuse. Par conséquent il doit être conseillé contre l'impuissance virile causée par l'épuisement des forces ou l'abus des plaisirs vénériens. Les paralysies indolores, entre autres celle des aliénés, pourront aussi en retirer de bons résultats, pourvu que les congestions et les secousses résultant des perturbations atmosphériques ne soient pas à redouter.

Enfin, les mélancoliques ne trouveront nulle part des conditions plus favorables à leur guérison.

D'après ce que j'ai dit de la température estivale, l'automne, l'hiver et le printemps sont les seules époques de l'année pendant lesquelles les malades auxquels le séjour de Florence convient devront habiter cette ville.

CHAPITRE IV.

Sienne (1).

(Toscane.)

Cette ville est située à 333 mètres au-dessus du niveau de la mer (2), dont la sépare une distance de soixante kilomètres seulement. Son enceinte décrit

(1) La tradition attribue à Sienne une origine française : elle aurait été fondée par les Gaulois de Sens pendant une invasion, comme semble l'attester cette inscription : *A Gallis sennonensibus œdificata (construite par les Gaulois sennonais)*.

Brantôme dit en parlant des Siennois : « Aussi en tiennent-ils encore de l'humeur de nous autres Français, car ils ont la tête près du bonnet, et sont vifs, soudains et prompts comme nous. Les dames pareillement aussi, se ressentent de ces gentillesses, gracieuses façons et familiarités françaises. » (*Les Dames galantes*, t. II, liv. VI.)

(2) Inghirrami, *Anthologie de Florence*.

un triangle qui a la base orientée vers le midi, de façon que l'un des côtés regarde l'orient et l'autre l'occident.

Sienne n'étant défendue qu'au nord par les sommets de l'Apennin et à l'ouest par des montagnes assez puissantes, se trouve livrée à tous les courants qui soufflent des autres points de l'horizon. Aussi, le nord-ouest, le nord-est, le sud et ses collatéraux de l'est se partagent la prépondérance annuelle.

Le nord-ouest froid et sec porte l'agitation dans l'air. Le nord-est, violent aussi, mais moins impétueux, n'atteint la ville qu'après avoir abandonné une partie de son calorique aux cimes de l'Apennin. Les vents austraux, généralement chauds et humides, sont modifiés aussi dans leurs qualités calorifiques et hygrométriques en traversant les terres. Le sirocco lui-même arrive à Sienne moins énervant que dans les autres régions de l'Italie.

La prédominance des influences froides, due aux conditions de niveau où est placée la ville, fait que celle-ci appartient plutôt, sous le rapport de la caloricité atmosphérique, à la zone continentale de la Péninsule qu'à sa région centrale. Cinq années d'observations ont donné à M. Carrière les résultats suivants :

Moyenne annuelle.........	13°,4
— de l'hiver........	5°,2
— du printemps....	12°,4
— de l'été..........	21°,7
— de l'automne.....	14°,0

Le thermomètre dépasse quelquefois — 10° en hiver et + 34° en été. Mais les froids exceptionnels ne durent que quelques jours, et les influences du nord ainsi que les brises de mer tempèrent les chaleurs estivales.

Les écarts barométriques sont moins considérables que ceux du thermomètre : la moyenne des oscillations annuelles n'a pas atteint 16 millimètres pendant 1839 et 1840. (Carrière.)

L'atmosphère, généralement très-pure, contient peu d'eau météorique, et si des brouillards viennent troubler la sérénité du ciel pendant quelques matinées d'hiver ou d'automne, les rayons du soleil et les bourrasques du nord-ouest et du nord-est les dissipent promptement.

Les effets physiologiques qui résultent de ces conditions se traduisent par la stimulation des principales fonctions de l'économie : l'activité nerveuse est revivifiée et se régularise dans les centres de la vie végétative et de la sensibilité ; en un mot, le climat siennois est tonique et excitant comme celui de Florence, avec cette différence, toutefois, que l'air de la capitale de la Toscane étant plus électrique produit une excitation plus vive.

Les deux stations peuvent donc être conseillées dans les mêmes cas, à quelques nuances près, et se prêter un mutuel concours en permettant au médecin de graduer l'influence climatérique suivant les effets qu'il veut obtenir.

Mais les époques du séjour ne sont pas les mêmes

dans l'une et dans l'autre localité. Le climat siennois est, en effet, un climat d'été, tandis que les valétudinaires ne peuvent résider à Florence qu'en hiver, au printemps et en automne.

Je n'ai pas besoin de dire que le séjour de Sienne serait mortel aux affections chroniques de l'appareil respiratoire.

SECTION III.

ITALIE MÉRIDIONALE.

CHAPITRE PREMIER.

Golfe de Gaëte.

Le territoire de Gaëte forme la limite septentrionale de la plaine fertile qui est comprise entre les vallées du Vulturne et du Garigliano (fleuve Liris des anciens), et le bassin de Naples jusqu'au pied de l'Apennin.

La seule partie de ce territoire qui offre de l'intérêt au point de vue du climat commence sur la côte au Garigliano et se termine à Gaëte, en exceptant, toutefois, le terrain bas et marécageux que l'on rencontre à partir des bords du fleuve et qui est semé des ruines de Minturnes, célèbre par la captivité de Marius. Cet espace franchi, l'arc de cercle dessiné par le golfe se prononce davantage, et, au milieu de bosquets d'orangers, apparaissent des maisons de campagne, des villages et Mola di Gaëta, qui occupe la partie la plus concave de la courbe. Des montagnes calcaires, qui descendent en amphithéâtre du côté de Mola, protégent les parages du golfe depuis le nord-ouest jusqu'au sud-est.

Ainsi, orientée avec le midi et abritée des influences septentrionales, Mola reçoit directement les vents de la mer. Cependant la barrière orographique, qui est perméable sur plusieurs points, donne accès à la ventilation boréale, et cette intervention du nord, quoique dominée par celle des courants austraux, suffit pour entretenir la salubrité de l'air et contrebalancer les effets énervants des haleines maritimes.

Il n'existe pas, dans le voisinage de Mola, d'épanchements marécageux susceptibles de fournir à l'air des éléments hygrométriques; mais les eaux du golfe et les vents du midi répandent une humidité modérée.

La portion du golfe qui s'étend depuis les dernières maisons de Mola jusqu'au promontoire de Gaëte, présente donc les conditions d'une bonne station médicale, et l'on est en droit de s'étonner qu'elle n'ait pas attiré l'attention des climatologistes comme elle captive celle des voyageurs, dont l'admiration est sans bornes pour ce fragment de l'Italie méridionale, « où commençaient, dit Scipion Breislack, les délices de la voluptueuse Campanie (1). »

Les poitrinaires lymphatiques y trouveraient des influences favorables pendant la saison d'hiver. Il en serait de même des malades atteints de catarrhe, de pleurésie chronique, de névralgie et de rhumatisme

(1) *Topografia fisica della Campania.*

compliqués d'une grande faiblesse. Mola et ses environs conviendraient en un mot aux valétudinaires qui ont besoin d'un air à la fois doux et un peu tonique, pour combattre une excitabilité trop vive jointe à l'allanguissement et à la perversion des fonctions végétatives. Mais Gaëte, exposée aux courants qui soufflent du septentrion, comme à ceux de la mer, serait un séjour dangereux.

CHAPITRE II.

Rive septentrionale du golfe de Naples.

(Baïa, Pouzzoles.)

L'orientation de la branche septentrionale du golfe de Naples, semblable à celle de la partie du golfe de Gaëte qui va du promontoire de cette ville aux dernières maisons de Mola, assure la prépondérance aux influences méridionales. La similitude se continue dans les conditions hypsométriques des deux territoires; car, du côté du nord, une barrière montagneuse protége aussi les campagnes comprises entre le pied du Pausilippe et le cap Misène.

Après ces analogies viennent de profondes dissemblances.

En première ligne se présente la volcanicité du sol de la région septentrionale du golfe de Naples. Sur cette terre si intéressante à visiter, où se multiplient les curiosités géologiques, où chaque ruine est une page d'histoire, tout révèle l'influence de cette chimie mystérieuse qui tourmente les profondeurs de la terre et élabore ses produits dans d'immenses fournaises. Du Pausilippe au cap Misène, il n'y a pas un coin de terre, pas une roche qui ne soit le produit du feu ou qui n'en porte la trace. L'action volcanique a laissé partout son empreinte. Rappellerai-je que les magnifiques ruines du temps de Sérapie, après avoir séjourné assez longtemps dans la mer, à la suite d'un affaissement du sol, ont été reportées, par un nouveau mouvement de terrain, à la place qu'elles occupent aujourd'hui sur une hauteur; que le Monte-Nuovo s'éleva d'un seul jet dans la nuit du 29 septembre 1538 entre Pouzzoles et Baïa, soulevant un lac qui couronna sa cime, comblant le port Jules et engloutissant le village de Tripergole? etc., etc.

Les preuves de la permanence de la combustion volcanique dans ce territoire ne manquent pas. Ici tourbillonnent des masses de gaz et de fumée sulfureuse; là bouillonnent des sources richement minéralisées. Non loin du cap Misène et de l'antre de la Sybille de Cumes, une épaisse colonne de vapeur sortant d'une excavation pratiquée dans le versant méridional de la montagne de Baïa, indique l'entrée de ces fameuses étuves de Néron dont on ne peut traverser l'atmosphère embrasée que la bouche collée sur le sol. Sur les bords du lac d'Agnano, qui a submergé les restes de la villa de Lucullus en faisant son apparition au XVIe siècle, du gaz acide carbonique se dégage à travers la masse des eaux et les porosités du sol. Ce gaz a été aménagé dans un emplacement spécial appelé *Grotte du chien* (1). Un peu plus loin, au pied d'un petit tertre couvert d'une riche végétation, c'est du gaz ammoniaque qui s'échappe du sol. L'emplacement où ces émanations ont été aménagées a reçu le nom de *Grotte d'ammoniaque*. A une faible distance se trouve encore la Solfatarre (*Forum Vulcani, Campi phlegrici* des anciens), couverte de concrétions sulfureuses comme le cratère du Vésuve, et les étuves de Saint-Germain, incrustées d'efflorescences ammoniacales.

La volcanicité du sol réagit sur l'atmosphère, dont la thermalité est augmentée, l'état électrique modifié et la pureté altérée par les vapeurs et les gaz.

Une autre différence essentielle entre les conditions territoriales du golfe de Gaëte et celles de la rive septentrionale du golfe de Naples, résulte de la présence, sur cette dernière, de flaques d'eau nombreuses, dont les émanations toxiques se mêlent à la fumée, aux vapeurs et à toutes les productions gazeuses des volcans éteints. Cette circonstance interdit aux valétudinaires le séjour de ces contrées, où l'état physique

(1) Voici l'expérience que le gardien montre aux visiteurs et d'où la grotte a tiré son nom. Un chien dont les pattes ont été liées préalablement est déposé au milieu de la grotte. Aussitôt l'animal se débat et manifeste une vive anxiété. Dès qu'il paraît asphyxié, son maître le retire et l'expose au grand air en le débarrassant de ses liens. Peu à peu le chien revient à la vie, et à peine désasphyxié, il se sauve rapidement. Cette expérience souvent répétée ne paraît pas altérer la santé de l'animal.

des populations réfléchit si fidèlement les influences délétères au sein desquelles elles vivent. « Ce n'est pas, en effet, sans un profond sentiment de tristesse, dit M. Carrière, qu'on rencontre sur le rivage ou dans les masures de Bauli des corps courbés, amaigris, des figures hâves et ridées, quoiqu'elles portent encore l'empreinte de la jeunesse. Le regard de ces malheureux habitants s'éclaire à la vue de l'étranger. Une sorte d'empressement les anime, car leur industrie de cicérone leur fait espérer de gagner quelque argent. Mais une fois l'office rendu et la récompense reçue, ils retombent dans cette profonde apathie qui les caractérise. Contents de leur journée, ils se reposent dans leurs haillons entre une ruine et un marécage, sans chercher à se dérober aux atteintes d'une influence avec laquelle ils sont décidés à vivre, en attendant qu'elle les fasse mourir. Cette contrée doit être rendue saine pour la population, avant d'être signalée comme une bonne station médicale (1). »

Mais le savant auteur du *Climat de l'Italie* exclut de cette zone empoisonnée, qui comprend Baïa, le territoire situé au-delà de l'isthme de Cumes, et il s'étonne que Pouzzoles, avec un hiver aussi doux, plus doux assurément que dans aucune autre station de l'Italie, n'ait pas été plutôt signalé à l'art médical. D'après lui, M. de Reuzé mérite des remercîments pour avoir fixé l'attention l'un des premiers, ou le premier peut-être, sur cette localité des rivages du golfe.

(1) *Ouv. cit.*, p. 220.

Les conditions d'insalubrité ne sont pas rares non plus autour de Pouzzoles. Au milieu de la plus riche végétation, des roseaux gigantesques abritent des mares où fermente le poison. Le chanvre rouit dans les lacs où l'eau ne se renouvelle jamais, et où l'évaporation s'exerce avec activité sous l'influence d'un soleil ardent. D'ailleurs ces populations au visage terreux, aux yeux éteints; ces pauvres enfants que l'on rencontre tout nus sur les chemins, étalant leurs membres amaigris et leur ventre énorme, pour exciter la pitié des passants, ne viennent pas des rivages infects de Baïa : ils sont des campagnes de Pouzzoles. L'*aria cattiva,* moins intense, moins meurtrière qu'au-delà de l'isthme de Cumes, je le veux bien, s'appesantit cependant sur les êtres vivants jusque dans le voisinage de Pausilippe.

Et puis, si l'on réfléchit que le climat de Pouzzoles n'est conseillé aux phthisiques et en général aux malades atteints d'affections chroniques de la poitrine, que si ces maladies se compliquent d'une grande irritation; que, d'un autre côté, les émanations sulfureuses des étuves de Saint-Germain et de la Solfatarre doivent neutraliser par leur action excitante les effets sédatifs et émollients de l'humidité marécageuse, on est porté à douter des bons résultats que quelques médecins attribuent à la résidence de Pouzzoles. M. Carrière lui-même, en parlant des étuves de Saint-Germain, dit : « Comment croire que ce qui guérit la goutte, le rhumatisme et quelques paralysies; comment croire que ce qui doit exciter assez vivement pour produire une amélioration temporaire ou une guérison radicale puisse rendre les mêmes services dans l'amélioration ou la curation de la dégénérescence tuberculeuse des poumons? » Or, par leur voisinage de Pouzzoles, les étuves de Saint-Germain et la Solfatarre mêlent leurs émanations à l'atmosphère de cette localité.

En résumé, malgré la douceur du climat, je crois que les phthisiques et les malades atteints de bronchite ou de laryngites sub-aiguës, dont l'état exige des influences calmantes et antiphlogistiques, devront prendre leurs quartiers d'hiver dans des stations plus propices que Pouzzoles, à cause des conditions plutoniennes et trop marécageuses de son territoire.

CHAPITRE III.

Ile d'Ischia.

(Golfe de Naples.)

Cette île, ancienne Pythécuse des Grecs, où la tradition fait arrêter Énée dans son émigration au Latium et où la fable nous montre le géant Typhon enseveli après avoir été foudroyé par Jupiter, est située à vingt kilomètres environ du cap Misène. Une végétation plus vigoureuse et plus riche encore que celle de la Campanie déroule ses flots de verdure depuis le rivage jusqu'aux derniers plateaux de l'Épomée. Ce cratère, l'un des éléments les plus puissants de la batterie volcanique qui a couvert de ses produits ignés l'espace compris entre la mer et la face occidentale de l'Apennin, ne s'élève qu'à une hauteur de 780 mètres (1). Sa base constitue tout le territoire de l'île, dont la prodigieuse fécondité s'explique par les éléments qui entrent dans la composition des terres cultivées. En effet, un humus fertile s'est mélangé peu à peu, sur le penchant des collines et dans le fond des vallées, à la cendre des volcans et à une assez grande quantité de pouzzolane (2).

D'après Spallanzani, les matériaux provenant de l'Épomée sont plus compactes et se désagrégent moins facilement que ceux du Vésuve et des autres volcans de la campagne de Naples (3).

C'est à cette résistance aux causes ordinaires de décomposition que l'île d'Ischia doit la grande salubrité dont elle jouit.

Les conditions météorologiques de l'ancienne Pythécuse varient suivant l'orientation. Ainsi, la campagne de Foria et la ville d'Ischia, qui occupent les deux extrémités du côté septentrional de l'île, sont exposées à de violentes perturbations atmosphériques,

(1) Schouw, *ouv. cit.*

(2) Variété de tuf volcanique, dont le nom vient de la campagne de Pouzzoles, où elle abonde. Les cendres et quelques autres produits analogues en sont les principaux éléments. Réduite en poudre et mélangée avec le sable ordinaire et la chaux, cette roche fournit un excellent ciment hydraulique.

(3) *Viaggi alle due Sicilie.*

par suite du jeu de la ventilation. Le nord-ouest et ses collatéraux dominent à Ischia. A Foria, l'ouest, le nord-ouest, le sud-ouest et le sud se partagent la prépondérance. Entre ces deux points extrêmes se trouve la région la plus favorisée sous le rapport du climat et en même temps la plus pittoresque de l'île : c'est le petit village de Casamicciola. Abritée des courants du sud et découverte dans la direction du nord et du nord-est, cette charmante station possède en été une température modérée, un air frais et salubre. Mais, en hiver, les vents boréaux et le grand nombre de végétaux qui couvrent le sol entretiennent dans l'air une humidité froide, désagréable et nuisible aux santés délicates.

A l'occident et à l'orient, l'atmosphère est fortement agitée et sa thermalité très-variable. Enfin une forte chaleur règne du côté du sud, sous l'influence des vents méridionaux.

Casamicciola est donc l'unique point de l'île qui puisse être fréquenté par les valétudinaires, et la seule époque qui convienne pour leur séjour commence au milieu du printemps et finit à la fin de l'automne. Sur la colline appelée la *Sentinelle,* sont situés la villa Saurie et le nouveau Casino des étrangers, où se réunit l'élite des personnes qui vont passer la saison chaude dans l'île d'Ischia.

Les vents du nord et les exhalaisons volcaniques du sol donnent à l'air des propriétés toniques et stimulantes, qu'on pourrait utiliser avantageusement contre certaines affections caractérisées par des troubles nerveux, un affaiblissement général de l'économie, l'allanguissement et la perversion de la nutrition. Les convalescences difficiles à la suite de maladies graves ou de longue durée, l'épuisement résultant de la fatigue des plaisirs, du travail intellectuel ou de la préoccupation des affaires, les tempéraments lymphatiques ou strumeux, les scrofules confirmées, les vieilles affections goutteuses ou rhumatismales, les flux muqueux entretenus par l'atonie des membranes, la faiblesse des organes génitaux chez l'homme et la femme, les paralysies indépendantes de toute altération primitive du système encéphalique, les névropathies qui, bien qu'accompagnées d'une exaspération de la sensibilité, exigent qu'une douce impulsion soit imprimée à toute la machine, trouveront des conditions salutaires à Casamicciola. Recommandons encore ce séjour aux mélancoliques, dans l'esprit desquels un paysage aussi varié et aussi séduisant que celui de l'île d'Ischia peut opérer une heureuse diversion ; mais éloignons-en les sujets trop irritables et les personnes pléthoriques, car, chez ces dernières, l'air pourrait occasionner des congestions et même des apoplexies.

Ischia renferme les eaux minérales les plus célèbres de l'Italie : on y compte treize sources et quatre étuves. Gurgitello et Citara occupent le premier rang parmi les sources.

Les eaux de *Gurgitello*, ainsi nommées à cause de l'espèce de gargouillement que produisent les bulles de gaz acide carbonique en éclatant à la surface des bassins, et dont la température varie de 52° à 95° c., sont tout à la fois gazeuses, alcalines et muriatiques. Leurs effets toniques et excitants pourraient donc être combinés avec ceux du climat. M. Chevalley de Rivaz les recommande aussi dans les caries osseuses, en s'appuyant du témoignage de Dupuytren, qui fut témoin de plusieurs cures pendant son séjour à Ischia (1).

L'eau de Citara, dont l'efficacité contre la stérilité des femmes est vantée depuis les temps les plus anciens, contient du fer et plus de chlorure de sodium que celles de Gurgitello. Il n'y a rien d'étonnant à ce que cette eau, qui est tonique reconstitutive, triomphe de la stérilité liée à un appauvrissement du sang, à des troubles de la menstruation ainsi qu'à l'atonie des organes génitaux, et justifie sa renommée jusqu'à un certain point. Toutefois il faut faire la part de l'influence climatérique dans ces résultats, ce qu'a très-bien compris aussi M. C. James, car il dit à la page 399 de son *Guide aux eaux minérales* : « Je sais qu'à Ischia les jeunes filles sont pubères de très-bonne heure. Je veux bien encore que le séjour au milieu de sites enivrants prédispose l'âme aux sensations affectueuses; que nos corps, enveloppés d'une atmosphère volcanique, reçoivent de l'air et du sol quelque chose de ce feu sacré qui se traduit chez le végétal en une sève exubérante. Mais prenons garde de trop généraliser : l'enthousiasme mène à la déception. » Il est certain, en effet, que le climat et les eaux restent impuissants contre

(1) *Description des eaux minéro thermales et des étuves de l'île d'Ischia*. 5e édition, Naples, 1846.

une inaptitude congénitale ou acquise à la parturition.

Je ne parlerai pas des autres sources thermales d'Ischia, qui exercent toutes des effets plus ou moins toniques.

Parmi les étuves, celle de Castiglione est la plus forte; sa température s'élève jusqu'à 55 degrés.

A San-Lorenzo, l'étuve est humide, tandis qu'elle est sèche à Testaccio.

On voit que le climat et les eaux minérales d'Ischia peuvent se prêter un concours efficace. C'est aux médecins et aux malades à savoir user avec discernement et prudence de cette combinaison thérapeutique.

CHAPITRE IV.

Naples.

Vedi Napoli e poï muori! Voir Naples et puis mourir! disent les Napolitains. C'est qu'en effet, le panorama qui se déroule sous les yeux du voyageur, surtout des parages du golfe, est l'un des plus splendides qu'il soit possible d'admirer en ce monde. Les sinuosités du rivage, la largeur et la beauté des quais; les accidents de terrain; l'immense cordon d'édifices et de villas, dont les profils sont vigoureusement découpés par l'azur éblouissant du ciel et qu'entoure une végétation luxuriante; dans le lointain, l'île de Caprée, qui sort des flots bleus de la mer Tyrrhénienne comme un rocher stérile; à l'arrière-plan, le fort Saint-Elme, situé sur le sommet d'une colline; la double cime du Vésuve; les montagnes que termine le promontoire de Massa, et, à leur pied, Castel-à-Mare, bâtie sur les ruines de Stabia, près de laquelle Pline fut étouffé sous les cendres vomies par le volcan, en contemplant l'éruption qui engloutît Pompéï et Herculanum, etc.: tout cela forme un tableau dont la magnificence est au-dessus des plus belles descriptions.

Vedi Napoli!.. qui ne le désire? Mais *poï muori!..* c'est différent. Néanmoins, combien de valétudinaires n'ont pas justifié le dicton napolitain en payant de leur existence les attraits de la moderne Parthénope (1)! Pour résider à Naples sans danger, il faut que les organes essentiels à la vie soient exempts d'altérations graves. Hors de là, cette atmosphère si célébrée par les poètes deviendra plus funeste que les brouillards de la Seine et de la Tamise.

I.

Conditions territoriales.

LATITUDE 40°, 51′; LONGIT. 11°, 55′E.; ALTITUDE 54m.

Le plan général de Naples représente assez exactement un vaste triangle dont la base correspond à la

(1) Les Grecs appelèrent ainsi la ville de Naples, qui fut bâtie près du lieu où la sirène Parthénope, éprise et dédaignée d'Ulysse, se précipita dans la mer.

lisière du golfe et le sommet à Capo di Monte, hauteur qui domine la ville vers l'intérieur des terres et que couronne un château royal avec un vaste parc. La rue de Tolède, artère principale de la cité, mesurant plus d'une lieue de longueur, va du sommet du triangle à sa base, et divise ainsi Naples en deux régions : le côté de la plaine et le côté de la montagne. Le premier, bas et couvert de rues étroites et confuses, s'étend à l'orient et au midi dans la direction du Vésuve et de Portici ; le second commence à Pausilippe et se continue parallèlement à la mer, laissant entre le pied des montagnes et le rivage un étroit espace semé de pentes abruptes, où des édifices et de magnifiques jardins se superposent jusqu'à une assez grande hauteur. C'est dans cette partie de la ville que sont les plus belles promenades et les quartiers les plus riches, tels que ceux de Sainte-Lucie, de Chiatamone et du château de l'Œuf.

Les deux principales régions de Naples peuvent être considérées elles-mêmes comme deux triangles adjacents ayant la rue de Tolède pour côté commun, et pour bases deux sections du rivage, dont l'orientation respective est digne d'attention. Ces sections forment en effet deux arcs de cercle adossés contre les quartiers du centre et dirigés de façon que celui qui borde la région montueuse présente sa concavité à l'ouest-nord-ouest, tandis que l'autre regarde le sud-ouest.

La partie de la plaine la plus rapprochée des montagnes porte le nom de *Paludi*, marais, soit parce qu'elle est la plus insalubre du bassin, soit parce qu'on a consacré son sol à l'exploitation maraîchère.

Une barrière orographique puissante en apparence, mais insuffisante en réalité, entoure le bassin de Naples. Au nord, la longue crête de Pausilippe, qui se prolonge depuis le rivage jusqu'à Capo di Monte, agit avec efficacité; au nord-est, la campagne est dégagée entre Capo di Monte et Capo di Chino; la Somma oppose un obstacle à l'est; mais c'est surtout dans la région du Vésuve et des montagnes de Castellamare et de Sorrente que le bassin est le mieux protégé. Enfin, les espaces ouverts de la mer Tyrrhénienne donnent un libre accès à l'ouest et au sud-ouest.

Le voisinage du Vésuve et la nature volcanique du sol exercent une influence bien prononcée sur les qualités de l'air.

II.

Conditions atmosphériques.

Vents. — On voit par la topographie générale de Naples et les conditions de son enceinte hypsographique que cette ville est exposée à tous les courants de l'horizon et surtout au sud-ouest (libeccio), à l'ouest et au nord-ouest. M. Carrière établit ainsi l'échelle de l'influence proportionnelle de tous les vents : le sud-ouest, qui domine sous le ciel de Naples, étant représenté comme 5 pendant le cours des vicissitudes annuelles, le vent du sud s'exerce comme 3, le nord comme 2 1/2, le nord-ouest comme 2 1/4, l'ouest comme 2, le nord comme 1 3/4, le sud-est comme 1 1/5 et l'est comme 1. En faisant la somme de tous ces chiffres, on trouve que les influences boréales s'exercent comme 6, lorsque les antagonistes règnent comme 9. La prédominance appartient entièrement aux vents méridionaux. Il n'y a rien d'absolu dans ces chiffres, qui varient plus ou moins suivant les années, mais qui représentent cependant, avec quelque exactitude, les conditions générales de l'anémologie (1).

L'ouest et le nord-est sont les meilleures influences : celui-ci, frais et sec, entretient la sérénité du ciel; celui-là élève la température en hiver et la modère en été. Le sud-ouest est rapide, nuageux et orageux; le nord-ouest ou mistral (maëstro) ne perd rien de cette impétuosité qu'il possède sur les côtes de la Provence; seulement il se charge d'une certaine quantité de vapeurs aqueuses en roulant sur la mer, et le froid qu'il communique devient plus pénétrant encore par l'humidité dont il imprègne les parties découvertes. Le sud et le sud-est (ostro et sirocco) répandent une chaleur moite qui anéantit l'énergie morale et physique.

TEMPÉRATURE. —	Moyenne	annuelle......	16°,4
	—	de l'hiver.....	9°,8
	—	du printemps..	15°,2
	—	de l'été.......	23°,8
	—	de l'automne...	16°,8

La température maxima atteint 38°,7, et la température minima s'abaisse à 5° au-dessous de zéro. Le thermomètre, qui est assez élevé sous l'influence des vents austraux, descend brusquement lorsque les

(1) *Ouv. cit.*, p. 171.

courants du nord, et surtout le mistral, entrent en possession. Cet antagonisme, fréquent sous le ciel napolitain, entraîne une grande instabilité dans la caloricité atmosphérique. Les écarts de la colonne mercurielle ne sont même pas toujours en rapport avec les impressions que le corps humain reçoit des perturbations anémoscopiques. Ainsi, l'humidité glaciale dont est chargé le maëstro produit certainement des effets plus pénibles qu'un froid sec qui ferait baisser le thermomètre de plusieurs degrés au-dessous de zéro ; et cet état de l'air est d'autant plus redoutable pour les valétudinaires qu'il succède ordinairement à des conditions tout-à-fait opposées, c'est-à-dire à une chaleur humide entretenue par les courants du sud.

Pression atmosphérique ; hygrométrie et hydrométéores. — L'air est saturé d'une quantité de vapeur plus ou moins considérable et plus ou moins visible pendant le règne des vents austraux; mais aussitôt que ceux de l'hémisphère boréale viennent à souffler, l'eau vaporisée se condense et le mauvais temps succède brusquement au temps le plus serein. Aussi, l'hygromètre parcourt-il souvent tous les degrés de l'échelle dans la période d'une journée. Quant au baromètre, ses oscillations présentent une moyenne de plus de 40 millimètres (1).

La neige tombe assez fréquemment à Naples et

(1) Capocci, *Observations sur la météorologie de Naples,* cité par M. de Renzi dans son ouvrage *Topografia di Napoli.*

reste quelquefois plus d'un jour sur le sol. Les brouillards sont rares, l'eau vésiculeuse forme plutôt des nuages qui se résolvent en pluies abondantes. On compte de 70 à 100 jours pluvieux, de 140 à 180 jours sereins et de 100 à 150 jours nuageux. Il pleut surtout en novembre et octobre; décembre, qui appartient davantage aux influences boréales, est relativement moins pluvieux et présente un plus grand nombre de beaux jours; mais la pluie reprend son cours de janvier en avril. Enfin, les mois les plus secs de l'année sont ceux de juin, juillet et août.

D'après M. Cavasco, la quantité moyenne annuelle de pluie serait de 950 millimètres (1), tandis que M. de Renzi, s'appuyant sur vingt années d'observations, la fixe à 750 millimètres seulement (2).

Ce dernier chiffre n'est certainement pas assez élevé.

Électricité. — L'antagonisme des vents, dont les conditions d'action sont si différentes et si énergiques; les vicissitudes de la température, qui résultent de ce conflit; la condensation rapide des vapeurs aqueuses incorporées au fluide aérien; enfin les émanations gazeuses provenant du Vésuve et du sol, toujours soumis à l'action volcanique, favorisent le dégagement de l'électricité et son accumulation dans les régions supérieures de l'atmosphère. A défaut d'observations, la fréquence des orages témoigne de la saturation électrique de l'air.

(1) *Statistique de la ville de Gênes.*

(2) *Ouv. cit.*, p. 57.

Les effets que les étrangers éprouvent de l'influence du ciel napolitain apportent aussi leur tribut à la démonstration. Par exemple, les congestions se développent quelquefois avec une rapidité foudroyante; la sensibilité s'exalte et se pervertit dans ce milieu tour à tour énervant et surexcitant, qui porte à la folie et au crime comme à la paresse et à l'inertie. On se rappelle l'histoire tragique de ce diplomate fatalement entraîné au suicide pendant son séjour à Naples : « Je sens que je suis plus un homme du nord que du midi, écrivait-il ; ce beau climat excite chez moi le système nerveux à l'excès. » Peu de temps après, il se coupait la gorge avec un rasoir. C'est encore à Naples que se suicida une des célébrités de notre scène lyrique. « Un homme jeune, de tempérament lymphatique, et valétudinaire, partit pour l'Italie, vers la fin de l'été de 1846. Il visita d'abord la Toscane et les États du pape; ce ne fut qu'en automne qu'il arriva dans la capitale des Deux-Siciles. Dès cette époque, ses lettres furent empreintes de la plus vive exaltation, qui prenait pour thème l'ambition la plus démesurée et les projets les plus fabuleux pour la satisfaire; il n'y avait pas à s'y tromper, cet homme était fou. Il fut rappelé par sa famille; et j'assistai au retour de ce malheureux, que je suivis pendant quelques mois dans une maison de santé où il ne tarda pas à mourir (1). » Il y a, au reste, dans la législation criminelle du pays, un article qui

(1) Carrière, *ouv. cit.*, p. 181.

recommande à l'indulgence des juges les individus qui se sont rendus coupables de quelque action répréhensible pendant le règne des vents du sud.

DIFFÉRENCES QUE PRÉSENTENT LES CONDITIONS MÉTÉOROLOGIQUES SUIVANT L'ORIENTATION. — Que le lecteur veuille bien se rappeler que la section du rivage qui termine la zone septentrionale et occidentale de Naples, du côté de la montagne, forme un arc de cercle dont la concavité regarde l'ouest-nord-ouest, et il comprendra que le mistral doive être le fléau des quartiers qui se terminent au pied du Pausilippe. Ce vent terrible, doublant la pointe qui sépare le territoire de Naples des champs phlégréens, se déchaîne sur les quais, qu'il balaie avec tumulte, soulève les flots du golfe et pénètre partout, même sur les points les plus élevés de la ville, jusqu'à Saint-Elme. Là, il trouve un obstacle qu'il ne parvient pas à tourner ; de sorte que les pentes irrégulières qui s'étendent de l'ouest au sud-est, vers Capo di Monte, sont à l'abri de ses atteintes. Mais, en revanche, le libeccio, le sud et le sirocco y arrivent directement, et l'ouest est impuissant à modérer leur influence.

Ainsi, bien que la distribution anémoscopique diffère sur la rive maritime et à l'extrémité continentale de la région montueuse de Naples, les conditions ne sont pas plus favorables aux organisations délicates et souffrantes d'un côté que de l'autre.

Le climat change, comme l'aspect de la ville, dans la zone orientale et méridionale. A part les rues situées vers l'intérieur des terres et sur le rivage, les quartiers du centre de la plaine sont ceux de l'insalubrité et de la misère. Des rues étroites et bordées de maisons fort élevées interceptent les rayons du soleil et forment un dédale obscur où l'air se renouvelle difficilement. Le littoral, épargné par le mistral, est sous l'empire immédiat du sud-ouest et du sud. Aussi le thermomètre se tient-il à un degré bien plus élevé sur toute la longueur du quai qui longe la plaine que sur la partie correspondante de la région montueuse de Naples. Les rues assez larges qui s'ouvrent en face du Château-Neuf, et que plusieurs lignes de maisons séparent de la mer, reçoivent d'une manière indirecte les influences méridionales, de façon qu'elles jouissent des mêmes avantages que le quai, sous le rapport de la température, sans être exposées aux inconvénients des rafales.

L'espace compris entre l'extrémité de la rue de Tolède et la campagne limitée par Capo di Chino est la partie la plus belle et la plus salubre de la zone orientale de Naples. Les rues y sont larges et bien aérées; les vents austraux y arrivent affaiblis dans leur rapidité et leurs conditions calorifiques et hygrométriques; enfin, le nord-est y exerce parfois son influence modératrice. Toutefois, ces quartiers se ressentent encore des qualités dominantes du climat général, c'est-à-dire de la fréquence et de la soudaineté des perturbations atmosphériques.

III.

Résumé des conditions du climat.

1. Naples, située entre l'Apennin et la Méditerranée, s'étale, d'un côté, sur une plaine basse; de l'autre, sur des accidents montueux qui s'avancent jusqu'au bord du golfe, et dont les principaux sont constitués par le système de Saint-Elme et les croupes qui le relient au Pausilippe. Ces deux régions de la ville — la montagne et la plaine —, très-dissemblables entre elles, forment deux triangles adjacents ayant la rue de Tolède pour côté commun, et pour bases deux sections du rivage, dont l'une regarde l'ouest-nord-ouest et l'autre le sud-ouest.

2. L'enceinte hypsographique qui circonscrit le bassin de Naples depuis le nord jusqu'au sud, et qui comprend le Pausilippe, les reliefs de Capo di Monte et de Capo di Chino, la Somma et le Vésuve, ne le protégent qu'incomplètement contre les vents continentaux. Cependant la prépondérance appartient aux courants maritimes, qui atteignent la ville sans obstacle, et principalement au sud-ouest (libeccio), à l'ouest (ponentelli) et au nord-ouest (mistral ou maëstro).

3. Lorsque les vents antagonistes, dont les qualités sont si opposées, entrent en lutte, ils occasionnent les perturbations les plus violentes dans la caloricité, la densité et l'état hygrométrique de l'air.

Aussi le ciel napolitain doit-il être considéré comme un des plus inconstants de l'Italie.

4. Les instabilités atmosphériques et la constitution volcanique du sol favorisent le dégagement du fluide électrique et son accumulation dans les couches aériennes : d'où la fréquence des orages.

5. Cet ensemble de conditions physiques et météorologiques donne au ciel de Naples des propriétés éminemment excitantes et nuisibles aux sujets nerveux.

6. Le climat napolitain peut être divisé en deux climats secondaires, correspondant à chacune des deux régions de la ville. En effet, la zone montueuse ou occidentale et septentrionale est sous l'empire du maëstro, qui y souffle avec impétuosité, tandis que la zone orientale et méridionale ou de la plaine appartient directement aux influences du sud.

7. Malgré les modifications que la distribution anémoscopique fait subir aux qualités de l'air sur plusieurs points de la cité, les parties les mieux abritées ne peuvent jamais échapper complètement aux conditions dominantes du climat.

IV.

Applications thérapeutiques ; séjour.

J'ai peu de chose à dire sur le concours que le ciel napolitain pourrait apporter à l'art de guérir, puisque les transitions brusques qui s'opèrent dans la température et l'état du temps le rendent dangereux pour tous les valétudinaires portant des affections organiques plus ou moins graves. La vive excitation qu'il produit dans les centres nerveux, et l'impulsion qu'il imprime à l'action artérielle en limitent les applications au lymphatisme et aux scrofules tout-à-fait inertes, à ces névroses du tube digestif caractérisées par une extrême atonie de la muqueuse, à ces paralysies complètement indolores qui ne s'amendent que sous l'influence d'une stimulation énergique et répétée, à ces épuisements nerveux produits par l'abus des plaisirs vénériens, les travaux excessifs de l'esprit ou des maladies de longue durée. Enfin, les impressions variées qui agissent sur le moral font de Naples un séjour précieux pour les mélancoliques.

Les quartiers les plus riches et les plus élégants, ceux qui sont recherchés de préférence par les voyageurs que le besoin de distractions attire sur le sol italien, ne sauraient convenir aux tempéraments délicats et valétudinaires.

Les quais de Sainte-Lucie et de la Villa-Réale, l'admirable quartier de Chiaja, où l'air, souvent agité et renouvelé, jouit d'une salubrité rare; en un mot, toute la partie de la zone occidentale de la ville qui s'étend du rivage à Saint-Elme, étant exposée aux rafales du nord-ouest et aux variations les plus redoutables, ne peut être habitée que par les personnes saines et vigoureuses.

Ces quartiers sont la Sibérie de la ville de Naples,

suivant les justes expressions du docteur Chevallez de Rivas (1).

De Saint-Elme à Capo di Monte, les rues n'ont plus le même aspect que sur la rive maritime; l'accès en est difficile et fatiguant à cause des inclinaisons du sol; l'hygiène y laisse beaucoup à désirer, et le vent rapide et orageux du sud-ouest y domine. Ces circonstances suffisent pour en éloigner les malades.

De l'autre côté de la rue de Tolède, c'est-à-dire dans la zone orientale et méridionale, les influences se modifient assez avantageusement, et c'est là que doivent stationner les personnes qui vont à Naples plutôt pour leur santé que pour leur plaisir. Toutefois, il faut excepter les quais, que tourmente souvent le libeccio, et le centre de la région, dont les rues sont tristes, humides et insalubres. Le quartier du Château-Neuf et les larges rues qui se déroulent vers la campagne limitée par Capo di Chino offrent aux valétudinaires les meilleures conditions de séjour. L'air y est en effet moins agité, la température plus élevée, et les changements de temps s'y font sentir avec moins de violence.

L'époque la plus favorable pour résider à Naples correspond aux derniers mois de l'hiver et au printemps, alors que les grandes pluies cessent et que l'atmosphère devient plus calme et plus sereine.

Il existe dans la Péninsule bien peu de localités aussi attrayantes pour les étrangers que la cité napolitaine; et comme les malades auxquels cette résidence

(1) Carrière, *ouv. cit.*

doit être recommandée n'ont pas besoin de se condamner à la retraite et à l'inaction, ils pourront jouir de toutes les distractions qu'elle leur offre, et faire de fréquentes excursions dans la campagne, semée de sites enchanteurs et de ruines qui rappellent la splendeur et la décadence du monde ancien.

C'est à regret que l'observateur ôte ses regards du magique tableau qu'il contemple du haut de Capo di Monte et du jardin des Camaldoli, situé sur une colline volcanique de 1,200 pieds de hauteur.

A dix kilomètres seulement de la ville, sont les ruines d'Herculanum, enfouies sous les monceaux de laves que lança le Vésuve, l'an 79 de l'ère chrétienne, et dont quelques-unes ont été découvertes. Plus loin, Pompéï s'est débarrassée de son linceul de cendres : on peut se promener dans ses rues et pénétrer dans ses maisons, où ont été retrouvés des meubles dans un état parfait de conservation, des ustensiles de ménage et jusqu'à des aliments.

Au-dessus de ces débris, fume le cratère qui dévora tant de merveilles, le Vésuve, toujours menaçant et dont la cime entièrement stérile ressemble à un monceau de cendres. Ses flancs sont couverts d'une riche végétation jusqu'à la petite cabane appelée l'*Hermitage*. Mais à partir de cette limite, le sol, affreusement bouleversé et hérissé de masses volcaniques, présente partout l'image de la désolation. Ce n'est qu'en surmontant de grandes difficultés qu'on arrive jusqu'à l'embouchure du volcan.

Sur le revers de Pausilippe, une espèce de tour

circulaire, que supporte une large base carrée en pierres et en briques, attire les regards et commande le recueillement : c'est, dit-on, le tombeau de Virgile. Parmi les mille arbrisseaux qui le couvrent, on cherche en vain le laurier planté par Pétrarque.

Un long tunnel nommé la grotte de Pouzzoles perce le Pausilippe d'outre en outre. La description qu'en donne Strabon peut encore lui être appliquée. « Cette route, dit le célèbre géographe, traverse dans l'espace de plusieurs stades la montagne située entre *Néapolis* (Naples) et *Dicœarchia* (Pouzzoles). Sa largeur est telle que les voitures qui s'y rencontrent n'éprouvent aucun embarras, et le jour y pénètre en beaucoup d'endroits par des ouvertures percées intérieurement depuis la surface de la montagne dans une grande épaisseur (1). »

Après avoir franchi le tunnel de Pausilippe, on pénètre dans les champs phlégréens, cette partie si intéressante du golfe de Naples, dont j'ai parlé précédemment.

La rive orientale, également pleine d'attraits pour le touriste, possède une atmosphère généralement plus salubre que la rive septentrionale. Nous allons la parcourir et en étudier l'influence curative.

(1) Liv. V, ch. X, §. 1.

CHAPITRE V.

Rive orientale du golfe de Naples.

Naples et le Vésuve occupent à peu près le centre de l'immense arc de cercle décrit par le golfe, dont la branche septentrionale commence, ainsi que nous l'avons vu, à la montagne de Pausilippe pour finir au cap Misène, et comprend le territoire accidenté qui porte Pouzzoles et Baïa. La branche orientale, qui s'étend du Vésuve au cap de Minerve, présente des conditions territoriales et météorologiques essentiellement différentes de celles du littoral que termine le cap Misène. En effet, protégée par son exposition contre les courants de l'est et du midi, elle reçoit directement les influences boréales, tandis que la section septentrionale appartient aux vents austraux.

La rive orientale du golfe de Naples est couverte de villages, d'habitations élégantes, de jardins ombragés et de villes parmi lesquelles je citerai Massa, la première que l'on rencontre en partant du cap de Minerve, Sorrente, Castellamare, et plus loin, dans les campagnes du volcan, Torre del Greco, Resina, Portici, etc. Toutes ces localités sont d'un grand intérêt pour l'art de guérir et méritent un examen spécial.

Régions sous-vésuviennes (Portici, Resina, Torre del Greco, Torre dell'Annunziata, etc.). — La surface du Vésuve peut être partagée en trois zones, depuis le sommet jusqu'à la base. La zone supérieure, qui correspond à la cheminée du cratère, est couverte de déjections volcaniques et enveloppée d'une teinte brune et charbonneuse; elle ne présente aucune trace de végétation. La zone moyenne, coupée de blocs de lave et d'une couleur moins sombre, est la région des vignobles; c'est là que mûrit le Lacryma-Christi. Enfin la zone inférieure, décorée d'une brillante végétation, décrit un renflement circulaire considérable. « Dominée par le cône volcanique, cette base du Vésuve est une des belles parties du golfe. Des villages populeux comme des villes, et reliés les uns aux autres par des jardins dont les terrasses descendent jusqu'à la mer, la couvrent sur toute sa face maritime. Ils sont habités par une population peu soucieuse du lendemain, et toujours bruyante dans sa joie, qui danse et chante, de génération en génération, sur la lave à peine refroidie. Ce spectacle est charmant, et il est bien fait pour dissiper les plus sombres nuages de la mélancolie (1). »

Je subdiviserai la partie habitée du Vésuve en trois régions correspondant aux trois faces de la base du volcan : 1° la région septentrionale, qui s'étend, dans la direction de Naples, depuis les bas quartiers de Portici jusqu'à l'extrémité septentrionale des accidents volcaniques formés par la Somma ; 2° la région occidentale,

(1) Carrière, *ouv. cit.*, p. 158.

qui regarde l'ouverture du golfe et comprend Torre del Greco et Resina ; 3° la région méridionale, située du côté de la vallée du Sarno et où se trouvent Torre dell'Annunziata, Bosco Reale, Poggio Marino, etc.

Les émanations gazeuses du volcan font contracter des propriétés excitantes à l'atmosphère de ces trois régions. Toutefois, les effets se modifient dans leur intensité du nord au midi, sous l'influence de la ventilation. Ainsi, la région septentrionale, plus exposée que les autres à l'action des vents boréaux, est moins sujette aux réactions électriques; son climat fortifie les tempéraments affaiblis sans les tourmenter. Les conditions d'excitation s'exercent avec plus de vigueur dans la région occidentale, malgré l'influence modératrice des vents d'ouest; mais c'est surtout au midi, du côté de la vallée du Sarno, à Torre dell'Annunziata, Poggio Marino, etc., que ces conditions atteignent leur summum d'intensité, à cause de la prédominance des vents austraux.

En résumé, le climat présente trois variétés ou plutôt trois degrés dans le demi-cercle formé par la base du Vésuve : au nord il fortifie; à l'ouest il excite, et au sud il surexcite.

La partie septentrionale du volcan et de la Somma sera donc une bonne station d'été pour les valétudinaires qui ont besoin d'être remontés, mais qui redoutent une excitation trop forte : de ce nombre sont les vieillards, les cachectiques, les gastralgiques, les mélancoliques, etc., les individus affaiblis par les travaux intellectuels, les plaisirs, les affaires. Ils pourront passer aussi le printemps et les premiers mois de l'été à Portici et à Resina. La résidence dans les charmantes habitations de Torre dell'Annunziata et même de Torre del Greco ne doit être conseillée qu'à ceux auxquels convient le séjour de Naples (voyez page 369). L'automne est la saison la plus propice.

Les constitutions éminemment nerveuses et très-impressionnables seraient cruellement éprouvées par le climat des régions sous-vésuviennes, et les personnes exposées aux congestions sanguines de la tête et des organes respiratoires ne fréquenteraient pas ces contrées sans danger.

Castellamare. — Sur la limite de la vallée du Sarno, à huit kilomètres seulement de Torre dell'Annunziata, les changements qui s'opèrent dans l'économie du sol amènent d'importantes modifications dans les conditions du climat. Tandis que les influences australes ont un libre accès sur la région méridionale de la base du Vésuve, elles viennent se briser contre le rempart élevé et continu formé par la chaîne campanienne de l'Apennin, dont Castellamare est entourée. Ce massif puissant, qui se prolonge jusqu'à l'ouest, où il sépare le bassin de la moderne Stabia de celui de Sorrente, assure la prépondérance aux courants du septentrion.

Ces vents entretiennent la salubrité du climat et la fraîcheur de l'air en été; mais assez souvent aussi des brouillards ternissent l'éclat de l'atmosphère, et des nuages obscurcissent le ciel. La formation des météores hygrométriques dans le bassin de Castellamare n'a rien de surprenant, si l'on réfléchit que le nord souffle de la mer, et que l'eau vaporisée qu'il entraîne se condense par le contact des couches d'air avec les pentes plus froides des montagnes.

Castellamare n'est pas assez éloignée du Vésuve pour que son atmosphère n'en subisse pas l'influence. Qu'on se rappelle d'ailleurs que des matériaux volcaniques concourent à la formation de son territoire, puisqu'elle est construite dans les mêmes lieux que l'ancienne Stabia, sur ce rivage où Pline le naturaliste fut étouffé par une pluie de cendres et de feu, pendant la terrible éruption qui engloutît Pompéïa et Herculanum.

La prépondérance des vents boréaux, le voisinage du Vésuve, la volcanicité du sol disent assez qu'à Castellamare l'air est excitant, de même qu'à Naples et dans les stations échelonnées au pied du cratère, mais avec des différences dans l'intensité des effets. L'ordre de causes qui rend le climat moins excitant dans les régions septentrionale et occidentale de la base du Vésuve que dans la région méridionale, se reproduit à Castellamare : les influences toniques agissent avec énergie sans déterminer de surexcitation. Je ne pourrais donc que répéter, pour ce qui concerne les applications thérapeutiques, ce que j'ai dit à propos des climats sous-vésuviens.

D'après M. Carrière, dans les cas d'engorgement du foie ou de la matrice, dépourvus encore de ces complications dangereuses connues sous le nom de dégénérescence des tissus, c'est le climat des hauteurs de Castellamare qui convient : le malade qui portera une de ces affections si lentes à se résoudre sous notre ciel et avec nos habitudes parisiennes, sera presque assuré du soulagement si ce n'est de la guérison. Quand il n'existe pas de symptômes inflammatoires et que les engorgements sont liés à une extrême débilité de l'organisme, à une inertie profonde des forces nutritives, nul doute qu'une atmosphère tonifiante n'améliore ces états pathologiques. En tout cas, je ne vois rien dans le ciel de Castellamare qui doive le faire préférer à tant d'autres climats qui jouissent au même titre que lui d'un air salubre et vivifiant. Suivant M. Carrière lui-même, on trouve des conditions identiques dans la Suisse et les Pyrénées; et, comme ces contrées, la nouvelle Stabia ne peut être fréquentée que pendant la saison chaude.

Le climat de Castellamare jouit d'une vieille renommée. Galien exaltait la salubrité de la ville qu'elle remplace aujourd'hui. Au XIVe siècle, pendant deux épidémies de peste, Ladislas, roi de Naples, et la reine Giovanna II se retirèrent sur les pentes boisées de ses montagnes et furent préservés des atteintes du fléau. La maison de campagne qu'y fit élever Charles d'Anjou, et qu'il nomma *Casa sana,* devint, sous Ferdinand Ier de Bourbon, une magnifique résidence appelée *Quisisana* (ici on guérit). On le voit, les titres ne manquent point à Castellamare. Ajoutons qu'elle n'est qu'à quelques lieues de Naples, et qu'une courte ligne de chemin de fer la relie à cette grande cité. Enfin, ses eaux minérales, dont quelques-unes sont sulfureuses et ferrugineuses, concourent encore à sa célébrité. Leur action peut être avantageusement combinée avec les effets toniques du climat.

Sorrente. — Les riches pâturages qui couvrent le territoire de Sorrente ont fait surnommer cette délicieuse vallée la Normandie du golfe de Naples. Toutefois, il existe une différence qui est tout à l'avantage de la cité des rivages tyrrhéniens : l'oranger y domine à la place du pommier, et la vigne y est cultivée avec succès. Du temps des Romains, le vin de Sorrente (Surrentinum) était un des plus estimés après le célèbre Falerne, qui mûrissait sur la rive septentrionale du golfe, dont la température surpasse celle de la rive orientale. C'est à cette supériorité de la caloricité atmosphérique que le Falerne devait sa forte proportion d'alcool, qui le rendait plus chaud et plus capiteux que le Surrentinum. Par la même raison, les vins de l'intérieur des terres, tels que ceux de la Sabine et des coteaux de Tibur étaient plus froids et beaucoup moins recherchés (1).

(1) *Vile potabis modicis Sabinum*
Cantharis................
....
Care Mæcenas............
....
Cæcubum, et prælo domitam Calene
Tu bibes uvam; mea nec Falernæ
Temperant vites, neque Formiani
Pocula colles.

Vous ne boirez chez moi que le mauvais vin de Sabine, et

La vallée de Sorrente décrit une ellipse dont les courbes sont formées par la mer, du côté du nord, et la chaîne campanienne, du côté opposé. La ville occupe l'extrémité occidentale du grand axe, qui s'étend de l'ouest à l'est dans la direction de Castellamare; le petit axe va du rivage aux montagnes. Une enceinte hyprographique continue abrite la vallée des vents continentaux. Ce système de protection comprend, à l'ouest et au sud-ouest, la montagne de Massa; au sud, la chaîne campanienne, et à l'est, la montagne de Vico. La prédominance appartient donc aux influences boréales, qui atteignent le bassin sans obstacle après avoir roulé sur la mer.

Nous avons vu que les violentes perturbations qui ébranlaient l'atmosphère napolitaine étaient produites par la lutte des vents antagonistes. L'absence de cette cause sous le ciel sorrentin assure le calme de l'air.

La température est plus douce, l'atmosphère plus brillante et le ciel plus pur à Sorrente qu'à Castellamare, où dominent les mêmes influences : cela doit être, d'après quelques dissemblances qui existent dans les conditions territoriales. Ainsi, la mer offre une surface moins vaste devant Castellamare que devant Sorrente, ce qui fait que les vents du nord arrivent sur la

vous n'en boirez que peu, cher Mécène......................
Chez vous on boit le Cécube et le Calès; pour moi, ni les vignes de Falerne ni les coteaux de Formies ne me fournissent de quoi adoucir le vin de mon crû.

HORACE, *Ad Mæcenatem*.

première moins chauds et plus secs que sur la seconde. La vallée de la nouvelle Stabia est aussi plus étroite, et la proximité des montagnes qui l'entourent favorise la condensation des vapeurs aqueuses tenues en suspension dans l'air. La vallée de Sorrente étant, au contraire, plus spacieuse, et les montagnes se trouvant plus éloignées du littoral, l'atmosphère se charge moins souvent d'eau vésiculeuse.

Il résulte de ces dissemblances que le climat sorrentin, tonique comme celui de Castellamare, mais aussi plus tempéré, convient dans les cas pour lesquels ce dernier serait trop excitant. Néanmoins, il n'offre pas encore assez de douceur pour être fréquenté par les tuberculeux, auxquels toutes les stations de la branche orientale du golfe de Naples sont rigoureusement interdites.

De même que Castellamare, Sorrente n'est point un climat d'hiver : les valétudinaires ne devront y prendre leurs quartiers que pendant la saison chaude.

Que la poésie ait exalté les charmes de la gracieuse patrie du Tasse, cela s'explique pour l'observateur qui promène ses regards du haut des dernières rampes de la chaîne campanienne sur ce splendide jardin couvert d'élégantes villas, d'orangers, d'arbres à fruits et de fleurs, depuis le rivage jusqu'à la montagne de Vico. Mais que la médecine prodigue une admiration sans réserve au climat de cette belle contrée, c'est ce dont on est surpris, quand on a ressenti les atteintes de la *Tramontana*, qui a parfois des aiguillons piquants dans la vallée de Sorrente comme sur les autres points de l'Italie. « Il n'existe pas d'atmosphère plus stable, de climat plus doux et moins sujet aux vicissitudes, dit M. de Renzi (1). » Ces éloges ne me paraissent pas complètement mérités. Au reste, les avis sont partagés sur les avantages du séjour de Sorrente : par exemple, selon M. Taylor : « La seule ville d'Italie qui offre en été un climat frais et doux est Sorrente, située vis-à-vis de Naples. Mais la chaleur y est excessive et les mosquites y sont en grand nombre; et, malgré la beauté du site, c'est un séjour fort triste, parce que le pays est coupé de murs très-hauts, de sorte qu'on est enfermé dans de petits sentiers étroits, impraticables aux voitures. Il est rare qu'un étranger y retourne deux années de suite (2). » J'ignore si mon estimable confrère a apprécié par lui-même les influences du climat sorrentin; en tout cas, je ne saurais admettre avec lui que ce climat puisse être en même temps *frais* et *doux* et *excessivement chaud*.

En rapporteur fidèle, je dois déclarer que le ciel de Sorrente, comparé à celui de Naples, jouit d'une grande douceur, et que l'atmosphère y est surtout d'une stabilité remarquable ; mais ce mérite, que fait ressortir une comparaison avantageuse, n'exclut pas les inconvénients, et n'empêche pas que Sorrente ne soit une station impossible, comme ses voisines, pour les malades atteints d'altération grave dans les organes importants de l'économie.

(1) *Topografia di Napoli.*

(2) *De l'influence curative du climat de Pau*, p. 151.

Massa ; île de Caprée. — Massa ou Massalubrense, ainsi nommée à cause de sa salubrité, est la dernière ville que l'on rencontre sur la rive orientale du golfe de Naples, en allant vers le cap de Minerve. Son atmosphère, souvent tourmentée par les vents qui soufflent des différents points de l'horizon, ne saurait convenir aux valétudinaires. Il en est de même de celle de Caprée. Cette île, très-intéressante par ses souvenirs et ses curiosités naturelles, peut tout au plus être signalée comme but de promenade aux malades dont la situation permettra d'affronter momentanément les instabilités atmosphériques.

CHAPITRE VI.

Salerne.

(Principauté citérieure).

Quoique la topographie générale de Salerne diffère de celle des stations de la rive orientale du golfe de Naples, son climat possède néanmoins les mêmes qualités, par suite de l'intervention fréquente des vents boréaux.

Située sur le flanc d'une montagne qui fait partie du système de l'Apennin et dont le groupe s'étend, de l'ouest à l'est, entre le cap de Minerve et le mont Vulturne, la capitale de la principauté citérieure est bornée vers l'ouest par la plaine de Pœstum et les monts Alburniens, au nord par les montagnes de l'ancien Samnium, au nord-ouest et un peu vers l'occident par la chaîne campanienne. L'espace est libre du côté de la mer et des parages tyrrhéniens.

Si le rempart que forment les montagnes qui entourent Salerne était continu, les vents brûlants et humides du midi auraient une prédominance absolue. Mais, vers le nord et le nord-ouest, les cimes montagneuses s'abaissent de manière à laisser entre elles un écartement considérable et à rendre le système de défense impuissant. C'est par cette dépression qu'une série de vallées richement cultivées fait communiquer le bassin de Salerne avec la campagne napolitaine.

La ventilation boréale modère la température, entretient la sérénité du ciel et la salubrité de l'air, malgré le voisinage de la plaine marécageuse de Pœstum.

Tandis que les vents du nord arrivent directement de la mer sur Castellamare et Sorrente, ils n'atteignent le territoire salernitain qu'après avoir traversé les vallées du fond du golfe de Naples. D'un autre côté, les vents d'ouest, qui entraînent toujours des vapeurs aqueuses et prédominent sur le littoral méditerranéen, soufflent faiblement à Salerne, parce qu'ils sont arrêtés dans leur cours par la branche supérieure du golfe. Ces circonstances font que l'air est plutôt sec qu'humide.

Le nord-ouest ne règne jamais d'une manière durable; et quand il se fait sentir, il ne présente pas cette fougue terrible qu'on lui connaît dans les autres parties de la Péninsule.

Ainsi les courants du nord luttent avec ceux du sud sur le bassin salernitain, et contrebalancent leurs effets énervants. Cependant cette influence modératrice n'est pas suffisante pour tempérer les ardeurs caniculaires, et donner à l'air, pendant l'été, ce caractère de fraîcheur qu'il possède dans les stations orientales du golfe de Naples, abritées des vents austraux et livrées presque exclusivement aux influences boréales. La fin du printemps et l'automne offrent aussi une certaine élévation dans la température et même des journées accablantes. Ce sont de plus les saisons des orages et des pluies.

Le climat de Salerne, doué de propriétés toniques et modérément excitantes, convient donc en hiver aux malades pour lesquels le séjour de Castellamare et de Sorrente est favorable pendant la saison chaude. La proximité de ces stations permettra aux valétudinaires de recevoir des influences identiques dans les diverses saisons et de suivre un traitement climatologique sans interruption et sans s'astreindre aux fatigues d'un long voyage.

Il ne faut pas s'abuser toutefois sur les qualités de l'hiver salernitain et prendre à la lettre tout ce qui a été écrit sur le climat de l'ancienne cité savante. L'hiver n'y est point un printemps doux et fleuri, comme on l'a prétendu ; car, sous le règne des vents du nord, la température s'abaisse, et l'air devient vif et quelquefois piquant. Du côté de la mer, il est imprégné d'une humidité froide le soir et le matin, circonstance extrêmement nuisible aux valétudinaires, et qui leur impose l'obligation de s'éloigner du littoral et d'habiter les quartiers supérieurs de la ville, dans des appartements orientés vers le sud ou le sud-est.

Toute la campagne de Salerne est d'une beauté et d'une richesse de végétation remarquables, à l'exception pourtant de la région voisine du territoire possidonien. Les vallées montueuses qui vont de la partie septentrionale du golfe aux plaines déclives de la Campanie offrent des buts de promenade nombreux et d'une variété presque inépuisable. Cette partie du territoire italien rappelle au voyageur la grasse Normandie du golfe de Naples avec ses fertiles pâturages, ses vignobles, ses bouquets de bois et ses magnifiques orangers.

ALGÉRIE.

L'Afrique française est le vaste territoire qui s'étend de la Méditerranée au désert de Sahara, vers le 37e degré de latitude septentrionale, entre le Maroc à l'ouest et la régence de Tunis à l'est. La grande Cordillère ou Atlas traverse ce territoire à sa partie centrale, parallèlement à la mer, de l'est-nord-est à l'ouest-sud-ouest. Cette disposition donne lieu à une division géographique naturelle comprenant : la zone de la Méditerranée jusqu'au pied du versant méridional de l'Atlas, c'est-à-dire le Tell ou pays du blé et des rivières ; la zone de l'Atlas au Sahara, patrie du dattier et des troupeaux.

M. Mac-Carthy admet pour l'Algérie quatre climats qu'il caractérise ainsi :

1° *Climat de la côte*, qui subit à un haut degré l'influence de la mer :

Saison froide (novembre à avril).	Moyenne annuelle.	**14°,5**
	Maximum.......	**21°**
	Minimum........	**8°**
Saison chaude (mai à octobre)..	Moyenne........	**22°**
	Maximum.......	**30°**
	Minimum........	**15°**

2° *Climat des plateaux intérieurs du Tell,* où l'influence de la mer ne joue qu'un rôle secondaire :

Moyenne annuelle	16°
Maximum	35°
Minimum	0

3° *Climat des Steppes,* où l'influence d'une position continentale domine toutes les autres.

4° *Climat saharien,* qui doit à la nature et à l'immense étendue du désert une physionomie toute particulière :

Moyenne annuelle	21°,5
Maximum	48°
Minimum	0
Moyenne de l'hiver	11°,4
Moyenne de l'été	33°

Les températures + 45° y sont assez fréquentes.

Les stations médicales ne peuvent évidemment se rencontrer que dans les deux premières catégories de la classification précédente, c'est-à-dire sur la portion du territoire algérien qui s'étend du versant septentrional de l'Atlas à la Méditerranée. Encore faut-il donner la préférence au climat de la côte.

Alger n'est probablement pas le seul point de cette zone climatérique qui puisse être fréquenté par les malades ; mais comme nous ignorons les ressources que les autres parties peuvent offrir à la médecine, je ne m'occuperai ici que du climat de la capitale de l'Algérie.

Alger.

En 1836, l'Académie de médecine, devant laquelle fut portée pour la première fois l'importante question de l'influence curative du ciel de l'Algérie, déclara qu'il était douteux que le climat d'Afrique fût favorable à la guérison de la consomption (1). Cette conclusion de la docte compagnie, qui n'était, comme on le voit, qu'un doute formulé en présence de faits insuffisants, nécessitait de nouvelles et plus complètes recherches. Les statistiques, les observations se multiplièrent ; et ces études, auxquelles les médecins militaires ont pris une part aussi active qu'intelligente, sont de nature à fixer aujourd'hui les idées sur l'action thérapeutique du climat algérien (2).

(1) *Bulletin de l'Académie royale de médecine*, 1836, tome I, p. 43 et suiv.

(2) S. E. le Ministre de l'Algérie et des colonies confia à M. le docteur de Pietra Santa, en 1859, la mission d'aller étudier l'influence du climat d'Alger sur les affections chroniques de la poitrine. Notre savant confrère a rempli sa tâche avec le talent d'observation dont il avait déjà fait preuve ; et si le temps lui a manqué pour satisfaire à toutes les conditions du programme qu'il avait sollicité du Comité consultatif d'hygiène publique, son rapport n'en contient pas moins des documents d'une grande importance. — *Du climat d'Alger dans les affections chroniques de la poitrine.* (*Annales d'hygiène publique*, 1860, 2e série, tome XIV.)

I.

Conditions territoriales.

LATITUDE 36° 47′ N.; LONGITUDE 0° 43′ E.

On a comparé la capitale de l'Algérie, vue de la haute mer, à une voile de perroquet étendue sur un champ de verdure (W. Shaler). Cette comparaison ne manque pas d'exactitude; car la masse confuse et blanchâtre des maisons de la ville forme un triangle dont le sommet s'élève à 140 mètres environ au-dessus du niveau de la mer, et dont la base est baignée par les eaux du port. Une végétation vigoureuse et une éclatante verdure servent d'encadrement au triangle.

La surface du Tell, couverte par les nombreuses ramifications de l'Atlas, est entrecoupée de plateaux, de vastes plaines et de vallées étroites. On désigne sous le nom de Sahel (mot arabe qui signifie côte, rivage) l'ensemble des collines qui s'étendent au sud-ouest et à l'est d'Alger, au nord de la Mitidja. C'est sur le versant septentrional de l'une des dernières ramifications de ce système de collines que la ville est bâtie.

Les roches du Sahel, de formation tertiaire, se composent de micaschiste talqueux, veiné de quartz, et, sur certains points, de schistes entremêlés de feldspath et de gneiss (Sulzkj's). Les fossiles de ces roches sont des coquillages de la Méditerranée.

Suivant M. Carrey, les terrains divers qui constituent le sol du Tell appartiennent à presque toutes les époques géologiques, et contiennent à peu près toutes les substances qu'on rencontre dans les pays de création secondaire. A Alger, le sol est sablonneux et par conséquent très-perméable.

La végétation représente celle du midi de la France et de l'Espagne. On remarque parmi les arbres : l'olivier, l'oranger, le figuier, le caroubier, le néflier du Japon, le jujubier, le grenadier, le myrthe, le laurier-rose, le cèdre, etc. Parmi les arbrisseaux, je citerai : la vigne, le cotonnier, le palmier nain, le henné, le jasmin et la cassie. L'alfa, le diss et l'aloës sont les végétaux les plus répandus parmi les produits spontanés du sol. Dans la culture, les céréales, le lin et le tabac occupent le premier rang. On a calculé que l'Algérie exportait, en bonnes années, jusqu'à six cent mille hectolitres de blé; le tabac fournit à la régie plus de quatre millions de kilogrammes de feuilles.

Ce luxe de végétation démontre la puissante fécondité du sol et fait pressentir les heureuses conditions du climat.

Les cimes des montagnes qui entourent Alger ont pour la plupart une hauteur considérable. Aucune ville des côtes, il faut le reconnaître, ne présente une disposition hypsographique du sol plus propre à la protéger contre les vents de terre. Il semblerait que la demi-rose sud dût être complètement annihilée par ces barrières opposées aux courants aériens; mais le rempart n'est pas impénétrable partout, et des bouches ouvertes entre les aspérités du sol donnent accès aux haleines brûlantes et sablées du désert. La demi-rose nord, dont la Méditerranée favorise le jeu, n'est entravée qu'à l'est par l'Atlas et le Sahel. La situation d'Alger est donc favorable à la prédominance des vents maritimes.

II.

Conditions atmosphériques.

VENTS. — Les données de l'hypsographie sont confirmées par les observations relatives à la distribution anémoscopique. Ainsi, l'ouest-nord-ouest est le vent le plus fréquent ; il souffle à lui seul presque aussi souvent que tous les courants de la rose réunis (1). D'après le docteur Mittchell, les vents d'ouest règnent avec une prédominance très-marquée en hiver ; ils sont remplacés par les courants du nord et du nord-est vers la fin du printemps et pendant l'été ; l'automne voit reparaître les vents d'ouest (2). Le sud-est (sirocco ou vent du désert), quoique plus fréquent en été qu'en hiver, souffle cependant dans cette dernière saison.

L'ouest-nord-ouest est la meilleure influence de la côte de l'Algérie, par les qualités qu'il acquiert dans son itinéraire : il réchauffe l'atmosphère en hiver, et il tempère les chaleurs de l'été. Le nord et le nord-est concourent aussi à atténuer les effets des vents du sud. Le sirocco, sec et brûlant, entraîne souvent une

(1) De Pietra Santa, *Du climat d'Alger dans les affections chroniques de la poitrine. Rapport à S. E. le Ministre de l'Algérie et des colonies*, Paris, 1860, tabl. météorol. n° 5.

(2) *Alger, son climat et sa valeur curative*, traduct. de MM. Donop et A. Bertherand, Paris, 1857.

poussière impalpable d'un jaune rougeâtre, qui pénètre partout. Sous son influence, la température varie entre 38 et 40 degrés en été, et pendant la saison fraîche elle s'élève jusqu'à 28 et même 30 degrés.

Température. — Une période de vingt-deux ans a donné les moyennes thermométriques suivantes :

Pour l'année............	19°,17
— l'hiver.............	13°,84
— le printemps.......	19°,78
— l'été...............	25°,43
— l'automne..........	17°,67 (1).

Les différences les plus fortes entre les moyennes maxima et minima correspondent aux mois de janvier (7°,24), de février (7°,03) et de novembre (7°,74). Le maximum de variation entre deux jours consécutifs, calculé par M. Mittchell en 1853, a été de 4 degrés.

J'ai insisté plusieurs fois, dans le cours de cet ouvrage, sur la signification des moyennes de la thermalité atmosphérique en climatologie médicale et sur l'importance beaucoup plus grande des caprices de la température. Rien ne vient mieux à l'appui de mes observations que ce qui se passe sous le ciel d'Alger; je veux parler de ces transitions brusques que l'on remarque à certains moments de la journée, et qui ne sont pas toujours en rapport avec les indications du thermomètre.

« Par les journées d'hiver les plus belles, les plus calmes en apparence, dit M. de Pietra Santa, en nous

(1) De Pietra Santa, *ouv. cit.*, tabl. n° 1.

promenant sur la place du Gouvernement, entre quatre et cinq heures de l'après-midi, nous étions saisi par une impression de froid plus ou moins humide, qui nous forçait à nous couvrir plus chaudement. Lorsqu'il régnait un peu de vent, que le ciel était sombre ou nuageux, nous avons dû nous réfugier dans l'intérieur de la ville, à l'abri des arcades. Deux heures après, on retrouvait sur cette même place la température du milieu de la journée.

» Bien souvent, en Italie et en Corse, nous avions constaté un changement de température dans l'atmosphère, au moment où le soleil va disparaître de l'horizon; mais jamais ces variations pour ainsi dire régulières ne nous avaient présenté les caractères que nous venons d'indiquer précédemment. »

Plus loin, le médecin officiel, en résumant ses considérations sur la météorologie d'Alger, s'exprime ainsi, page 46 : « Grandes vicissitudes de température, bien que les variations saisonnières soient peu marquées, et que la moyenne annuelle s'élève à 19°, 17. » Enfin, à la page 119 : « Le docteur Miguères croit à une plus grande variation du climat depuis quelques années, partant, à une augmentation des maladies aiguës de la poitrine. »

PRESSION ATMOSPHÉRIQUE. — Un autre trait essentiel du climat algérien concerne la pression atmosphérique. Celle-ci est assez forte, puisqu'une période de vingt-deux années a donné une moyenne générale de 762^{mm},32. C'est principalement dans la saison fraîche que le baromètre s'élève; souvent même il atteint un chiffre très-considérable (de 780 à 785 millimètres). Mais, ce qu'il importe surtout de signaler, ce sont les fréquentes irrégularités qui se manifestent dans la marche de la colonne mercurielle pendant l'hiver. L'écart entre le minimum et le maximum de chaque année varie de 21 à 38 millimètres. Dans une période de vingt-deux ans, le plus petit écart a été de $14^{mm},41$, et le plus grand de $54^{mm},48$. Contrairement à l'opinion de M. de Pietra Santa, je considère ces oscillations comme étendues et devant agir sensiblement sur l'organisme malade. (Voyez page 62.)

Hygrométrie et hydrométéores. — Quoique les observations hygrométriques sur l'atmosphère d'Alger soient incomplètes, on doit admettre avec MM. Collardat, Mittchell, de Pietra Santa, etc., que l'air est plutôt sec qu'humide. Le sol, facilitant par sa perméabilité l'absorption de l'eau de pluie, contribue à entretenir la sécheresse de l'air.

En Algérie, l'année est divisée en deux saisons, l'une pluvieuse (de novembre à avril) et l'autre sèche (de mai à octobre inclusivement). La pluie tombe surtout par averses de courte durée, mais répétées et abondantes. Ordinairement les périodes pluvieuses ne durent pas plus de cinq à six jours.

La pluviométrie donne une moyenne de $810^{mm},14$ et de 87, 5 jours de pluie.

Les brouillards, excessivement rares dans la ville, et très-peu denses, se forment plutôt en été que dans les autres saisons.

Électricité. — Sous le rapport de l'électrométrie,

la climatologie d'Alger n'est pas plus privilégiée que celle des autres stations, et je ne puis qu'exprimer encore une fois le regret de voir les observateurs négliger cette branche si importante de la météorologie médicale. « Les phénomènes électriques doivent jouer un rôle assez important dans le climat d'Alger, dit M. de Pietra Santa ; malheureusement nous ne pouvons pas invoquer à l'appui de cette opinion des observations précises. Tous les praticiens de la colonie, tous les voyageurs reconnaissent dans l'air de la ville un je ne sais quoi de plus stimulant, de plus actif, qui modifie profondément l'organisme. Dès qu'on débarque, les fonctions acquièrent tout d'abord une grande énergie, l'appétit augmente, les sécrétions deviennent plus abondantes. — Ces dispositions se modifient toutefois sous l'influence du séjour et des autres agents atmosphériques signalés plus haut.

» Un second fait que nous nous bornons à énoncer, parce qu'il sera l'objet d'un examen ultérieur, c'est la rapidité avec laquelle marche la maladie. Dans des cas de pleurésie, de pneumonie, nous avons vu l'évolution des diverses phases se faire d'une manière rapide et presque instantanée.

» Nous avons l'intime conviction que la raison d'être de ces phénomènes doit être recherchée dans la modalité spéciale du fluide électrique (1). »

ÉTAT DU CIEL. — Le ciel d'Alger est souvent pur et sans nuages. Quatre années ont donné une moyenne

(1) *Ouv. cit.*, p. 45.

de 192 jours de beau temps; le capitaine Rozet en a compté jusqu'à 233 dans un an.

SALUBRITÉ. — Après la conquête de l'Algérie, l'excessive mortalité qui frappa l'armée et les émigrants fit considérer la colonie comme inhospitalière et funeste aux Européens. Sa réputation d'insalubrité s'accrut de jour en jour, et les désastres qui entravèrent notre colonisation furent attribués à la seule action du climat. Cette opinion, qui ralliait les noms les plus illustres, trouva cependant des contradicteurs. Je ne puis reproduire ni discuter ici toutes les preuves que pessimistes et optimistes ont invoquées avec plus ou moins de raison. D'ailleurs, il est généralement reconnu aujourd'hui qu'en Algérie, le sol, par les élaborations miasmatiques qui s'opèrent à sa surface, constitue l'élément essentiel de l'insalubrité. Aussi dirais-je avec M. Périer : « que tous les travaux d'assainissement se poursuivent, que l'agriculture rende à la terre son ancienne abondance, et l'infection ne règnera plus (1). »

Il est certain que la mortalité est plus considérable à Alger qu'en France; que les fièvres intermittentes y sont endémiques et les troubles entériques très-communs. Il est certain encore que ce dédale de passages et de bazars, de casernes et de mosquées, ces rues étroites et tortueuses formant de sombres tunnels impénétrables aux rayons du soleil, n'offrent pas des conditions bien favorables à la pureté de l'air. Mais

(1) *De l'Explor. scient. de l'Algérie.*

il faut reconnaître aussi que les influences insalubres se font sentir plutôt en été que pendant la saison fraîche, et dans la ville plutôt qu'au milieu des sites délicieux qui l'entourent.

III.

Résumé des conditions du climat.

1. Prépondérance des vents d'ouest et surtout de l'ouest-nord-ouest, soufflant de la mer; parfois influence torride et accablante du sirocco.

2. Température douce en hiver, excessive en été, et sujette à de grandes vicissitudes.

3. Oscillations fréquentes et étendues de la colonne barométrique dans ses mouvements diurnes.

4. Air plutôt sec qu'humide, et moins pur dans la ville que dans ses environs.

5. Périodicité de la pluie tombant en averses abondantes et de courte durée. La saison pluvieuse s'étend de novembre à avril, et la saison sèche de mai à octobre inclusivement.

6. Transparence et limpidité azurée de l'atmosphère.

7. Insalubrité considérable en été et en automne, caractérisée par des fièvres intermittentes et des affections intestinales.

IV.

Applications thérapeutiques.

Si les détracteurs de l'Algérie ont grossi outre mesure les inconvénients de son climat, il est certain aussi que ses panégyristes en ont trop généralisé les avantages. Selon M. de Baudicourt : « l'Afrique, injustement décriée et tombeau de notre armée et de nos colons, va devenir le rendez-vous de toutes les santés délicates. » Le savant fondateur de la *Gazette médicale de l'Algérie*, le docteur A. Bertherand, voudrait réunir à Alger, dans un vaste lycée, tous les enfants du continent français qu'une diathèse héréditaire ou acquise aurait signalés comme entachés de tuberculose imminente. Ce serait le moyen de neutraliser les influences congénitales et d'enrayer les lésions ébauchées.

Écoutons encore le docteur Dru : « Nous pensons que non-seulement les poitrinaires peuvent trouver sous le beau ciel d'Alger un soulagement à leur affection, mais qu'ils peuvent même y guérir »; et M. Champouillon : « Grotius, en parlant de la France, dit que c'est le plus beau royaume après celui des cieux. Façonnée par l'industrie et la civilisation française, l'Algérie deviendra, elle, la terre promise des phthisiques. » Etc., etc.

Malheureusement, sur cette terre promise, beaucoup de poitrinaires succombent plus vite qu'ailleurs. C'est ce que confirme le rapport de M. de Pietra Santa : « A notre arrivée, au mois d'octobre 1859, le docteur Miguères, avec une obligeance sans égale, nous avait fait observer une vingtaine de ses clients atteints de phthisie à des degrés divers.......... Dans l'espace de six mois nous avons vu successivement périr ceux mêmes que nous comptions revoir l'année suivante. Ce n'était pas précisément la marche galopante de la *phthisis florida,* mais une succession plus prompte des symptômes morbides, une évolution plus rapide de la maladie. »

Il résulte de ces citations, dont je pourrais augmenter le nombre, que le climat d'Alger, favorable à la phthisie pulmonaire dans certains cas, devient très-nuisible dans d'autres. C'est donc un moyen thérapeutique dangereux qu'il faut savoir employer à propos.

D'abord, parce que la phthisie est beaucoup plus commune en France et sur les côtes de la Méditerranée qu'à Alger, ce n'est point une raison pour proclamer d'une manière générale l'heureuse influence de son climat sur les poitrinaires (voyez page 51). Ensuite, en se reportant aux conditions du ciel d'Alger, nous trouvons deux traits essentiels qui donnent à réfléchir quand il s'agit de la tuberculisation pulmonaire : ce sont *les grandes vicissitudes de température* et *les oscillations fréquentes et étendues du baromètre.* L'état hygrométrique modéré de l'air doit être pris aussi en considération. Rappelons-nous enfin ce je ne sais quoi d'excitant, de vif, qui active les fonctions de l'organisme, et que tous les praticiens de la colonie et les voyageurs reconnaissent dans l'air. En faut-il davantage pour caractériser un climat plutôt sthénique qu'asthénique? Qu'un tel climat modifie avantageusement ces natures inertes, chez lesquelles prédominent les liquides blancs, à fibre molle, à fonctions plastiques languissantes et à impressions obtuses; qu'il guérisse même la tuberculose développée dans ces constitutions, personne ne le contestera. Mais la phthisie éréthique, animée par l'élément sub-inflammatoire avec réaction de l'élément nerveux, trouvera sous le ciel d'Alger les conditions favorables à une évolution précipitée et fatale.

La seconde période de la forme torpide elle-même ne s'amendera que si le travail congestionnaire s'opère avec lenteur. Un incendie s'allume vite dans les poumons tuberculeux sous l'influence des brusques variations de la thermalité et de la pression atmosphériques. Je ne puis donc partager l'opinion de M. Champouillon qui applique le climat d'Alger à presque toutes les formes de la pulmonie : 1° *phthisie hémoptoïque;* 2° *phthisie avec toux brève, fréquente, aride, muqueuse, pulmonaire, irritable;* 3° *phthisie catarrhale* (1). D'après ce que je viens de dire, l'atmosphère d'Alger serait dangereuse pour les deux premières formes; et l'on comprend difficilement qu'un même climat puisse modifier heureusement un état sec et un état catarrhale des voies respiratoires. J'invoquerai encore l'autorité de M. de Pietra Santa relativement aux distinctions que j'ai établies : « Les torpides, qui ont besoin d'un air à éléments toniques, oxygénés, réparateurs, le retrouvent en hiver dans l'atmosphère d'Alger........ Les éréthiques chercheront en vain l'air tiède et humide, calme et presque énervant, indispensable à leur bien-être (2). »

(1) *Mémoire adressé à l'Académie de méd.*, 24 *nov.* 1857.

(2) *Rapport cité*, p. 113.

Ainsi, pour ce qui concerne la tuberculisation pulmonaire, les indications thérapeutiques du climat d'Alger se limitent à la première période de la torpide, et au second degré de cette même forme, si l'asthénie l'emporte toujours sur l'élément inflammatoire.

Le ciel de la capitale de l'Algérie conviendra encore à toutes les affections qui réclament un air doux et plutôt sec qu'humide : par exemple, la forme humide du lymphatisme et des scrofules, la chloro-anémie avec infiltration des tissus et dépression de la sensibilité, les flux muqueux avec relâchement de la fibre (leucorrhée, spermatorrhée, bronchorrhée, etc.), les dyspepsies atoniques et les paralysies indolores. Mais il faut détourner de ce climat les valétudinaires trop impressionnables, les rhumatisants, les névralgiques et les goutteux chez lesquels la maladie s'accompagne d'une exaltation de la sensibilité, les sujets atteints d'asthme nerveux, d'emphysème pulmonaire et de maladies du cœur, ceux qui sont menacés d'hémorrhagie, et surtout les femmes prédisposées aux pertes utérines. Enfin, les troubles intestinaux et les fièvres paludéennes constituent encore des contre-indications au séjour d'Alger.

V.

Séjour; précautions hygiéniques.

La saison fraîche (de novembre à mai) est la seule pendant laquelle les valétudinaires peuvent habiter la capitale de l'Algérie. Encore il sera plus avantageux pour les phthisiques de n'y séjourner qu'à partir du mois de janvier.

La ville offrant, comme nous l'avons vu, des conditions hygiéniques qui laissent beaucoup à désirer, les malades habiteront ses environs de préférence. Les tuberculeux surtout rechercheront les anfractuosités du Sahel.

Quand l'asthénie est franche, les cottages de Saint-Eugène conviennent parfaitement. « Il est difficile de trouver un site africain ayant un plus riant aspect et une température plus salubre. C'est là qu'est le vrai paradis des malades algériens; la brise de mer y souffle presque constante. Les collines auxquelles il est adossé le garantissent à la fois des froidures glacées des hauts plateaux et des haleines du sirocco du désert. Les miasmes de la Mitidja ne montent pas jusqu'à ses versants éloignés. (Em. Carrey). »

Les valétudinaires plus impressionnables, les fébricitants, et principalement les phthisiques au second degré, qui ont tant à redouter les mouvements congestionnaires, devront préférer Mustapha inférieur, où l'air est moins stimulant et la température plus égale.

En général, les malades chez lesquels les complications inflammatoires ne sont pas à craindre choisiront de préférence un air vif et modérément agité.

Les variations de température sont l'inconvénient dominant du ciel d'Alger, et les personnes délicates et souffrantes ne sauraient trop se prémunir contre cette dangereuse influence. Elles se couvriront convenablement et éviteront de se promener après quatre heures. C'est entre dix heures du matin et deux heures de l'après-midi que doivent avoir lieu les promenades et les excursions.

Que dirais-je des agréments qu'Alger offre à ses hôtes valétudinaires! A part quelques belles rues ouvertes depuis la conquête, et plusieurs places, entre autres celle du Gouvernement, la ville n'est qu'un réseau de ruelles étroites et sombres, dans lesquelles se multiplient les bazars et les passages. Dépourvue de monuments et de collections artistiques, elle présente un aspect assez monotone avec ses maisons mauresques blanchies à la chaux et presque sans ouvertures. La principale distraction des étrangers est sans contredit le tableau pittoresque et original que forment toutes ces nationalités qui se coudoient. « Sur la promenade s'agite un singulier mélange de races aux costumes étranges et variés. La sévère simplicité du Saharien croise l'élégance du Maure citadin ou la mâle et osseuse figure du Kabyle..... L'Israélite algérien, coiffé du turban, suppute avec un coreligionnaire européen les bénéfices de son négoce. Le colon de la plaine, au teint flétri par la fièvre, expose ses misères à l'artisan hâlé ..... Les Mauresques voilées se faufilent à travers la foule; la Juive pittoresque, la coquette Espagnole avec sa gracieuse mantille, se mêlent, sans s'accoster entre elles, aux élégantes Françaises (1). »

Mais c'est surtout par la beauté des sites qui l'entourent, la richesse et l'éclat de la végétation du sol,

(1) Mittchell, *ouv. cit.*

qu'Alger est pour les malades un séjour agréable. De nombreuses villas s'élèvent au sein de bouquets d'oliviers, de jujubiers ou d'orangers, et paraissent suspendues çà et là comme des nids dans un verdoyant feuillage, selon les expressions de M. Poujoulat.

Dans cette magnifique nature, les buts de promenade sont aussi nombreux que variés ; car les scènes et les images changent pour ainsi dire à chaque instant.

ÉGYPTE.

L'Égypte se déploie longitudinalement au milieu de deux montagnes nues et arides, entre 23° 23' et 31° 35' de latitude boréale, et entre 22° 10' et 32° 21' de longitude est du méridien de Paris. Placée à l'une des extrémités de l'Afrique, elle joint ce continent à l'Asie, tandis qu'elle touche en quelque sorte à l'Europe par ses ports sur la Méditerranée. On la divise en Basse, Moyenne et Haute-Égypte ou Saïd.

Toute l'étendue de cette riche contrée, dont l'aspect original et grandiose frappe le voyageur, est partagée en deux sortes de terrains bien différents entre eux, et qui présentent des espèces végétales appropriées à la qualité du sol. Ainsi, le limon qui couvre la vallée du Nil et le Delta produit beaucoup de plantes destinées, par leur organisation, à peupler les étangs, et dont l'existence est une suite de l'inondation du Nil. Dans l'autre terrain, celui du désert, tout entier formé de sables, les végétaux sont beaucoup moins nombreux.

Une qualité propre au sol de l'Égypte, c'est d'être imprégné de substances salines qui produisent le matin des efflorescences à sa surface et augmentent encore l'action fécondante du limon du Nil (1). On trouve aussi des coquilles sur les hauteurs et des scories volcaniques dans des gorges éloignées de tout cratère. La présence de ces substances hétérogènes a été expliquée de la façon suivante : « Une cause inconnue, le choc d'une comète et du globe terrestre, par exemple, aurait un jour imprimé aux mers de grandes oscillations, et quelques portions de nos continents auraient été temporairement submergées. D'après cette hypothèse, les eaux de la Méditerranée se portèrent vers le mont Liban, tandis que celles de l'Océan indien entrèrent dans le golfe Arabique. Les courants dévastateurs se rencontrèrent en divers points et à diverses reprises, et alors, se faisant un moment équilibre, ils laissèrent retomber les roches et les sables qu'ils avaient entraînés. Ainsi se formèrent l'Isthme de Suez et quelques autres atterrissements; ainsi s'établirent les amas de coquillages dont les débris constituent aujourd'hui des collines entières ; ainsi se creusa le désert ; ainsi le sel se répandit sur la surface de l'Égypte; ainsi s'agglomérèrent des matières hétérogènes dans des lieux étrangers à la production de quelques-unes d'entre elles (2). »

La flore de l'Égypte se rapproche assez de celle de

(1) Les cultivateurs regardent ce limon comme un engrais suffisant. Soumis à l'analyse chimique, il a fourni près de la moitié d'alumine, un quart environ de carbonate de chaux, le reste en eau, carbone, oxyde de fer, carbonate de magnésie. (*Mém. sur l'Égypte*, 1, p. 348.)

(2) *Univ. pitt.*, t. 42, p. 51.

Syrie, de Malte et de Candie. Le palmier *(phœnix dactylifera)* croît sans culture et constitue une des richesses du pays ; son fruit est le pain de l'Arabe (1). Le citronnier et l'oranger sont aussi très-communs en Égypte : il y a des villages entiers qui ne produisent que des oranges. Je citerai encore, parmi les principaux végétaux, le cotonnier et le lin, dont la culture est très-importante ; le laurier rose, l'aloës, le jasmin à grandes fleurs, l'indigotier, l'olivier, le jujubier, le bananier, l'amandier, l'abricotier, le fraisier, l'une des plantes les mieux acclimatées ; le figuier d'Inde, le caroubier, le grenadier, le tamarin, le peuplier blanc, le mûrier blanc, les cyprès, le sycomore, etc. La canne à sucre y vient parfaitement ; mais l'ananas *(bromelia ananas)* n'a pas complètement réussi. Le caféier a prospéré à force de soins dans les jardins d'Ibrahim-Pacha. Les céréales d'Égypte sont renommées depuis longtemps, et la culture du riz fournit d'abondantes récoltes. On trouve dans les rizières beaucoup de plantes des Indes, dont les graines paraissent avoir été apportées anciennement avec le riz. Enfin, Méhémet-Aly a remis en activité la culture de la vigne, qui avait été abandonnée depuis la conquête des Musulmans. Presque toutes les espèces de l'Europe et de la Grèce ont réussi ; les raisins sont excellents (2).

(1) D'après une légende musulmane, comme il restait un peu du limon dont Dieu avait pétri le corps de l'homme, il s'en servit pour former le palmier, qui est le frère de l'homme.

(2) Les vins d'Égypte étaient très-estimés chez les anciens.

L'inondation du Nil exerce une influence considérable non-seulement sur la constitution et la fertilité du sol, mais encore sur les conditions du climat. Pendant longtemps les Égyptiens ignorèrent la cause des débordements périodiques du fleuve; aussi le considérèrent-ils comme une divinité créatrice et tutélaire. A partir des Ptolémées seulement, les anciens peuples de l'Égypte constatèrent que la crue annuelle était due à des pluies abondantes venues des montagnes de l'Éthiopie et produites par des nuages que les vents du nord, qui règnent habituellement depuis juin jusqu'en septembre, poussent vers ces montagnes. Ils observèrent aussi que pendant le règne des vents étésiens les flots de la mer étaient continuellement dirigés vers l'embouchure du Nil, de manière à ralentir le cours de ses eaux et à élever leur niveau. C'est une sorte de digue naturelle qui favorise l'inondation. La crue commence vers le 18 juin et atteint sa plus grande élévation au mois de septembre; le fleuve déborde vers la mi-août. Les eaux arrivent très-rarement jusqu'à la Basse-Égypte; elles s'arrêtent ordinairement au Caire et dans les campagnes voisines. Cette circonstance fait

C'étaient les Ptolémées qui avaient rendu la culture de la vigne assez générale parmi leurs sujets. Athénée, parlant des vins égyptiens, dit: « Il y en a de beaucoup de sortes distinctes par le goût et la couleur..... Celui de *Coptos*, dans la Thébaïde, est si léger et si digestif qu'on le permet aux fiévreux. Le *Maréotique* est un vin blanc excellent, d'un bouquet suave, et ne troublant point la tête, » etc., etc. (Malte-Brun, *Lettre adressée en* 1825 *au journaliste Hoffmann*) que le Delta, qui n'est plus arrosé que par infiltration et par des canaux, peut récolter une double moisson.

Si le Nil fut le premier instituteur des anciens peuples de l'Égypte, suivant l'heureuse expression d'un savant orientaliste (1), parce que ses débordements leur firent découvrir la géométrie et l'astronomie, en les mettant dans la nécessité de rétablir les limites des propriétés confondues par l'inondation, et de déterminer les rapports qui existent entre le cours des astres et les diverses époques de l'année agricole, ne pourrait-on pas dire aussi qu'il est le créateur d'une partie du territoire égyptien? En effet, le Delta, cette île si fertile qui a quatre-vingt-dix lieues de circonférence, et qui constitue la presque totalité de l'Égypte inférieure, se forma de toute pièce par le mélange séculaire du limon du fleuve avec les sables de la mer. C'est de là qu'est venue l'ingénieuse allégorie du mariage d'*Amphytrite* avec *Nilus* d'où naquit *Egyptus*. Homère nous montre l'île de Pharos, qui devint plus tard le port d'Alexandrie, à vingt lieues du rivage égyptien. Cet espace a été conquis par le fleuve de siècle en siècle. Une fois formé, le Delta s'exhaussa progressivement par les dépôts successifs du limon et de la terre que charriait le Nil.

L'Égypte est un pays chaud non-seulement à cause du voisinage de l'Équateur, mais aussi par la disposition du sol, qui se trouve peu élevé au-dessus du

(1) Agoub, *Introduction historique de l'Égypte sous le gouvernement de Mohamed-Aly.*

niveau de la mer, et que recouvrent en partie des sables mouvants. Ces sables concentrent et répercutent les rayons du soleil, réfléchis encore par des montagnes assez basses et dépouillées de verdure. Dans le Delta, la chaleur s'élève rarement au-dessus de 28 ou 29 degrés; mais elle augmente progressivement à mesure que l'on remonte dans la Haute-Égypte. A Syour, placé à peu près au centre, le thermomètre marque jusqu'à 34 degrés, et à Syène jusqu'à 36 et 38. Au Caire, le maximum est de 40 degrés, et dans la Thébaïde, la colonne mercurielle atteint jusqu'à 48 degrés au nord et à l'ombre.

D'après Volney, lorsque le soleil s'approche de nos zones, en Égypte; les vents, qui se tenaient dans la partie de l'est, passent aux rhumbs du nord et s'y fixent. Pendant juin, ils soufflent constamment nord et nord-ouest. Ils continuent en juillet de souffler nord, variant à droite et à gauche, du nord-ouest au nord-est. Sur la fin de juillet et la moitié de septembre, ils se fixent nord pur, et ils sont modérés, plus vifs le jour, plus calmes la nuit. Sur la fin de septembre, quand le soleil repasse la Ligne, les vents reviennent vers l'est, et, sans y être fixés, ils en soufflent plus que d'aucun autre rhumb, le nord seul excepté. A mesure que le soleil passe à l'autre tropique, les vents deviennent plus variables, plus tumultueux; leurs régions les plus constantes sont le nord, le nord-ouest et l'ouest. Ils se maintiennent tels en décembre, janvier et février, qui, pour l'Égypte comme pour nous, sont la saison d'hiver. Alors les vapeurs de la Méditerranée, entassées et appesanties par le froid de l'air, se rapprochent de la terre et forment les brouillards et les pluies. Sur la fin de février et de mars, quand le soleil revient vers l'Équateur, les vents soufflent plus que dans aucun temps des rhumbs du midi. C'est dans ce dernier mois et pendant celui d'avril, qu'on voit régner le sud pur, le sud-ouest et le sud-est; ils sont mêlés d'ouest, de nord et d'est. Celui-ci devient le plus habituel sur la fin d'avril, et pendant mai il partage avec le nord l'empire de la mer.

Le *Khamsin*, vent brûlant du midi, se déclare ordinairement au mois de mai et dure quelquefois cinquante jours. Sous son influence, le ciel se rembrunit; c'est à peine si l'on aperçoit le disque du soleil à travers une poussière fine et pénétrante; le thermomètre monte de 10 à 15 degrés dans l'espace de quelques heures; les travaux cessent, les animaux se cachent comme les hommes; tout souffre dans la nature, et partout règne un silence effrayant que le seul bruit de l'ouragan vient interrompre. Selon le docteur Pruner, on ne peut guère douter qu'il s'agit ici non pas d'un vent chaud ordinaire[1], mais du développement d'un fluide électrique tel que nous l'observons dans les orages du nord. Ruppel et Ruggesser, par leurs expériences, ont placé cette hypothèse au rang d'un fait positif. Une quantité considérable d'électricité libre se trouve dans l'air pendant le souffle du khamsin; elle est d'abord négative, puis elle devient positive, changeant rapidement et à plusieurs reprises d'un pôle à l'autre, jusqu'au rétablissement parfait de l'équilibre (1).

La rareté des pluies constitue un des caractères distinctifs du climat de l'Égypte. Toutefois, cette sécheresse ne règne pas également sur toutes les parties de la contrée ; car il pleut assez souvent dans les provinces qui avoisinent la Méditerranée, et dans les déserts situés entre la vallée du Nil et la mer Rouge, tandis que la pluie est extrêmement rare, pour ne pas dire inconnue, dans la Haute-Égypte.

Les nombreuses plantations du vice-roi n'ont pas sensiblement modifié le climat quant aux pluies, comme l'ont prétendu quelques personnes. D'après les résultats de la commission scientifique de l'expédition française, le nombre moyen des jours pluvieux était de 12 à 13, et il est de 15 à 16, d'après les recherches les plus récentes.

Les pluies sont d'autant plus fortes et plus fréquentes que le Nil a débordé davantage, et qu'on s'approche plus près de ses embouchures.

Tous les météores se succèdent dans la Basse-Égypte, comme dans les autres pays baignés au nord par la Méditerranée ; on a même vu tomber de la neige en 1833 à Alexandrie, à Rosette et jusqu'à Afteh. Il faut dire, à la vérité, que ce fait était sans exemple pour les gens les plus vieux du pays. La grêle, moins rare que la neige, est néanmoins un météore assez extraordinaire. Généralement, le laboureur n'a point

(1) *Topographie médicale du Caire*, p 28, Munich, 1847.

à craindre en Égypte les effets désastreux de la grêle et des orages.

La rosée des nuits, extrêmement abondante, surtout dans le Delta et la Moyenne-Égypte, exerce une grande influence sur la fécondité du sol et la végétation, à l'époque où le Nil est au-dessous du niveau des terres. Les végétaux aspirent cette rosée par les stomates ; c'est pourquoi Hasselquist écrivait à Linné : « Que penserez-vous, quand je vous dirai qu'il y a des arbres dont l'existence remonte à six cents ans et sur lesquels il n'a pas tombé six onces d'eau. » Les rosées nocturnes rafraîchissent l'air, et, dans les grandes chaleurs, il en résulte des différences considérables entre la température du jour et celle de la nuit. Cette variation peut aller jusqu'au-delà de 25 degrés en sept ou huit heures seulement.

Un phénomène remarquable, c'est la faculté d'oxydation que possède l'air de l'Égypte, et spécialement celui d'Alexandrie. Des ferrures de fenêtres auraient complètement disparu en trois ans par l'oxydation, au dire d'un voyageur français.

La richesse et la splendeur de la lumière sont incomparables sur les bords du Nil, surtout en remontant vers les cataractes. Aucune description, aucun tableau ne pourrait donner une idée de ces couleurs toujours changeantes et merveilleuses, de ces scènes gracieuses et éblouissantes que produisent l'aube et le soleil couchant. Selon les expressions de M. J.-J. Ampère, le soleil n'est pas radieux, il est rutilant ; la terre n'est pas seulement inondée des feux du jour, elle en est dévorée. Aussi, dans ce pays, le soleil, sous les noms d'Ammoun-ra, d'Osiris, d'Horus, était le dieu suprême. Il suffit de venir en Égypte, même au mois de janvier, pour ne pouvoir douter que la religion égyptienne était une religion solaire (1).

On sait que le mirage, ce singulier phénomène produit par la réfraction de la lumière dans des couches d'air d'inégale densité, s'observe fréquemment sur les vastes plaines de l'Égypte. Le célèbre Monge, un des premiers savants attachés à l'expédition de l'armée française, l'a décrit et expliqué dans tous ses détails. Le matin, la plaine et les objets qui y sont disséminés se distinguent avec une netteté parfaite. Mais, vers le milieu du jour, le sol, fortement échauffé par les rayons du soleil, élève la température des couches inférieures de l'air, de sorte que celles-ci, rendues plus légères, montent dans l'atmosphère en produisant un mouvement d'ondulation qui brise les images des objets situés au loin. Quand l'atmosphère devient calme, l'équilibre s'établit entre les couches inférieures et échauffées et les couches plus élevées et plus froides. La densité de l'air va alors en augmentant progressivement depuis la surface du sol jusqu'à une hauteur de quelques pieds, où elle reste constante dans une certaine étendue, pour diminuer ensuite à des hauteurs plus grandes, conformément à la constitution de l'atmosphère. Cette différence dans la densité des couches atmosphériques a pour effet

(1) *Revue des Deux-Mondes*, avril 1848.

d'éloigner de la normale les rayons qui émanent des objets situés au loin, et qui viennent rencontrer obliquement la couche d'air dont la densité est constante. Ces rayons, éprouvant une déviation de plus en plus prononcée à mesure qu'ils traversent des couches d'air de moins en moins denses, finissent par tomber sous une incidence tellement voisine de l'horizontalité qu'ils ne peuvent plus se réfracter et qu'ils sont totalement réfléchis. Ainsi se produisent les images renversées des éminences, des arbres et des habitations; ainsi est reflété l'azur du ciel. A ce moment, la surface de la plaine disparaît pour l'observateur: il n'aperçoit plus qu'un immense lac dans lequel les objets lointains paraissent se réfléchir avec des contours un peu indécis, comme cela arrive sur les bords d'une nappe d'eau dont la surface est faiblement agitée. Veut-il s'approcher de cette inondation apparente? elle s'éloigne; car le phénomène du mirage cessant pour un objet se reproduit pour un autre situé à une plus grande distance. Trompés par ce jeu de la lumière, nos soldats de l'expédition d'Égypte, que dévorait une soif ardente au milieu de ces plaines brûlantes et desséchées, poursuivaient en vain un rivage qui fuyait toujours.

Malgré certains fléaux, tels que la peste, la dyssenterie et l'ophthalmie, l'Égypte est un pays plus sain, à certaines époques de l'année, que beaucoup de contrées de l'Europe. Les vents froids du désert et ceux du nord y entretiennent la salubrité, à laquelle contribue également la rosée des nuits.

Larrey admet quatre saisons en Égypte :

Première saison ou *saison humide*. C'est l'hiver du pays. Elle commence à la mi-août, époque du débordement du Nil, et se termine vers le milieu de décembre. Depuis le 20 août jusqu'à l'équinoxe d'automne, l'inondation va toujours en augmentant. On ne sème qu'à la fin de septembre, lorsque les eaux se sont retirées. Les vents d'ouest, qui soufflent pendant cette saison, augmentent l'humidité de l'atmosphère, couverte de brumes le soir et surtout le matin. Il règne une fraîcheur incommode et nuisible aux excrétions animales. Alors se montrent les ophthalmies, la fièvre miliaire et les affections catarrhales.

Deuxième saison ou *saison fécondante*. Elle commence vers le milieu de décembre et dure jusqu'au 1er mars, époque des moissons. C'est le printemps de l'Égypte, à cause de la chaleur du jour, qui est comparable à celle qu'on éprouve en Europe au mois de juin. Les vents passent de l'ouest à l'est et s'y maintiennent. Cette saison est assez salubre, si l'on sait se garantir de la fraîcheur des nuits.

Troisième saison ou *saison morbide*. Elle s'étend du 1er mars à la mi-juin. Les vents d'est passent au sud et soufflent sur l'Égypte après avoir traversé les déserts brûlants du midi de cette contrée. Ils seraient insupportables s'ils ne laissaient pas d'intermission; mais ils ne durent ordinairement que trois ou quatre heures de suite. Nous avons vu que le khamsin régnait le plus souvent au mois de mai. Cette troisième saison est l'époque des maladies pestilentielles; les plaies guérissent difficilement et se compliquent de gangrène ; les maladies prennent un caractère ataxique.

Quatrième saison ou *saison étésienne.* Elle commence à la moitié de juin et se continue jusqu'au débordement du Nil. Les vents passent au nord , après avoir présenté quelques variations, et se soutiennent dans le cercle occidental pendant tout ce temps. Ils sont tempérés et observent une marche assez régulière , se levant et se couchant avec le soleil, mais en augmentant de vitesse. Ces vents étésiens, en passant sur la Méditerranée, entraînent des vapeurs aqueuses vers l'Éthiopie, où elles s'accumulent et se condensent pour se précipiter ensuite par torrents de pluie, au solstice d'été, sur les montagnes de l'Abyssinie. Telle est la cause de l'accroissement gradué, constant et périodique du Nil. Les nuits sont assez fraîches sans être humides. La chaleur, très-forte dans le jour, détermine une sueur abondante qui conserve l'équilibre des fonctions et préserve des phlegmasies que la chaleur sèche et brûlante produit ordinairement. C'est la saison la plus pure et la plus saine de l'année. Aucune maladie épidémique ne se manifeste , et les plaies les plus graves se guérissent d'une manière miraculeuse (1).

La classification qui est généralement adoptée ne comprend que deux saisons : la *saison tempérée*, s'étendant du mois d'octobre à la fin de mars ; et la *saison chaude*, commençant en mars pour finir à la

(1) *Observations et recherches qui ont été faites en Égypte pendant l'expédition de l'armée française*, t. 13.

fin de septembre. Dans la première, la température est à peu près celle de notre printemps et même de notre été ; mais dans la seconde, la chaleur devient excessive malgré le règne des vents étésiens. « Pendant les mois de notre hiver, lorsque la nature, morte pour nous, semble avoir transporté la vie dans ces climats, la verdure des prairies émaillées de l'Égypte charme les yeux. Les fleurs des orangers, des citronniers et d'une foule d'arbustes odorants parfument l'air ; les troupeaux répandus dans la plaine animent le tableau. L'Égypte ne forme alors qu'un jardin délicieux quoiqu'un peu monotone ; car ce n'est partout qu'une plaine terminée par des montagnes blanchâtres, et semée de bosquets de palmiers. Dans la saison opposée, ce même pays ne présente plus qu'un sol fangeux, ou sec et poudreux ; d'immenses champs inondés ; de vastes espaces vides et sans cultures ; des campagnes où l'on n'aperçoit que quelques dattiers, des chameaux, des buffles conduits par de misérables paysans nus et hâlés, hâves et décharnés ; un soleil brûlant ; un ciel sans nuages ; des vents continuels et plus ou moins violents (1). » Il ne faut donc pas s'étonner si les voyageurs ont tant différé les uns des autres dans la description qu'ils nous ont donnée de l'Égypte, et si Volney nous y montre le séjour le plus désagréable (2), tandis que Savary y trouve le paradis terrestre (3).

(1) Brown, *trad, franç.*, t. 1, p. 47.

(2) *Voyages*, t. 11, p. 219.

(3) *Lettres sur l'Égypte.*

La saison tempérée est évidemment la seule qui puisse convenir aux malades pour un voyage et un séjour en Égypte.

Cette contrée était avec l'Italie celle que les anciens recommandaient de préférence aux phthisiques. Pline le jeune rapporte que son affranchi Zozimus fut guéri d'hémoptysie par un voyage en Égypte : « *Ante aliquot annos sanguinem rejecit, atque ob id in Egyptum missus a me, post longam peregrinationem confirmatus, rediit nuper.* » Celse préconisait surtout l'air épais d'Alexandrie : « *Opus est cœli mutatione, sic ut densius quàm id est quo discedit œger petatur ; ideò que Alexandriam ex Italiâ itur.* »

Le climat d'Alexandrie, comme celui de tout le Delta, serait nuisible aux santés délicates, à cause des inconstances atmosphériques et de la violence des vents. Les valétudinaires devront donc y séjourner le moins longtemps possible.

Au Caire, l'état de l'atmosphère commence à devenir plus fixe, et il est presque constant dans l'Égypte supérieure.

Le voyageur, qu'une santé délabrée conduit sous le ciel réparateur de l'Égypte, se dirige ordinairement vers la capitale de ce pays ; rarement il va résider dans le Saïd, vu les difficultés du séjour. Je m'occuperai donc principalement de la station du Caire, tout en consacrant un chapitre à des considérations sur la climatologie de la Haute-Égypte.

CHAPITRE PREMIER.

Le Caire.

La capitale actuelle de l'Égypte diffère beaucoup de l'ancienne ville des Califes, cette perle de l'Orient tant vantée par les historiens arabes, et dont les charmants récits de Scheerazade ont en quelque sorte popularisé les merveilles. En effet, d'importantes modifications se sont opérées dans la topographie et la physionomie générale du Caire, par suite des événements politiques et des oscillations du Nil.

Le terrain sur lequel est construite une grande partie de la ville actuelle et de ses faubourgs date de quatre siècles seulement. Des alluvions se produisirent et engendrèrent, entre le Kars-el-Aïn actuel et Boulaq, des langues de terre qui plus tard se réunirent entre elles et à la plaine. Ainsi se forma Boulaq, actuellement le port principal du Caire ; ainsi prirent naissance les îles qui se trouvent dans le voisinage de la ville, et qui toutes, par conséquent, sont de formation récente, à l'exception de celle de Rhode.

En parcourant les différentes parties du Caire, l'observateur ne tarde pas à reconnaître que si cette ville a gagné en étendue vers l'ouest et le nord, elle a perdu considérablement à l'est et au sud. Tandis que l'espace compris entre l'origine du Khalig et Boulaq, et de là jusqu'à Choubra, s'est couvert de palais et de maisons de campagne; dans l'intérieur de la capitale sont des quartiers presque abandonnés et en ruine. Le voisinage du désert, dont l'air est si pur, les collines de décombres et les cimetières qui entourent la ville du côté de l'est et du midi expliquent la direction qu'a suivi son accroissement.

Le climat du Caire, trop peu connu parmi nous, possède des avantages incontestables dans certaines maladies.

I.

Conditions territoriales.

LATITUDE 30° 2 '; LONGITUDE 28° 58 ' E.; ALTITUDE 18m86.

Le Caire est situé à l'ouest de la dernière ramification du Mokattam, à vingt-deux kilomètres de la pointe actuelle du Delta et à 1,800 mètres environ de la rive droite du Nil. Cette ville, bâtie au pied de la montagne, s'élève en pente douce jusqu'à la citadelle, qui est placée au sud-est et dont la terrasse atteint à peine 100 mètres de hauteur.

La forme du Caire représente un rectangle, avec quelques prolongements aux angles du sud et au milieu de la façade tournée vers le nord et vers l'ouest. Un canal appelé le Khalig, dont la prise d'eau se trouve en face de l'île de Rhode, le traverse presque directement du sud au nord, et le divise en deux parties à peu près égales. Ce canal, qui approvisionne d'eau les réservoirs, les lacs et les jardins de l'intérieur de la capitale, se remplit à l'époque de la crue du Nil (ordinairement au mois d'août). Vers le mois de décembre, ses eaux baissent avec celles du fleuve, de manière à former de distance en distance des mares qui ne se dessèchent complètement qu'au commencement de la saison chaude. Alors son lit sert de route en plusieurs endroits.

Sous le rapport de la constitution du sol, de la situation topographique et de l'orientation, la ville du Caire peut être partagée en deux zones principales : le côté de la montagne et le côté de la plaine. La région de la montagne, dont les maisons reposent sur un sol rocailleux que constitue le calcaire tertiaire du Mokattam, comprend la *citadelle* et les quartiers qui l'environnent, tels que ceux de *Roumelyé*, de *Touloun* et de *Morharba*. La région de la plaine, située sur le terrain formé par les alluvions du fleuve, et sept ou huit fois plus considérable que la précédente, s'étend depuis les quartiers de la *citadelle* jusqu'à la lisière du désert, vers le nord, et jusqu'aux plantations d'Ibrahim Pacha à l'ouest.

La *citadelle* est bien plus exposée au soleil que le reste de la ville, et jouit par son élévation d'un air plus pur. Les quartiers voisins se trouvent aussi dans une position un peu élevée ; mais ils sont privés du soleil levant, et leur situation vers le midi ainsi que le voisinage de la montagne les exposent aux vents austraux qui soufflent des cimetières de l'Imam Chafay, et aux reflets des rayons du soleil.

On voit par la nature et la disposition du sol que le côté de la plaine n'est point, comme celui de la montagne, à l'abri des infiltrations. L'humidité augmente d'autant plus qu'on s'avance davantage vers la lisière de l'ouest.

La ville du Caire se divise en un certain nombre de quartiers formés pour la plupart par une quantité prodigieuse de maisons qui paraissent entassées les unes sur les autres, et sillonnés de traverses, d'impasses et de ruelles étroites, où l'air se renouvelle difficilement, où le moindre rayon de soleil est inconnu.

Quel spectacle rebutant pour l'étranger nouvellement arrivé que l'aspect des quartiers Grecs, et surtout du quartier Juif, où l'on ne peut circuler en quelque sorte qu'en rampant et en supprimant momentanément le sens de l'odorat pour le soustraire aux impressions peu agréables qu'il reçoit dans ce réceptacle de toutes les ordures! L'espace occupé de préférence par les Européens, et que circonscrivent l'angle sud-est de la place Ezbekyeh, le jardin Rosetti, le jardin du Mondhi et Cantharet el Ghedida, n'est pas plus favorisé : les rues y sont partout resserrées, mal aérées, et quelquefois privées de soleil. Les mêmes inconvénients existent encore dans le quartier Syrien ou *Darb el Ghenina*, le *Darb el Moustafa* et le grand quartier *Copte,* bien qu'une route principale le traverse de l'est à l'ouest, et qu'il renferme quelques maisons spacieuses entourées de jardins. L'air et le soleil pénètrent mieux dans les quartiers de *Birket el Fil*, du *Hanafy,* de *Bab el Khag* et d'*Emir Hussein,* à cause de l'écartement plus considérable des maisons et du nombre des jardins qui les environnent ; mais l'humidité y est considérable.

Le côté septentrional de la ville, depuis *Bab el Foutouh* jusqu'à *Bab el Hadid,* jouit des meilleures conditions : l'air vivifiant du désert y arrive sans obstacle mêlé aux suaves émanations des champs et des jardins.

Au Caire, les rues ne sont point pavées, et les plus larges ne brillent pas par la régularité. Trois seulement parcourent la capitale dans toute sa longueur. Celle qui conduit de Sitti Zeinab à Bal el Hassanyé est la plus longue. On compte peu de places publiques relativement à l'étendue de la ville. Les plus vastes sont celles de *Roumeylié*, de *Quarameydan,* au pied de la citadelle, et de l'*Ezbeskyeh* à l'angle nord-ouest de la cité. Presque tous les palais et beaucoup de maisons particulières possèdent des jardins. En général, la construction et l'intérieur des habitations laissent beaucoup à désirer quant à l'hygiène.

Dans les environs de la capitale, vers le nord et l'ouest, les palais et les maisons de campagne se multiplient au sein d'une riche végétation. Ainsi, sur la lisière du désert, de Koubbé jusqu'à Materyé, on rencontre de superbes habitations et des jardins qui offrent un séjour aussi salubre qu'agréable. La route de Choubra est ombragée par une belle allée de mimosas et de sycomores et bordée de chaque côté d'une série de maisons de campagne. Du vieux Caire à Boulaq, les ruines et les monticules de sable ont fait place à des jardins et à des palais. Enfin, l'île de Rhode,

36.

située en face du vieux Caire, est une délicieuse résidence après la décrue du fleuve.

Les eaux du Nil alimentent le Khalig, mais elles n'atteignent pas la ville au moment de l'inondation. Néanmoins, le terrain de la région de la plaine, bas et de formation récente, est pénétré par les eaux, et dans les fortes crues cette infiltration produit des mares sur plusieurs parties de la capitale.

La magnifique place de l'Ezbekyeh, jadis recouverte par les eaux pendant une partie de l'année, et formant durant l'autre un marais ou un désert, est maintenant un champ fleuri.

Presque toutes les maisons renferment un puits dont l'eau salée ne peut servir aux usages domestiques. C'est l'eau du Nil, plus ou moins clarifiée, selon la condition des individus, qui constitue la boisson ordinaire. Elle est légèrement alcaline et mérite de figurer parmi les eaux les plus légères et les plus saines du globe (1). Seulement, au commencement de la crue, une quantité considérable de conferves et d'infusoires la rend infecte, et alors les habitants tirent leur eau des *sahrigs* ou réservoirs alimentés par le Khalig.

La végétation est incessante, et dans les nombreux massifs de verdure qui entourent la cité et ses palais

(1) Selon Maillet, l'eau du Nil est parmi les eaux ce que le Champagne est parmi les vins. Si Mahomet, disent les Égyptiens, en eût bu, il eût demandé au ciel une vie immortelle pour pouvoir toujours en jouir. *Descript. de l'Égypte*, 1, p. 16. *Mém. sur l'Égypte*, t. 1, p. 35.

on trouve la plupart des espèces que j'ai signalées en parlant du climat de l'Égypte en général. (Voyez page 408).

Les tremblements de terre ont plus ou moins tourmenté le sol égyptien en tout temps; ils se font sentir assez fréquemment au Caire, mais sans causer de dommages. Depuis l'année 702 de l'Hégire, la ville n'a subi aucun désastre, et cependant elle éprouva des secousses assez intenses, notamment le 1er janvier 1837, jour de la catastrophe de Tibérius et de Safet en Palestine, le 2 mai 1844, le 21 février 1845, etc.

II.

Conditions atmosphériques.

Vents. — Au Caire, comme dans toute l'Égypte, les mêmes rhumbs de vents reviennent à peu près régulièrement aux mêmes époques et dans le même temps. L'ouest, le nord-ouest et l'est dominent pendant la saison tempérée; le nord est le moins fréquent. En avril, et quelquefois dès le mois de mars, les vents austraux, soufflant des déserts de l'Arabie et de la Lybie, commencent à se faire sentir, et ils s'exaspèrent jusqu'au milieu de juin. A partir de cette époque, les vents boréaux entrent en possession et deviennent constants avec quelques inflexions vers l'ouest et l'est. Il résulte des observations faites depuis la fin du siècle dernier que les vents du nord étant représentés comme 6, pendant le cours des vicissitudes annuelles, les vents du sud règnent comme 1.

Toutefois, ces chiffres varient plus ou moins suivant les années.

La force des courants est en rapport avec les diverses périodes de la journée, de même que leur direction l'est avec les saisons : ainsi, le vent ne commence ordinairement à se lever que vers dix heures, et il augmente de force jusqu'au coucher du soleil, époque où il baisse pour se renforcer de nouveau ou pour cesser complètement vers minuit.

Le nord est le vent de la fraîcheur et de la salubrité ; sans lui, la chaleur deviendrait intolérable. L'ouest est plus humide et quelquefois orageux. L'est participe du nord et de l'ouest quant à ses qualités. Les vents du sud amènent souvent un froid piquant dans la saison fraîche, soit qu'ils traversent des montagnes couvertes de neige, soit qu'ils roulent sur des nappes d'eau refroidies. Ces vents perdent aussi de leur calorique en traversant les sables du désert, dont la température subit en hiver un abaissement considérable, par suite du rayonnement qui s'opère à leur surface. En été, au contraire, les vents austraux dessèchent les plaines et fatiguent les hommes et les animaux par leur température élevée ; sous leur influence, les Arabes s'écrient : *Maschallah,* c'est-à-dire *le feu tombe du ciel.* J'ai déjà parlé des effets du khamsin (page 412); M. Pruner donne sur ce météore les renseignements suivants : « Son règne se trouve établi entre le lundi des Pâques coptes et l'époque appelée *Nocta* (la goutte). Ce terme allégorique vient de ce qu'on suppose qu'une goutte d'eau tombe du ciel pour féconder les eaux du fleuve. Qu'on ne pense pas cependant que le khamsin se trouve exactement limité à la période mentionnée. Cet hôte incommode fait quelquefois son apparition aussi bien en février qu'en juin. Il vient du désert, et souffle parfois sept jours de suite. Sa durée ordinaire est de trois à quatre jours. Il y a des années où l'on ne compte en tout que quatre journées de khamsin ; quelquefois il y en a seize et même vingt. Sa durée moyenne peut donc être fixée à onze jours. Il vient du sud-ouest ou du sud-est ; dans cette dernière direction son effet est encore plus accablant. Au moment de son apparition, il y a ordinairement calme complet. Parfois cependant, quoique plus rarement, il arrive tout-à-coup sous la forme d'un ouragan ou d'une trombe. On voit d'abord l'horizon se teindre en gris et devenir comme poudreux. Cette teinte se communique peu à peu aux couches supérieures de l'atmosphère. Le soleil, privé de sa splendeur et de ses rayons, jette une lueur fauve ou rougeâtre sur le firmament entier. Un silence profond, précurseur des orages, règne dans l'air, qui s'agite peu à peu en s'imprégnant de poussière et de sable dont il enveloppe et pénètre tous les objets. L'intensité de ce météore va en augmentant jusqu'à ce que cette sorte de tension disparaisse avec la chute de quelques gouttes d'eau ou avec l'apparition de quelques éclairs mats (1). »

TEMPÉRATURE. — Les recherches de la commission

(1) *Topographie médicale du Caire*, p. 28. — Munich, 1847.

scientifique attachée à l'expédition française, et celles de M. Destouches, pharmacien au service du Pacha, prouvent que la température n'a pas varié sensiblement depuis le siècle dernier dans la capitale de l'Égypte.

OBSERVATIONS de la Commission scientifique.		OBSERVATIONS DE M. DESTOUCHES.				
		1835.	1836.	1837.	1838.	1839
Janvier	13°,2 c.	12°,2 c.	11°,3 c	15°,3 c	14°,2 c.	13°,8 c
Février.	14°	15°,4	14°,9	14°,9	16°,6	14°,9
Mars	17°,5	17°,5	18°,1	19°,7	18°,5	17°,3
Avril.........	22°,2	24°,4	21°,1	22°,1	21°,9	20°,6
Mai.	24°,3	25°,7	22°,9	27°,8	25°,5	24°,4
Juin.	28°,6	27°,7	27°	30°,4	28°,5	28°
Juillet........	30°,2	30°	29°,4	30°,6	28°,3	29°,4
Août.........	29°	29°,9	29°,4	29°,8	28°,4	30°,2
Septembre. ...	38°,3	26°,8	27°,8	20°,8	26°,9	26°,5
Octobre.	22°,7	24°,3	25°,3	23°,4	23°,8	23°,7
Novembre.....	18°,8	19°,6	20°	19°,1	20°	20°,3
Décembre.....	16°,2	15°	16°,3	14°,6	15°,9	15°,8
Moyennes.....	21°,2	22°,3	22°	23°	22°,3	22°

Des observations plus récentes, dues à des voyageurs et à des Européens fixés au Caire, confirment ces résultats.

Voici, d'après les recherches de M. Destouches, les

moyennes de la température au Caire pendant les deux saisons principales :

SAISON TEMPÉRÉE.		SAISON CHAUDE.	
Octobre.........	24° c.	Avril............	22° c.
Novembre.......	19°,8	Mai.............	25°,2
Décembre.......	15°,5	Juin.............	28°,3
Janvier..........	13°,3	Juillet...........	29°,5
Février..........	15°,2	Août............	29°,3
Mars.............	18°,2	Septembre.......	26°

Moyenne de la saison : 17°,6 c.

Moyenne de la saison : 26°,7 c.

Moyenne générale : 22° c.

Ces chiffres viennent à l'appui des renseignements fournis par M. le docteur A. Reyer, professeur de chirurgie au Caire, dans une notice sur la climatologie médicale de l'Égypte. En effet, suivant ce médecin, pendant le mois d'octobre, époque où les malades arrivent généralement au Caire, la température n'est plus aussi chaude qu'en été ; mais elle est encore aussi élevée que la température estivale du nord de l'Europe. Novembre et décembre sont les meilleurs mois ; ils ressemblent aux plus beaux mois de septembre de nos contrées. Si d'un côté, les arbres européens accusent l'hiver par leurs branches dépouillées de feuilles, les végétaux des tropiques et les semis verdoyants atténuent et effacent cette première impression. L'époque la plus froide commence avec le mois de janvier et finit vers le milieu de février. Pendant ces six semaines, le thermomètre marque + 3° Réaumur au moment du lever du soleil et + 10° pendant le jour. La température ne s'abaisse ainsi que lorsque le ciel est couvert et que le vent du sud souffle avec vigueur. D'ordinaire la température est de + 5 ou + 6° R., le matin, + 13° à 15° à midi, comme pendant nos beaux mois d'octobre européens. La température s'élève dans la seconde moitié de février, où il y a souvent quelques jours de pluie; le thermomètre monte brusquement sous l'influence d'un doux vent du sud, mais il retombe le jour d'après au degré normal, quand le vent cesse de souffler. Les arbres et arbustes de l'Europe poussent leurs premières feuilles, les rosiers entrouvrent leurs boutons. Les deux mois suivants sont plus troublés par le vent du sud, dont l'effet est de faire monter le thermomètre de 1 à 2 degrés. La température d'avril ressemble déjà à celle de nos mois d'été les plus chauds. Le mois de mai est le plus désagréable de toute l'année; la caloricité atmosphérique éprouve des changements brusques et nombreux. Durant le règne des vents austraux, le thermomètre atteint 34 et même 36 degrés Réaumur à l'ombre. On est réellement incapable de rien faire; on ressent un malaise insurmontable; tout vous fait mal jusqu'au bruit d'une porte qui se ferme. Du milieu de juin à la fin de septembre, le thermomètre marque à l'ombre : le matin, de 16° à 18° Réaumur; à trois heures, de 28° à 32°; après le coucher du soleil, de 26° à 28°. C'est à peine si l'on voit un nuage le matin. Les plantes inférieures périssent ; la terre se crevasse. Au commencement du mois d'août, le Nil s'élève et remplit les canaux; la plaine est inondée par les eaux, et bientôt après on voit pousser les nouvelles semences, qui mûrissent pendant la saison la moins chaude (1).

En disant précédemment (page 420) que l'état de l'atmosphère commençait à devenir plus fixe au Caire, et qu'il était à peu près constant dans le Saïd, je me réservais d'entrer plus tard dans quelques explications sans lesquelles cette assertion semblerait être contredite par les résultats de l'observation. Dans la capitale de l'Égypte, en effet, de même que dans les régions supérieures de la vallée du Nil, la température éprouve en peu de temps des vicissitudes plus ou moins étendues; mais ces variations sont régulières, c'est-à-dire qu'elles s'opèrent à des époques déterminées, savoir, le soir et le matin. Pendant la journée, depuis le lever jusqu'au coucher du soleil, les écarts thermométriques sont beaucoup moins prononcés. En un mot, on retrouve dans les fluctuations de la température cette régularité que présente la marche de tous les phénomènes naturels sous le ciel de l'Égypte et surtout dans le Saïd.

Il n'est pas rare d'observer au Caire de 5° à 20° de différence entre les extrêmes du jour et de la nuit; souvent même, en hiver, le thermomètre tombe

(1) *De l'influence du climat de l'Égypte sur les tubercules pulmonaires*, dans la *Gaz. hebd. de Méd.*, 14 nov. 1856.

jusqu'à 3° le soir, principalement sur la lisière du désert. D'après les observations de M. le colonel Coutelle, qui ont été très-multipliées et faites attentivement, les moyennes calculées donnent les résultats suivants : la différence de cinq heures du matin à midi est de 7° en hiver, de 7°,6 au printemps, de 7°,5 en été, et de 6°,4 en automne (1). Dans la province du Caire, le thermomètre est descendu quelquefois à zéro; M. Nouet, astronome de l'expédition, a vu de la glace au camp de Belbeys (2).

La température ne varie pas seulement du jour à la nuit et de la nuit au jour, mais aussi d'une rue à l'autre, ce qui tient à la distribution très-inégale de la lumière et de la chaleur dans les différentes parties de la ville, ainsi qu'à l'impulsion violente qu'éprouvent les mouvements de l'air, par suite des conditions topographiques que j'ai signalées précédemment.

En général, le moment de la plus grande fraîcheur précède le lever du soleil d'une dizaine de minutes, et celui de la plus grande chaleur tombe entre deux et trois heures après midi. La température de l'eau du Nil avant le lever du soleil est ou égale à celle de l'atmosphère ou plus élevée d'un degré; à deux heures après midi, elle est de 4° à 7°, et au coucher du soleil de 4° à 6° plus basse que la température de l'air (3).

(1) *Observations et Recherches faites en Égypte par la Commission de l'expédition française*, t. 18, 2e série.

(2) *Id.*

(3) Pruner, *ouv. cit.*, p. 24.

Pression atmosphérique. — Les observations du colonel Coutelle donnent 761 comme élévation moyenne de la colonne barométrique pendant onze mois, et celles de M. Destouches 760 pendant six années. M. Russegger a obtenu 762,48 pour moyenne de trente-neuf observations faites en hiver. Cette différence tient à ce que l'élasticité de l'air est plus considérable durant la saison tempérée qu'en été, comme le démontre le tableau suivant :

SAISON TEMPÉRÉE.		SAISON CHAUDE.	
Octobre........	759,70	Avril..........	760,10
Novembre......	760,76	Mai...........	758,23
Décembre......	761,82	Juin...........	754,42
Janvier........	762,40	Juillet.........	753,90
Février........		Août..........	754,06
Mars..........	759,43	Septembre.....	756,70

(Destouches.)

Selon M. Russegger, les extrêmes ont lieu pour les maxima entre neuf et dix heures du matin et du soir, et pour les minima entre quatre et cinq heures du soir et trois et quatre heures du matin.

Hygrométrie et hydrométéores. — Le degré d'humidité de l'atmosphère est ordinairement en rapport avec la crue du fleuve. Les premières journées qui suivent l'entrée de l'eau dans le Khalig se distinguent par une chaleur humide accablante; ensuite l'évaporation amène la fraîcheur.

L'air du Caire contient, terme moyen, 152 fois

moins d'humidité que celui d'Alexandrie (Pruner); c'est surtout au commencement de la saison chaude qu'il est remarquable par sa sécheresse, ou, pour parler plus exactement, par l'absence d'humidité libre communicable. En effet, l'abondance des rosées prouve que les éléments hygrométriques ne manquent point à l'atmosphère; mais les vapeurs aqueuses, dont la force expansive est considérable, restent dissoutes et incorporées au fluide aérien pendant le jour, tandis que le soir elles se précipitent par suite de l'abaissement de la température. Nous venons de voir d'ailleurs que le baromètre se maintenait toujours à un degré assez élevé, principalement en hiver.

Les observations de M. Russegger indiquent une harmonie parfaite entre la marche du thermomètre, les oscillations barométriques et la force expansive des vapeurs.

Ainsi, quelle que soit la quantité d'eau vaporisée que renferme l'air du Caire, il produit le plus ordinairement sur nos organes l'impression de l'air sec. J'ai déjà fait cette remarque en parlant du climat de Menton (page 189).

Le nombre moyen des jours pluvieux est seulement de douze par année (Destouches), et la pluie ne dure généralement qu'une ou deux heures; quand elle se prolonge quelques jours, comme au mois d'avril 1832, c'est un événement historique dans les annales du pays (1). Novembre et décembre sont les mois les plus

(1) La pluie tomba huit jours de suite en 1824.

humides de la saison fraîche; il pleut une ou deux fois pendant chacun de ces mois. Souvent aussi on observe quelques jours de pluie dans la seconde moitié de février.

La rosée existe en toute saison; sa formation a lieu tout aussi bien sous l'influence des vents, surtout de ceux du nord et de l'ouest, que si l'air est calme.

En hiver, des brouillards se forment assez fréquemment le matin; mais ils sont vite dissipés par les rayons du soleil.

La neige est inconnue au Caire.

Électricité. — Nous manquons d'observations positives sur les fluctuations de l'électricité aux diverses époques de l'année. Toutefois le raisonnement peut, jusqu'à un certain point, suppléer ici aux recherches expérimentales. N'est-il pas probable, en effet, que l'évaporation de larges nappes d'eau plus ou moins imprégnées de sel, et la végétation surabondante qui couvre le terrain immédiatement après la disparition des eaux, fournissent à l'atmosphère une quantité considérable de fluide électrique pendant la saison fraîche? Pour des raisons opposées, l'électricité atmosphérique doit diminuer dans la saison chaude. Aussi les orages sont-ils rares et toujours peu violents, surtout en été. C'est à peine si l'on entend une ou deux fois par an quelque faible retentissement du tonnerre, et si l'on aperçoit quelque pâle éclair sillonnant l'atmosphère; alors le ciel n'est même pas obscurci. D'autres fois, au contraire, une chaleur accablante et des nuages épais annonçant l'approche d'un fort orage, il ne vient ni tonnerre, ni éclairs, ni pluie. J'ai dit page 412 que le khamsin paraissait être plutôt un météore électrique qu'un vent du sud.

M. Pruner n'a vu que trois fois de la grêle pendant douze ans (1).

État du ciel. — L'atmosphère ne contenant pas d'eau vésiculeuse, et étant traversée presque perpendiculairement par les rayons du soleil, pendant la plus grande partie de l'année, est éblouissante de lumière. Le ciel s'obscurcit principalement sous l'influence des vents du sud et de l'ouest. Trois années d'observation ont donné : ciel clair, 709 fois; nuages, 254 fois; ciel couvert, 95 fois; ciel nébuleux, 25 fois. (Pruner).

Salubrité. — Les détails dans lesquels je suis entré précédemment sur les conditions territoriales du Caire indiquent qu'une grande partie de la ville est exposée à des causes nombreuses et permanentes d'insalubrité. Outre l'infiltration, qui humecte sans cesse le terrain des quartiers bas et étroits, outre le manque d'air et de soleil dans bien des rues et des maisons, il s'opère à la surface du sol des décompositions et des compositions chimiques qui saturent l'air de miasmes délétères et de gaz impropres à la respiration. On ne peut en douter quand on parcourt certaines rues ou qu'on pénètre dans les basses cours des maisons peu aérées : une odeur ammoniacale et hydrosulfureuse infecte en est une preuve convaincante. Ces produits, une fois formés, suivent les courants

(1) *Ouv., cit.*, p. 29.

aériens et se répandent au loin. Il n'est donc pas étonnant qu'un foyer épidémique s'irradie des points où il a pris naissance sur les quartiers les plus salubres.

Le Khalig, qui reçoit les égouts des maisons situées sur ses bords, devient pernicieux pour les quartiers voisins quand il se dessèche.

L'air de l'Égypte contient en tout temps une poussière excessivement fine, que plusieurs observateurs rangent avec raison au nombre des causes déterminantes de certaines affections, entre autres les ophthalmies. Il n'est pas douteux que les efflorescences salines qui existent à la surface du sol n'entrent pour une large part dans la composition de cette poussière.

L'époque la plus malsaine comprend la dernière quinzaine de mars, avril, mai et une partie de juin. C'est cette période de l'année que Larrey appelait *saison morbide* (voyez page 417). Septembre est aussi très-malsain, à cause de l'inondation coïncidant avec une chaleur étouffante.

Si les vapeurs aqueuses n'entraînaient la plus grande partie des impuretés que renferme l'atmosphère, en se précipitant à l'état de rosée le soir et le matin pendant la saison fraîche, le Caire serait certainement un des séjours les plus insalubres du globe. Mais grâce à la production de cet hydrométéore, grâce à l'influence de l'air du désert sur le côté septentrional, et aux nombreux végétaux qui existent dans la ville, principalement vers le nord et l'ouest, on trouve plusieurs points où l'air est assez pur et assez oxygéné pour ne pas entraver et dépraver les principales fonctions de l'organisme. Je les indiquerai en parlant du séjour.

III.

Résumé des conditions du climat.

1. La plus grande partie du Caire repose sur un terrain bas, de formation récente, et dont les couches inférieures sont toujours pénétrées par les eaux du Nil. Cette condition prive la ville du soleil levant et entretient sans cesse l'humidité dans les quartiers étroits, surtout vers la lisière occidentale.

La dernière ramification du Mokattam, qui limite le Caire à l'est, n'est pas assez haute pour le protéger dans cette direction. Du côté du nord, de l'ouest et du sud, les vents ne rencontrent aucun obstacle. La capitale de l'Égypte se trouve donc exposée à tous les courants de l'horizon par sa situation topographique.

2. Dans toute l'Égypte, et par conséquent au Caire, l'année est divisée en deux saisons, dont l'une, depuis octobre jusqu'à mars, est tempérée, et l'autre, de mars à la fin de septembre, est chaude.

3. La direction des vents est en rapport avec les saisons. Ainsi, pendant les mois d'octobre, novembre, décembre, janvier et février, les courants varient ordinairement de l'ouest à l'est, en passant par le nord, et le sud est rare; de mars à la mi-juin la prépondérance appartient au contraire aux vents du midi; ceux du nord dominent le reste de l'année.

Les meilleures influences sont celles du nord, de l'ouest et de l'est. Les vents austraux, piquants en hiver, deviennent brûlants et insupportables dans la saison chaude, principalement au mois de mai, époque ordinaire du khamsin.

4. Pendant la saison fraîche, la température égale à peu près celle des plus beaux mois du printemps et de l'automne en Europe. Octobre et mars sont même aussi chauds que nos mois d'été. C'est en janvier que le thermomètre atteint son minimum (+3°). Depuis avril jusqu'à octobre, la chaleur est excessive, quoique tempérée par les vents étésiens.

L'état thermique de l'air subit des variations considérables sous le ciel du Caire; mais elles ont lieu à des époques déterminées, c'est-à-dire le soir et le matin. On observe jusqu'à 20° de différence entre les extrêmes du jour et de la nuit. La température varie aussi beaucoup sur plusieurs points de la ville, par suite de la disposition des rues.

5. La pression atmosphérique ne diminue sensiblement qu'à partir de mars jusqu'à octobre. Durant les autres mois, le baromètre se tient à une élévation moyenne de 761^{mm} 66, et ses écarts sont à peine sensibles.

6. Malgré l'abondance des rosées, qui dénote la présence d'une certaine quantité de vapeur aqueuse dans l'atmosphère, l'air agit sur nos organes comme s'il en contenait fort peu, car elle reste dissoute pendant le jour, et ne manifeste sa présence que sous l'influence du refroidissement nocturne.

Les pluies sont rares et ne durent que quelques heures.

Quand des brouillards se forment le matin, ils disparaissent promptement sous l'action des rayons du soleil.

7. Il y a tout lieu de croire qu'en hiver l'atmosphère se sature de fluide électrique, nonobstant le petit nombre des orages.

La grêle est extrêmement rare.

8. On compte en moyenne peu de jours sombres.

La limpidité de l'atmosphère et l'éclat du ciel n'ont d'analogues que sous l'Équateur.

9. Dans la plupart des quartiers du Caire, la disposition des rues et la construction des habitations sont loin d'être favorables à l'hygiène. L'air est souvent vicié par des émanations délétères qui rendraient le séjour de la ville impossible sans le rôle purificateur des rosées et des vents du nord.

IV.

Influence physiologique et pathologique du climat.

La population de la capitale de l'Égypte, estimée à 200,000 âmes environ, se compose principalement d'Arabes, de Coptes, de Juifs et de Turcs (1). On trouve

(1) Un auteur arabe, Ibn-Abbas, attribue les neuf dixièmes de l'intrigue et de l'artifice en ce monde aux Coptes, de la perfidie aux Juifs, de la dureté aux Turcs, de la bravoure aux Arabes.

aussi au Caire beaucoup de Nègres, des Barabras, des Abyssiniens, des Grecs, des Syriens, des Arméniens et des Européens.

Il est bien difficile de reconnaître le type égyptien dans ce mélange sans unité et sans physionomie nationale, dans cet assemblage hétérogène de presque toutes les races de l'Afrique et de l'Asie, avec leur langage, leur teint et leurs costumes différents. Cependant le Copte et le Fellah, qui sont originaires du pays, peuvent être considérés comme les descendants des anciens Égyptiens. Leur tempérament prend naissance dans le lymphatisme. Le tissu cellulaire, l'emportant sur la musculature, arrondit les formes et les rend assez agréables, à l'exception du visage. Les mamelles atteignent quelquefois des proportions considérables. Les organes glandulaires et le système veineux sont sans exception plus développés que chez les peuples du nord. Les femmes, dont le teint est plus clair que celui des hommes, le front moins large et l'œil plus ouvert, ont beaucoup de grâce dans leurs mouvements. Quelques-unes présentent toute la pureté et toute la finesse du type antique. Robuste, fait au travail et à la fatigue, compatissant et hospitalier, le Fellah ne manque pas d'une certaine intelligence susceptible de se développer rapidement dans la jeunesse, mais qui s'arrête plus tard et souvent même fait place à une sorte de stupidité. La ruse est sa faculté dominante.

Un coup-d'œil sur les mœurs égyptiennes ne sera pas hors de propos, car elles jouent un rôle important dans la production des nombreuses maladies qui affligent les populations du Caire.

Les hommes se marient généralement entre quinze et vingt ans, et les femmes entre onze et quinze. Parmi ces dernières, il y en a qui sont mères à treize ans, et il n'est pas rare de trouver des grand'mères qui n'ont que vingt-huit ans. La femme cesse de produire plus tôt qu'en Europe, mais l'homme conserve la faculté de procréer jusqu'à un âge très-avancé.

Le costume réduit à sa plus grande simplicité consiste, pour la classe pauvre, en une chemise de laine, une blouse de toile de coton, un bonnet de coton, de laine ou de feutre. Le turban et les robes longues distinguent les bourgeois, les nobles et les négociants. L'usage des bas est très-rare, même parmi la classe aisée, et les pauvres n'ont jamais de chaussures. Ainsi, la tête est généralement trop couverte (il y a beaucoup de personnes qui portent jusqu'à trois bonnets de laine emboîtés les uns dans les autres), et les pieds ne le sont pas du tout. Les femmes orientales ont en général l'heureux privilége de ne pas connaître les étreintes du corset.

Les légumes forment la nourriture ordinaire du bas peuple; ce n'est que les jours de fête qu'il mange de la viande de buffle, de chameau, de chèvre ou de mouton. La table des riches se compose ordinairement de plusieurs plats (six à vingt) tirés des règnes animal et végétal. La viande de mouton, de poule et de pigeon, le poisson du Nil, des légumes préparés avec la viande, le beurre ou l'huile de sésame, des gâteaux lourds et indigestes, etc., etc., sont leurs mets principaux. L'Arabe se distingue par une extrême frugalité : de la farine pétrie avec de l'eau et cuite sous la cendre, du lait, du riz, de la viande, quelques dattes et un peu de gomme, voilà presque toute sa nourriture ; il abhorre les légumes. Le Nègre aime surtout les aliments liquides ; mais il mange au besoin tout ce qu'il rencontre, et ne dédaigne ni les rats, ni les souris, ni les lézards. L'Abyssinien préfère la viande crue avec une sauce de poivre rouge. L'eau du Nil plus ou moins clarifiée est la boisson ordinaire. Rarement les Orientaux boivent à table ; en revanche beaucoup d'entre eux ont l'habitude de se gorger d'eau pendant la digestion stomacale. Si l'usage du haschich a diminué, l'ivrognerie poussée jusqu'à la crapule est un vice fortement enraciné dans certaines classes de la société, quelle que soit la nation à laquelle elles appartiennent, et même chez des individus riches. L'eau-de-vie faite de dattes et rarement de raisins, diverses liqueurs et des boissons fermentées constituent la consommation ordinaire des ivrognes. L'usage du café et de la pipe est répandu dans toutes les classes.

Les Égyptiens aiment peu le mouvement, et cette indolence est la cause principale de l'accumulation de la graisse dans les tissus sous-cutanés, en même temps qu'elle affaiblit les organes.

La plupart des personnes, sans excepter celles qui sont aisées, couchent par terre sur des matelas ou sur des nattes. Les pauvres dorment même sur la terre nue, enveloppés dans une robe ou une couverture de laine.

Malgré les prescriptions hygiéniques de la religion mahométane, le bas peuple est d'une malpropreté rebutante. En général, les enfants des pauvres ne sont jamais lavés ni baignés ; ils se roulent presque toute la journée dans la poussière sous un ciel brûlant; tandis qu'au contraire ceux des riches restent privés d'air et de soleil dans les maisons, où on les tient toujours enfermés.

Cet exposé succinct des mœurs et des usages égyptiens suffira, je pense, pour convaincre le lecteur, surtout s'il veut bien se rappeler ce que j'ai dit plus haut sur l'état sanitaire de la ville, qu'il serait absurde d'attribuer à la seule influence du climat l'infinité de maux qui frappent une population dont les habitudes ne sont point en rapport avec les conditions environnantes. « Les maladies de toutes les parties du globe, sans en excepter la fièvre jaune, dit M. Pruner, s'offrent les unes après les autres à l'œil scrutateur; et l'idée que la boîte de Pandore s'est vidée dans cet ancien *Emporium* des richesses, n'est ni neuve ni exagérée (1). » Toutes les dermatoses imaginables, depuis le simple érytème jusqu'aux formes les plus hideuses de la lèpre et de l'éléphantiasis; les altérations du foie, de la rate et du canal intestinal avec un caractère plus ou moins inflammatoire; les scrofules, depuis l'engorgement chronique de quelques

(1) *Ouv. cit.*, Préf., p. IV.

glandes, soit au cou, soit sous les aisselles ou aux aines, jusqu'aux tumeurs les plus volumineuses qui s'abcèdent, aux dartres, aux caries et au marasme le plus complet; les fièvres intermittentes simples et pernicieuses, le typhus, la cholérine et le choléra, la peste; enfin toutes les lésions qui frappent l'organe de la vue, depuis l'exanthème des paupières jusqu'à l'ophthalmie purulente se terminant par la gangrène partielle ou totale de la cornée : telles sont les maladies principales qui forment le cadre nosologique spécial à la capitale de l'Égypte.

D'après cette énumération, les affections des voies respiratoires seraient rares sur les bords du Nil. Cependant on y observe des angines, des bronchites, des pleurésies et des pneumonies, et même ces affections dominent pendant certaines constitutions médicales, comme dans les hivers de 1832 et de 1843. Quant à la phthisie, elle est loin d'être rare. Suivant M. Reyer, les tubercules pulmonaires se développent très-rarement chez les Turcs, Arabes, Arméniens, Coptes, Juifs et chez les Européens qui sont établis en Égypte; mais une fois déclaré, le mal marche avec rapidité, malgré le climat doux, parce que son apparition suppose une forte prédisposition (1). D'un autre côté, M. Pruner, auquel une expérience de douze années, tant dans les hôpitaux que dans la ville et toutes les classes de la société, donne une autorité incontestable, s'exprime ainsi : « Les tubercules sont bien plus

(1) *Mém. cit.*

fréquents en Égypte qu'on ne l'a cru jusqu'ici. S'ils n'ont pas la même prédominance que dans certaines capitales de l'Europe, ils n'épargnent cependant ni âge, ni sexe, ni race (1). » Toutefois, il résulte des observations de ce médecin, que les individus qui viennent d'un climat plus chaud que celui du Caire, ceux qui passent d'une vie libre et errante à l'état de domesticité et à une vie sédentaire — par exemple les Arabes du désert et les races noires —, les pauvres et ceux qui, comme les Juifs, vivent dans un milieu mal aéré et humide, sont beaucoup plus exposés à la phthisie pulmonaire que les Européens et les habitants aisés de la ville.

V.

Applications thérapeutiques.

Si les documents statistiques fournissaient toujours des indications sérieuses quand il s'agit du choix d'un climat médical, qui oserait conseiller à des valétudinaires d'aller habiter une ville où tous les maux qui affligent l'espèce humaine se sont en quelque sorte donné rendez-vous; où la mortalité l'emporte presque toujours sur les naissances ; où, pendant certains hivers (1832 et 1837), le tiers des cadavres dans les hôpitaux militaires provenait de sujets tuberculeux (2) ? Mais — je l'ai dit bien des fois, — ce n'est point de cette façon qu'il faut apprécier la valeur thérapeutique

(1) *Ouv. cit.* p. 94.

(2) Pruner, *ouv. cit.*, p. 94.

d'un climat. Il n'existe, en effet, aucun rapport entre l'Européen qui se rend au Caire pour quelques mois seulement, à l'époque la plus favorable de l'année, alors que la température lui rappelle les jours les plus délicieux du printemps et de l'automne de son pays; qui s'entoure de toutes les précautions hygiéniques que réclame son état de santé, et cette population entassée dans des ruelles obscures et des bouges infectes; qui ne peut se soustraire aux chaleurs tropicales de la saison chaude, au souffle dévorant du khamsin ni à l'influence morbifique de l'inondation; qui est exposée aux plus mauvaises comme aux meilleures conditions du climat; enfin, dont l'alimentation, les vêtements et les habitudes favorisent au plus haut degré l'action des influences délétères au sein desquelles elle vit. L'Européen malade, habitant le Caire pendant la saison tempérée, pourra donc recouvrer la santé sous ce ciel vivifiant, malgré les affections chroniques si nombreuses et si variées que présentent l'Arabe, le Nègre, le Juif, l'Arménien, le Syrien et même l'indigène. Quant aux maladies épidémiques, elles ne se montrent ordinairement qu'à l'époque des chaleurs et pendant le règne des vents du sud.

La stimulation qu'éprouve l'organisme dès qu'on arrive au Caire, et qui se traduit par une énergie plus grande dans les fonctions et une sorte d'irritabilité chez certaines personnes, serait une preuve des qualités toniques et excitantes du climat, si la direction presque verticale des rayons solaires, la température atmosphérique, l'intensité de la lumière, la pureté du ciel, la sécheresse et l'élasticité de l'air, les éléments salins qu'il contient à l'état de poussière impalpable, n'apportaient un tribut suffisant à la démonstration. Seulement, quand le séjour se prolonge durant les chaleurs, un état d'atonie dans les organes, de flegme et d'apathie dans l'habitude extérieure du corps fait place à cette stimulation de l'économie.

Le climat du Caire convient à tous les états pathologiques pour lesquels j'ai conseillé le séjour de Cannes. Je renvoie donc le lecteur au chapitre qui traite de cette dernière station, en lui faisant remarquer cependant que le Caire me paraît préférable, à cause du degré plus élevé de la température, de l'éclat de la lumière et du calme de l'air plus prononcé encore que dans la station du Var; le climat est aussi plus excitant à Cannes que dans la capitale de l'Égypte. (Voyez pages 173 et suiv.)

La poussière excessivement fine que renferme l'atmosphère du Caire, aussi bien sur les lisières septentrionale et occidentale de la ville que dans son intérieur, et en dehors du règne des vents du sud, quoiqu'en disent certains auteurs, exerce-t-elle une influence nuisible sur les organes de la respiration? M. Pruner se prononce pour l'affirmative, car il dit : « Nous ne doutons pas que la poussière contenue dans l'air ne puisse concourir, mais très-secondairement, à la production de la maladie tuberculeuse (1). »

(1) *Ouv. cit.*, p. 97.

M. Reyer et tous les autres médecins qui ont écrit sur le climat du Caire gardent le silence relativement à cette question. Il est regrettable que la poussière tenue en suspension dans l'air de l'Égypte n'ait point été recueillie et analysée, ce qui serait facile en faisant passer de l'air par aspiration dans une petite quantité d'eau distillée et parfaitement pure, que l'on soumettrait ensuite à l'analyse chimique et à l'examen microscopique. Quoi qu'il en soit, je pense que cette poussière contient du chlorure de sodium, vu la présence du sel marin à la surface du sol et la saveur salée qu'on ressent quand la salive en est imprégnée. L'excitation qu'elle détermine sur la muqueuse respiratoire, de même que sur celle des yeux, pourrait être nuisible dans certaines maladies des voies aériennes, surtout s'il y a tendance à l'inflammation.

Dans les affections chroniques de la poitrine, une marche sub-aiguë, un état congestif, un mouvement fébrile, une toux sèche et fréquente, une dyspnée considérable, des hémoptysies abondantes et répétées, interdisent formellement aux malades le séjour du Caire. Il ne faut donc le conseiller que dans les laryngites chroniques apyrétiques, les catarrhes atoniques avec emphysème et dilatation des bronches, les anciens épanchements pleurétiques, et la première période de la phthisie torpide et catarrhale, plus rarement pendant la seconde. Telle est aussi l'opinion des docteurs Reil, Rullmann et Uhle, qui ont visité l'Égypte.

MM. Pruner et Reyer sont moins explicites pour

ce qui concerne la tuberculisation pulmonaire. Le premier s'exprime ainsi : « Bien qu'il se rencontre quelques cas exceptionnels de phthisie parmi les individus, surtout du sexe féminin, venus de contrées plus froides, généralement les Européens suspects de quelque affection tuberculeuse perdent entièrement cette disposition par un séjour prolongé dans le pays ; mais nous ne connaissons aucun cas où les malades venus du dehors se soient rétablis, quand la maladie était arrivée à la fin de la seconde période ou à la troisième (1). » Quant à M. Reyer, je ne saurais partager son opinion sur la supériorité absolue du climat égyptien, tout en acceptant ses réserves concernant les diverses périodes de la maladie. « Le climat de l'Égypte, dit-il, peut être supporté par les tuberculeux qui viennent du nord, et *il est préférable à tous les climats qu'on pourrait leur conseiller*. Son influence est très-marquée quand les malades ne présentent que des signes pathologiques dans la portion supérieure des poumons, avec un léger catarrhe pulmonaire, un peu de toux et quelques crachats sanguinolents, qu'ils ne sont pas trop émaciés et qu'ils n'ont point de fièvre. Ceux-là pourront espérer la guérison, s'ils veulent passer deux ou trois hivers consécutifs en Égypte, et pendant ce temps se vêtir et se couvrir d'une manière convenable.... Ceux qui auront une infiltration tuberculeuse, sans cavernes, prolongeront leur vie en restant en Égypte une série

(1) *Ouv. cit.*, p. 95.

d'années.... Les tuberculeux avancés, ceux chez qui l'infiltration est étendue ou qui ont déjà des cavernes, n'ont rien à attendre de ce climat, qui, dans certains cas, hâterait leur fin (1). »

VI.

Séjour ; précautions hygiéniques.

Les malades arriveront au Caire dans la seconde quinzaine d'octobre et le quitteront à la fin du mois de mars au plus tard. C'est à tort que quelques médecins leur conseillent de résider dans la capitale de l'Égypte jusqu'à la fin d'avril. Pendant ce mois, en effet, le thermomètre monte sous l'influence des vents austraux, et la température, qui égale celle de nos mois d'été les plus chauds, est déjà trop élevée pour ne pas nuire aux malades. Ceux-ci s'exposeraient donc, en prolongeant leur séjour après mars, à voir disparaître en quelques semaines l'amélioration qu'ils auraient gagnée pendant les mois précédents.

Au Caire, peut-être plus que partout ailleurs, l'habitation joue un rôle considérable dans les résultats du traitement par le climat. L'orientation et l'aération doivent diriger avant tout l'étranger valétudinaire pour le choix de sa demeure. Il se rapprochera autant que possible de la lisière du désert ; sur aucun autre point de la ville il ne trouvera des conditions aussi favorables. Les quartiers de la citadelle

(1) *Mém. cit.*

eux-mêmes, bien que le terrain soit plus sec et plus élevé que celui des autres parties de la capitale, ne conviennent pas aux malades, à cause de leur exposition au sud et de la réverbération des rayons du soleil sur les rochers du Mokattam. C'est au quartier de *Bab é Charyé*, vers le nord, que les valétudinaires accorderont la préférence. Sur la place de l'Ezbekieh, le demi-cercle d'habitations qui forme une courbe légère au sud, et qui par conséquent regarde le septentrion, offre un séjour sain et agréable; tandis que la ligne droite de maisons qui borde la grande route du côté opposé présente des conditions extrêmement défavorables, parce qu'elle est exposée, par son orientation, à la poussière et aux vents du midi; de plus, la réflexion de la lumière sur les murs blanchis à la chaux est funeste à l'organe de la vue. En 1841, pendant que ce côté était dévasté par la peste, le fléau épargnait complètement le petit quartier Cantharet ed Deka, qui se trouve à l'angle nord-ouest dans une position opposée, c'est-à-dire tourné vers le nord et les champs. Cependant c'était la même population, la même manière de vivre, et il existait de fréquentes communications entre les deux quartiers.

Je conseille aux malades de ne résider dans les environs de la ville, du côté de l'ouest, qu'à partir de janvier; car le terrain y est humide, et les fièvres intermittentes y règnent avec une certaine fréquence après l'inondation. Au contraire, ils pourront habiter sur le bord du désert pendant toute la durée de leur séjour.

Le vieux Caire, situé à deux kilomètres et demi de l'extrémité sud-ouest de la capitale de l'Égypte, offre quelques avantages aux valétudinaires : le couvent de Saint-George surtout est continuellement fréquenté par les chrétiens malades ; il jouit, en effet, d'un air sec et extrêmement pur, à cause de son élévation.

Un inconvénient de la résidence du Caire, c'est la difficulté de trouver des logements convenables et dont la disposition soit en rapport avec nos besoins et nos habitudes, surtout pendant l'hiver; mais il est facile d'y faire toutes les appropriations nécessaires. Les malades préfèreront les habitations particulières aux hôtels, où le service laisse beaucoup à désirer.

Il y a des règles hygiéniques que l'étranger valétudinaire doit suivre dans toute leur rigueur, sous peine de ne retirer aucun bénéfice de son séjour sous le ciel de l'Égypte, et même de contracter des maladies plus ou moins graves, telles que l'érysipèle phlegmoneux de la peau et du cuir chevelu, la méningite, l'ophthalmie, l'embarras gastrique, la diarrhée, la dyssenterie et la fièvre intermittente. Ces règles d'hygiène sont relatives aux vêtements, à l'alimentation et aux excursions.

Il est indispensable pour les malades de porter de la flanelle sur la peau, afin d'éviter les refroidissements brusques. Quand ils s'exposeront au soleil pendant les heures les plus chaudes de la journée, ils se garantiront au moyen soit d'un tarbouch, soit d'une épaisse kouffièh ombrageant le front, le cou et les épaules. Ils devront se prémunir aussi contre l'éclat de la lumière, qui est une des principales causes de l'ophthalmie, au moyen de conserves bleues ou d'un voile de soie verte. Une ceinture de flanelle sur le ventre, entretenant une douce moiteur à la peau et la préservant des atteintes du froid, est une excellente précaution contre les affections intestinales. Enfin, que les malades aient toujours le soin de se vêtir beaucoup plus chaudement le matin et le soir que pendant le jour, à cause des changements considérables qui s'opèrent dans la température.

On trouve au Caire presque tous les mets usités en Europe; toutefois, la viande de bœuf y est assez rare et de médiocre qualité. Le Nil fournit les poissons d'eau douce, et ceux de mer viennent d'Alexandrie et de Suez. — Le repas du matin devra être léger et se composera principalement de viandes blanches, d'œufs, de légumes ou de poisson et de fruits; celui du soir sera plus copieux et plus réparateur. Manger beaucoup le matin, c'est s'exposer à des troubles de la digestion et à des affections intestinales. L'usage immodéré des dattes, des bananes et des oranges est une cause ordinaire de diarrhée chez les arrivants.

Pendant les promenades et les excursions, les malades ne sauraient prendre trop de précautions contre les variations de température. Ils n'oublieront pas que d'une rue à une autre le thermomètre accuse des écarts assez considérables. L'abaissement que subit la caloricité atmosphérique après le coucher du soleil les place dans la nécessité de garder la chambre à cette époque de la journée. Il en sera de même quand l'air se trouvera chargé d'une grande quantité de poussière sous l'influence des vents du sud.

En quittant l'Égypte, les valétudinaires se rendront dans l'Italie septentrionale, où ils choisiront une station en rapport avec la nature de leur maladie. Venise convient seule pendant les mois d'avril et mai aux personnes atteintes d'affections chroniques de la poitrine. A partir de juin, ces malades pourront se diriger vers les lacs de la Lombardie, quelques localités de la Suisse, ou les thermes des Pyrénées. Ceux qui ne voudront pas retourner en Europe passeront l'été dans le Liban, par exemple à Brummuna, après avoir attendu à Beyrouth que la température soit assez élevée dans la montagne. Dès le mois d'octobre, ils reviendront au Caire.

La capitale de l'Égypte est une des villes les plus curieuses de l'Orient. On est frappé de son aspect pittoresque quand on la contemple soit des hauteurs du Mokattam, soit du côté du Nil, à travers les massifs de palmiers et de sycomores qui l'environnent. Les étrangers y trouvent amplement de quoi occuper leurs loisirs. La citadelle, les mosquées, dont cinquante environ présentent une riche architecture, les bazars et les tombeaux sont intéressants à visiter. On rencontrerait difficilement un panorama plus beau que celui qu'on a sous les yeux du haut de l'esplanade de la citadelle : c'est d'abord la ville avec ses élégants minarets et ses nombreuses maisons aux formes fantastiques, dont les terrasses sont groupées en une masse confuse au milieu de laquelle les rues se dessinent comme de sombres fissures ; puis viennent les plantations d'Ibrahim-Pacha; et plus loin un ruban de verdure éternelle renferme le Nil qui circule majestueusement dans les plaines du Delta ; plus loin encore, vers les limites de l'horizon, les plus anciens monuments du monde, les imposantes pyramides, se détachent sur le fond rougeâtre du désert. Des collines arides et blanchâtres terminent ce tableau, qui élève un moment l'observateur à la contemplation de l'infini.

Les principales rues de la ville offrent un spectacle d'une variété toujours nouvelle par leur animation, les boutiques qui les bordent de chaque côté et la foule bigarrée qui s'y presse. A la vue de ce mélange hétérogène de toutes les races de l'Afrique et de l'Asie, de ces anthithèses humaines qui se heurtent à chaque pas dans les rues du Caire, on croirait assister à une scène du jugement dernier, suivant la juste réflexion de M. Pruner (1).

Les maisons, dont la plupart sont dans le style arabe des premiers temps de l'Islam, rappellent les descriptions des *Mille et une Nuits*. « De chacune de ces fenêtres grillées, on s'attend à voir descendre le mouchoir parfumé qui tomba aux pieds d'Azis, en même temps qu'une jolie main et deux yeux de gazelle se laissaient voir à travers le treillage du balcon (2). »

(1) *Ouv. cit.*, Préface.

(2) J. J. Ampère, *Revue des Deux-Mondes*, mars 1847.

Les environs du Caire, tels que les plantations d'Ibrahim-Pacha, Boulaq, Choubra, le vieux Caire, l'île de Rhode, Héliopolis, la forêt pétrifiée, sont des buts de promenade agréable et intéressante. Je ne conseille l'excursion des Pyramides qu'aux valétudinaires capables de supporter un voyage qui, sans être long, occasionne cependant quelque fatigue.

Quand l'état des forces le permet, il n'est pas, pour les malades, de voyage plus salutaire et plus attrayant que celui de la Haute-Égypte, en remontant le Nil jusqu'à l'île de Philœ.

CHAPITRE II.

Haute-Égypte ou Saïd.

Il y a quelques années, les touristes pouvaient faire en vingt jours le voyage du Caire à Assouan sur les bateaux à vapeur de la Compagnie des Transits ; aujourd'hui que ce service est supprimé, le même voyage s'effectue moins rapidement au moyen de barques particulières, dont les plus usitées sont le *maasch* ou *rahlèh*, le *dahabièh* et le *kanghèh* (cange).

Cette manière de remonter le Nil, beaucoup moins économique et plus lente que la navigation à la vapeur, est bien préférable pour les malades, que le soin de leur santé doit préoccuper avant tout. Sur la cange la vie est calme, et les jours se succèdent au sein d'une nature splendide et bienfaisante.

Le docteur Dalrymple, remontant le Nil à la fin de 1859 et au commencement de 1860, a recueilli des observations météorologiques dont voici les résultats (1) :

MOIS.	MOYENNES du baromètre.	MOYENNES de la température.	MAXIMUM.	MINIMUM	DIFFÉRENCES.
Décembre. .	754 millim. .	14°,6 c.	23°,8 c.	5° c.	18°,8 c.
Janvier. . .	750 — .	15°,1	27°,7	3°,3	24°,4
Février. . .	747 — .	15°,7	32°,2	4°,4	27°,8
Mars. . . .	728 — .	14°,5	21°,1	9°,4	11°,7

On voit que les variations du baromètre sont presque insensibles, et que la température moyenne des mois de décembre, janvier, février et mars, est à peu près la même que celle des mois de juin, juillet et août dans nos climats. Elle n'a varié que de un degré depuis quatre-vingt-dix-huit ans, comme le prouvent des observations antérieures aux précédentes. Ce qui frappe dans ces observations, c'est la différence considérable qui existe entre le maximum et le minimum, principalement aux mois de janvier et de février. Mais cela s'explique par l'intensité du rayonnement nocturne, auquel est due la fraîcheur des soirées et des matinées,

(1) *Météorological and medical observations on the climate of Egypt.* London 1861.

fraîcheur qui oblige le voyageur et surtout le valétudinaire à prendre un second vêtement. « Les mêmes conditions, dit M. Dalrymple, qui font que l'Italien et l'Espagnol s'enveloppent de leur manteau quand sonne l'Angelus, font aussi que l'Arabe se couvre de son burnous et de son capuchon quand le soleil se couche, et devraient déterminer l'Anglais trop souvent négligent et insouciant à les imiter (1) » L'abaissement de la température est tel vers le soir, que les malades qui veulent jouir du magnifique spectacle du soleil couchant n'attendraient pas sans inconvénients sur le pont de leur barque que l'astre ait complètement disparu de l'horizon, s'ils n'avaient pas la précaution de se vêtir chaudement. Le maximum de la chaleur a lieu de midi à trois heures.

L'air est ordinairement calme durant les mois de notre hiver, et la marche du soleil règle en quelque sorte l'intensité du vent, de façon que celui-ci augmente vers le milieu du jour et diminue lorsque la nuit approche. Quelquefois de forts coups de vent arrivent en février et mars ; mais ils durent peu de temps. Le khamsin commence à se faire sentir dès le mois d'avril, après quelques bouffées préparatoires pendant mars, et l'influence de ce vent désastreux est bien plus pénible encore que dans l'Égypte inférieure. Suivant les expressions de M. Lebas (2), « un homme placé à la bouche d'un four n'aura qu'une

(1) *Ouv. cit.*, p.
(2) *Expédition de Luxor.*

idée imparfaite des sensations excitées par le khamsin. Cet état douloureux cesse dès que le vent prend une autre direction. Le soleil dévoilé boit, comme disent les Arabes, les particules ignées qui tourbillonnent dans l'espace, et les sables, en ondes furieuses, se retirent dans le désert. La transpiration se rétablit, et les forces vitales reprennent en partie leur énergie. »

La sécheresse est extrême, et c'est tout au plus si dans l'espace de plusieurs mois il tombe une petite pluie fine, trop peu abondante pour qu'on puisse la recueillir dans le pluviomètre. Les rosées diminuent à mesure qu'on s'avance du Caire vers le tropique. Le ciel, d'une admirable pureté, se voile très-rarement de nuages. C'est à cette sécheresse de l'air et à cette sérénité du ciel que la Haute-Égypte doit la conservation des hiéroglyphes, des sculptures et des peintures de tant de monuments dont l'origine remonte à des époques très-reculées (1).

La température atmosphérique s'élève à partir du

(1) Le temps n'a point altéré la pureté et la finesse des hiéroglyphes gravés sur les quatre faces de l'obélisque de Louksor transporté à Paris en 1836, et que l'on voit aujourd'hui sur la place de la Concorde. Cet obélisque avait été dressé, 1,400 ans environ avant Jésus-Christ, devant les pylômes de Ramessès, au temple de Louksor.

On trouve dans les nombreuses antiquités de Thèbes des peintures parfaitement conservées. Par exemple, les couleurs qui recouvrent les belles sculptures de la tombe du grand Sésostris ont une fraîcheur telle qu'on les dirait appliquées tout récemment.

mois de mars, et elle devient intolérable pour les Européens pendant la saison chaude. Autant les influences sont délicieuses et salutaires en novembre, décembre, janvier et février, autant elles sont pénibles et nuisibles dans les autres mois de l'année. « On ne s'acclimate pas sous ce ciel d'airain ; il faut y être né de parents arabes pour respirer impunément cet air de feu. Le fils d'un Européen et d'une femme du pays y atteint rarement sa dixième année ; les Mamelouks eux-mêmes qui habitaient et gouvernaient le Saïd n'y ont pas laissé de descendants. Les enfants de la race pure résistent parfaitement et sans précaution à cet excès de calorique ; on les voit, sous une température de quarante degrés, nus, la tête découverte, jouer, s'ébattre, courir, se précipiter dans le fleuve, reprendre leurs amusements, se rouler sur le sable, sans que leur santé en soit jamais altérée (1). »

Le climat du Saïd sera extrêmement favorable en hiver aux malades pour lesquels j'ai conseillé la station du Caire, à la condition pour eux de s'installer sur une cange confortablement équipée, et de se garantir pendant le jour contre les ardeurs du soleil, et le soir contre les abaissements de la température. Il est incontestable que les phthisiques se trouveront beaucoup mieux d'un voyage sur le Nil que d'un séjour au Caire. Mais ce voyage n'est pas sans difficultés et exige des dépenses assez considérables. (Voyez *Itinéraire*).

(1) Lebas, *ouv. cit.*

Thèbes et Assouan sont les deux stations principales de la Haute-Égypte. On y rencontre à chaque pas de magnifiques antiquités. La distance qui sépare l'île de Philœ d'Assouan (neuf kilomètres) n'est pas assez considérable pour que le voyageur ne visite pas cette île. C'est une des parties les plus intéressantes du Saïd par sa brillante végétation et les monuments qui la couvrent.

Les valétudinaires devront avoir quitté la Haute-Égypte vers la mi-mars au plus tard.

PORTUGAL.

Le Portugal est sans contredit un des plus beaux pays du monde, et Child-Harold lui a payé un juste tribut d'admiration, en s'écriant : « O Christ, c'est un spectacle charmant de voir ce que le ciel a fait pour cette délicieuse contrée. Que de fruits odoriférants mûrissent sur chaque arbre ! Que de fécondité se déploie sur ses collines !...» Malheureusement nous ne possédons, concernant son climat, que des indications générales et insuffisantes pour l'art de guérir.

Adrien Balbi, auquel on doit les renseignements les plus complets qui existent sur la climatologie du Portugal, divise ce pays en région froide et en région chaude (1). La région froide peut être elle-même subdivisée en deux lisières : l'une, au sud, dans le centre du royaume, comprend les plus hautes vallées de l'Estrella, vers les sources du Mondego, du Zezere, de la Coa et du Sobrado ; l'autre, au nord, s'étend le long de la frontière septentrionale d'une partie du Minho et de toute la province de Tras-os-Montes,

(1) *Essai statistique sur le royaume de Portugal et d'Algarve*, t. 1., p. 93 et suivantes.

depuis Castro-Laboreiro, par Montalegre, Outeiro et Chaves, jusqu'au-delà de Bragança. Les froids excessifs que l'on éprouve dans ces contrées proviennent de l'éloignement de la mer, de la grande élévation du sol au-dessus de l'Océan, ainsi que du voisinage des hautes montagnes de la Galice, couvertes de neige pendant toute l'année. Les parties les plus froides sont : Trancoso, Guarda, Monteigas, Sabugal, Alfayates, Almeida, Pinhel, dans le plateau central ou de la Beira ; Castro-Laboreiro, Outeiro, au nord de Chaves, Montalegre, Montezino, Bragança, dans le plateau septentrional ou du Tras-os-Montes. Montalegre surtout doit à sa situation topographique un climat bien différent de celui des autres parties du Portugal. L'abricotier et le pêcher n'y donnent point de fruits, et ce n'est que dans les localités les plus basses et les plus favorablement situées de son territoire que l'on recueille des cerises et des pommes.

En général, la température est d'autant plus basse dans la région froide du Portugal qu'on s'élève davantage au-dessus du niveau de la mer. Sur les parties élevées, la floraison des arbres fruitiers et d'autres végétaux retarde environ d'un mois comparativement aux parties inférieures des mêmes provinces ; la neige y tombe un mois avant et continue un mois plus tard. Dans les endroits les plus hauts de la Serra-d'Estrella, entre le 40e et le 41e degré de latitude, la moisson ne se fait guère plus tôt qu'en Allemagne. Le pêcher et l'abricotier ne réussissent pas mieux à Guarda et à Trancoso, dans le plateau central, que sur le territoire de Montalegre, dans le plateau septentrional. On n'y rencontre que des châtaigniers et des pins, et la neige y tombe quelquefois au mois de juin. Enfin, les prairies des environs de Bragança sont couvertes de plusieurs plantes qui croissent dans le nord de l'Europe seulement, comme la crête-de-coq, la reine-des-prés et le vulpin.

Dans la région chaude, qui comprend la lisière maritime, l'Algarve, l'Alemtéjo et la plus grande partie de l'Estramadure, le climat se transforme complètement. L'hiver ne dure que deux mois, depuis la fin de novembre jusqu'à février; encore le froid est-il ordinairement modéré. En décembre, il tombe de grandes pluies accompagnées de violents ouragans. Le débordement des fleuves et des ruisseaux rend les voyages très-difficiles dans cette saison. Dès le mois de février le printemps commence; printemps agréable, mais interrompu quelquefois dans les mois suivants par des pluies froides et des coups de vent impétueux ou par des chaleurs précoces accompagnées d'une extrême sécheresse. La moisson se fait en juin. Depuis la fin de juillet jusqu'au commencement de septembre, la température devient étouffante, le feuillage des arbres se flétrit, les campagnes perdent leur verdure, et la sécheresse est telle, que les légumes et certains fruits manqueraient sans le soin avec lequel on arrose les jardins. Néanmoins, après le coucher du soleil, l'air est rafraîchi par les vents de la mer, et la température de la nuit diffère beaucoup de celle du jour.

C'est principalement sur le littoral et dans les pays de plaine que la chaleur se fait sentir; elle y surpasse même, pendant quelques jours, celle du Brésil et d'autres parties de la zone torride. Sur les hauteurs, on jouit d'une température bien plus douce. Quand tout est brûlé dans les environs de Lisbonne, les habitants de Cintra voient leurs campagnes encore verdoyantes, et le thermomètre de Farenheit se soutenir à dix degrés plus bas (Balbi). A la fin de septembre commence un second printemps : la température s'abaisse ; des pluies bienfaisantes ont rafraîchi le sol, qui se couvre de verdure; les orangers et les arbres fruitiers fleurissent. Octobre est donc un des mois les plus agréables de l'année.

Il n'y a pas dans le Portugal de partie aussi intéressante que l'Algarve pour le climatologiste. Ce petit royaume, entouré par la mer de deux côtés, jouit des avantages des contrées maritimes privilégiées quant au climat. La température hivernale y est plus douce que celle du printemps dans beaucoup de régions méridionales, et l'été ne s'accompagne jamais de chaleurs excessives. La sécheresse des mois de juillet, août et septembre entrave la végétation; mais en décembre et janvier, le sol humecté par des pluies abondantes se pare de fleurs comme au printemps, et les arbres se couvrent de fruits. Toutefois, ceux-ci n'arrivent pas à maturité pendant l'hiver. Silva Lopes, parlant du climat de l'Algarve, s'exprime ainsi : « Il
» est tempéré et sain presque partout. Aux deux
» extrémités est et ouest règnent d'ordinaire les

» vents du nord, dont le centre du pays est privé parce » qu'ils viennent se briser contre les accidents de » terrain. Le printemps et l'automne sont des saisons » très-douces. Le premier commence plus tôt qu'ail- » leurs et ne tarde pas à émailler les prairies de jolies » fleurs très-odorantes, et à faire bourgeonner les » arbres, de sorte qu'au mois de décembre les aman- » diers se couvrent déjà de fleurs, et les champs de » gazon, ce qui rend les promenades on ne peut plus » agréables et délicieuses (1). »

Les mois pluvieux sont ceux d'octobre, décembre, janvier et avril. A partir de mai, le vent tourne ordinairement avec le soleil, c'est-à-dire qu'il souffle de l'est au lever de cet astre, du sud à midi, du nord-ouest le soir, et du nord pendant la nuit : de là le nom de *vento rodeiro* que les Algarviens donnent à ce vent.

La salubrité varie comme le climat sur les divers points du Portugal. Les hauteurs qui longent la côte, et les plateaux de l'intérieur, surtout ceux de l'Estrella, réunissent des conditions hygiéniques très-favorables. Balbi cite comme étant les lieux les plus renommés pour la bonté de l'air : Monchique, Faro, Tasira, etc., dans l'Algarve ; Beja, Evora-Monte, Ourique, etc., dans l'Alemtéjo ; Lisbonne, Ourens, Loure, etc., dans l'Estramadure ; Celorico, Linhares, Monteigas, Covilhàa, Cea, etc., et toute la vallée du Mondego depuis Guarda jusqu'à Ponte de Murcella, dans la

(1) *Corografia do Reino de Algarve*, p. 31. Lisbonne, 1841.

Beira; Mirandella, Villa-Ponca, Montalegre, etc., dans le Tras-os-Montes. Toutes les parties du Minho passent pour être très-salubres; mais surtout Braga et Ponte-de-Lima. Les endroits réputés les plus malsains sont : outre les environs des salines, Villa de Lagoa, Silves, San-Marcos da Serra, dans le territoire de Silves ; Quarteira, dans le royaume d'Algarve; Almeirim, dans l'Estramadure, et toute la partie de cette province qui s'étend le long du bord méridional du Tage, depuis le confluent du Rio-Almansor jusque vis-à-vis de Lisbonne; Montemor-Novo, Coruche, Silveiras, etc., dans l'Alemtéjo; Aveiro, Ovar, tout le cours du Mondego, depuis Coimbra jusqu'à Figueira, et toute la pente méridionale de l'Estrella, surtout les environs de Monforte, Rosmanihal, Segura, etc., dans la Beira; Pesso de Regoa, Chaves, Bragança et Miranda, dans le Tras-os-Montes. On ne peut citer aucune partie du Minho qui soit absolument malsaine (1).

Le climat des localités tempérées de l'Alemtéjo et de l'Estramadure est recommandé depuis longtemps contre la phthisie, même pendant l'hiver. Suivant Rebello de Saldanha, Beja offre un salutaire refuge aux phthisiques de Lisbonne. Curvo de Semedo vante aussi les résidences de Beja, d'Evora et de Sacavem dans le traitement des affections chroniques de la poitrine. En admettant que plusieurs malades aient retiré de bons effets de leur séjour dans ces localités,

(1) *Ouv. cit.*

je déclare que les conditions climatériques des différentes parties du Portugal ne sont pas encore assez connues, pour qu'il soit possible d'indiquer aux valétudinaires les endroits qu'ils devront choisir de préférence. « Il n'existe pas en Portugal, dit M. Barral, d'observations météorologiques propres à caractériser exactement le climat des diverses parties du royaume; celles qu'on trouve à cet égard sur certains lieux, quoique l'œuvre de curieux très-dignes d'encouragement sans doute, sont loin d'égaler ces observations suivies, sévères et minutieuses, requises aujourd'hui pour déterminer la nature d'un climat. Ce défaut est tel, quant aux lieux cités plus haut, qu'on ne peut même en définir approximativement le climat ni les conditions météorologiques, et tout ce qu'on dit des guérisons qu'on y rapporte est si vague, si incertain, les faits diagnostiqués sont si rares, qu'ils n'encouragent guère à faire de nouveaux essais; d'autant plus que les difficultés de transport et le défaut d'habitations convenables pour les malades empêchent toute tentative à cet égard. Ces raisons expliquent le petit nombre de malades et le faible crédit du remède.

» Il ne serait pas étonnant, d'après nos informations de l'Algarve, sa latitude, ses productions végétales et la salubrité du pays, qu'on y rencontrât un jour le climat désiré. La ligne isothermique qui passe à Funchal et entre dans la Méditerranée, touche à la pointe de l'Europe. Si la météorologie de l'Algarve était mieux étudiée, si le pays était exploré dans ce sens, il est probable qu'on y trouverait une ou plusieurs localités réunissant les conditions voulues, aussi bonnes, si ce n'est meilleures, que celles des autres climats de l'Europe recommandés à cet effet. Il y règne une atmosphère maritime, et cette contrée se trouve à une si faible distance de la capitale, qu'avec les moyens connus aujourd'hui et que nous serons obligés d'adopter tôt ou tard, on pourrait s'y rendre, en quelques heures, sans incommodité (1). »

Je crois aussi que le climat de l'Algarve serait précieux pour les maladies chroniques de l'appareil respiratoire, et que beaucoup de valétudinaires trouveraient dans cette ravissante contrée du Portugal un soulagement qu'ils vont souvent demander en vain à des pays dont la vogue est due plutôt à la routine qu'à une saine observation. Nos confrères portugais ne sauraient donc apporter trop de soin à l'étude de la climatologie de l'Algarve, et à l'exploration des localités qui conviendraient le mieux aux organisations souffrantes.

En attendant, le Portugal possède la première de toutes les stations médicales connues jusqu'à ce jour; délicieuse résidence où la grâce et la majestueuse beauté des paysages s'ajoutent à la suavité du climat :

(1) *Le climat de Madère et son influence thérapeutique sur la phthisie pulmonaire,* traduit du portugais par le docteur P. Garnier, p 303. Paris, 1858.

Know'st thou the Island where these marvels meet,
The peerless isle with all earth's treasures strown,
Know'st thou the Ocean-flower so softly sweet?
Oh, surely'tis Madeira isle alone! (1)

Connais-tu l'île où se trouvent ces merveilles,
Cette perle des îles contenant tous les trésors de la terre?
Connais-tu cette fleur de l'Océan aux parfums si doux?
Oh! ce ne peut être que l'île Madère.

Madère.

L'habitant du nord, qui, fuyant en hiver le climat inhospitalier de sa patrie, aborde pour la première fois à Madère, ne peut se défendre d'un sentiment d'enthousiasme et d'admiration. A mesure qu'il approche de la rade, il voit se lever peu à peu le voile de vapeur qui de loin paraît envelopper l'île, et bientôt il est frappé du contraste que forme la couleur blanche des maisons de Funchal avec la teinte rembrunie des roches environnantes. Le tableau devient complet, dès que le voyageur reconnaît que ces brumes, au sein desquelles Madère semblait plongée, existent seulement sur la cime des montagnes, et que ses yeux rencontrent au-dessous une atmosphère limpide et diaphane éclairée par un soleil brillant. Alors toute la ville de Funchal se dessine dans un vaste

(1) Hugues. *The Ocean flower*, chant 1er.

hémicycle avec ses habitations modestes et gracieuses superposées jusqu'à une hauteur de deux cents pieds au-dessus du niveau de la mer. Aucun monument remarquable ne s'en détache ; mais les deux coupoles de l'église de Notre-Dame-del-Monte, qui dominent la ville de 6 à 700 mètres, produisent un effet saisissant. Sur les hauteurs, d'élégantes villas s'élancent coquettement d'un massif de verdure formé par de riches vignobles et des plantations où les végétaux des tropiques sont confondus avec ceux de l'Europe. Ce splendide panorama a pour limites des montagnes, dont quelques-unes dépassent 6,000 pieds, et d'où se précipitent de nombreuses cascades courant vers l'Océan à travers des précipices et des rochers formidables. Gracieux et sublime tableau qui ravit l'étranger valétudinaire, réveille en lui l'espérance, et lui fait pressentir les salutaires effets de son séjour sur cette terre fortunée !

Madère, connue depuis longtemps par ses productions variées et ses vins exquis, ne commença à être recherchée des malades qu'à la fin du siècle dernier, et c'est à son commerce avec l'Angleterre qu'elle doit le crédit dont elle jouit maintenant comme station médicale.

I.

Conditions territoriales.

LATITUDE 32°, 45′ ; LONGITUDE 12°, 37′ O.

Située à six cent quatre-vingt-dix kilomètres de la côte occidentale de l'Afrique septentrionale, presque à 10° du tropique du Cancer, l'île de Madère forme un quadrilatère irrégulier présentant dans sa circonférence une série d'élévations plus ou moins prononcées, et traversé de l'est à l'ouest par une chaîne de montagnes dont la plus haute (le pic Ruivo) mesure environ 2,000 mètres. Cette cordillière divise l'île en côte septentrionale et côte méridionale.

Deux opinions sont en présence sur la formation du groupe des Madères : l'une — et c'est la plus accréditée — lui attribue une origine volcanique; l'autre le considère comme le reste d'un vaste continent submergé et disparu en partie par des causes qu'il est impossible de préciser.

Quoiqu'il en soit, la disposition inégale du sol donne à l'île un aspect grandiose et pittoresque. A côté de nombreux reliefs, de hauteurs inaccessibles, s'ouvrent de profonds ravins, de larges excavations et même des précipices tel que l'abîme des *Freiras*, qui compte près de 450 mètres au-dessous du niveau de la mer, et qui n'est autre chose qu'un cratère éteint pour certains géologues.

« Si, d'une part, dit Albuquerque, ces rochers rapprochés, profonds et généralement fragmentaires nuisent à la marche du voyageur, d'autre part, ils offrent à sa vue et à son imagination les formes, les sites et les paysages les plus pittoresques, en lui découvrant ici des cimes escarpées et des précipices d'une grandeur, d'une majesté effrayante et terrible, là, des vallées et des solitudes d'une beauté délicieuse et d'une grâce, d'une variété qui peut être difficilement égalée, mais non surpassée; et si la main dévastatrice et imprévoyante de l'homme n'eût dépouillé presque tous les monts et les versants de leur ancienne et riche verdure, sans la remplacer par de nouvelles plantations, l'île Madère serait sans doute un des pays les plus beaux et les plus agréables de l'univers (1).»

Une croûte de matière volcanique de plusieurs mille pieds de profondeur constitue principalement le sol. Le basalte y domine et se présente sous toutes les formes. Tantôt ses agglomérations sont pénétrées d'un suc silico-ferrugineux, qui les rend d'autant plus consistantes qu'elles en contiennent davantage; tantôt elles recouvrent des couches calcaréo-argileuses contenant des résidus végétaux et animaux. D'après Smith, la roche fondamentale de l'île est un calcaire dur, pénétré et enveloppé de couches basaltiques. Ce dépôt traverserait la cordillière à 2 ou 3,000 pieds au-dessus du niveau de la mer (2). Sur la côte septentrionale, entre Santa-Anna et Saint-Jorge, il existe une couche de lignite noir et consistant, mélangé de basalte et couvrant une argile endurcie au-dessous de laquelle est encore du basalte. Ce lignite, considéré comme les restes d'une ancienne mine de charbon, brûle avec une flamme claire et des vapeurs acides.

La variété des espèces qui composent la flore de Madère est une preuve de l'extrême fécondité du sol et des immenses ressources qu'il offre à la culture. On

(1) *Memoria da Acad. das scienc. de Lisboa.* 1837.

(2) *Mémoires de la Société géologique de Londres.* 1840-1841.

trouve, en effet, sur les différents points de l'île, des terrains propres à presque tous les végétaux de l'univers ; d'où l'opinion qu'on devrait établir à Madère un jardin botanique universel dans lequel seraient cultivées à l'air libre les plantes des diverses parties du monde. L'orme, le platane, le chêne se rencontrent à côté du laurier-rose, du palmier, du cocotier, de l'oranger et du citronnier ; le caféier, le bananier, la canne à sucre donnent à cette île un aspect nouveau pour l'Européen. Les plantes d'ornement font aussi l'admiration des étrangers par leur vigueur et leur abondance. Alors que la nature paraît frappée de mort dans les régions septentrionales de l'Europe, à Madère, des végétaux aux proportions colossales se couvrent de fleurs éclatantes et de fruits délicieux. En un mot, la végétation est perpétuelle : jamais les arbres ne se dépouillent de leurs feuilles, ni les jardins de leurs fleurs ; ce qui faisait dire à Bowdich : « Si la belle description qu'a faite Homère de l'île Corcyre, où un fruit succède à un autre, une fleur à une autre fleur, avec une variété riche et infinie, est applicable à une île moderne, c'est à Madère (1). »

Les nombreuses masses d'eau qui descendent de la cime des montagnes jusqu'à l'Océan contribuent à la pureté de l'atmosphère par la rapidité de leur courant. On ne trouve nulle part des amas d'eaux stagnantes formant des marais ; mais il n'est pas rare de voir des bassins remplis de vase. Quoique leur innocuité soit

(1) *Excursion in Madeira and Porto-Santo.* 1824.

bien constatée, il serait à désirer que ces bassins fussent nettoyés plus souvent qu'on ne le fait ordinairement.

Les tremblements de terre sont rares et fort peu intenses à Madère, malgré l'origine volcanique du sol. Il est vrai que les anciens volcans y sont éteints depuis longtemps. Les inondations, rares aussi, mais beaucoup plus redoutables que les tremblements de terre, ne se produisent qu'en octobre, époque des plus mauvais temps, et quand les pluies tombent rapidement et en très-grande abondance. En 1803, la rivière de Notre-Dame de Calhau déborda après avoir rompu ses digues et détruit les ponts. La rapidité du courant fut telle qu'il emporta une partie de l'église de Calhau et des rochers énormes. Trois cents personnes périrent, et une grande quantité de bétail, de vin, de blé et de denrées de toute nature fut perdue dans cette horrible catastrophe.

Une autre inondation survint en 1842, à la suite d'une tempête qui coïncida avec le vent du sud et lança à la côte plusieurs navires.

La ville de Funchal, capitale de l'Archipel, et résidence des malades étrangers, s'élève en amphithéâtre sur le versant méridional des montagnes, de façon à se trouver orientée vers le sud, le sud-est et le sud-ouest. Cette situation est éminemment avantageuse sous le rapport météorologique; car la cordillière défend les rues et les maisons des vents froids du nord. De plus, le peu de hauteur des constructions permet aux rayons du soleil de pénétrer sur tous les points de la ville.

II.

Conditions atmosphériques.

Vents. — En été, la distribution anémoscopique, presque invariable, est caractérisée par l'alternance des vents de terre et de mer, qui se succèdent à des heures à peu près régulières. Ces vents viennent ordinairement du nord-nord-est et du sud-sud-ouest. Le vent de mer souffle, pendant le jour, à partir de huit à neuf heures du matin, et, vers les quatre heures du soir, il est remplacé par le vent du nord, qui purifie l'atmosphère en poussant les émanations de la ville sur l'Océan. Mais pendant l'automne, l'hiver et le printemps, le jeu de la ventilation présente beaucoup d'anomalies. En tout cas, il ressort des observations rapportées dans l'ouvrage de M. Barral que le nord et le nord-est prédominent; que parfois les brises sont à peine sensibles, et qu'on observe bien rarement des jours de calme complet; qu'enfin la force des vents est en général très-modérée. Les grandes tempêtes sont peu fréquentes et ne se produisent que sous l'influence des vents du sud.

Les courants du nord, malgré leur prépondérance, n'ont pas à Funchal les inconvénients qu'ils possèdent en Italie, pendant l'hiver. On sait que dans la péninsule les influences boréales contrebalancent les effets du rayonnement solaire, de sorte que les localités où règnent ces influences sont nuisibles aux malades. C'est pourquoi la zone occidentale de l'Italie, protégée — incomplètement il est vrai — par la chaîne de l'Apennin contre les vents froids, et exposée aux molles haleines des régions australes, convient seule aux organisations souffrantes et surtout aux poitrines compromises. Outre que Funchal est plus largement ouverte aux influences du sud, et beaucoup mieux abritée que la plupart des stations de la zone occidentale de l'Italie contre le nord-est et le nord, ces vents sont aussi moins âpres et moins impétueux que sous le ciel de la péninsule. En effet, perdant peu de leur calorique sur les surfaces qu'ils traversent, et étant arrêtés dans leur cours par les reliefs de la cordillière, ils rafraîchissent et purifient l'atmosphère sans en troubler le repos, et sans occasionner ces violents écarts thermométriques si préjudiciables aux malades.

Il règne à Madère, deux ou trois fois par an, et quelquefois davantage, un vent spécial soufflant de l'est-sud-est et caractérisé par un haut degré de température et de sécheresse : c'est le *leste*, désigné par les Anglais sous le nom de *siroc*, à cause d'une certaine analogie avec le sirocco, qui se fait sentir fréquemment sur les côtes d'Italie. La direction du *leste*, ses qualités, les matières qu'il entraîne quelquefois, tels qu'un sable extrêmement fin et même d'innombrables insectes, prouvent que ce vent vient de la côte occidentale d'Afrique. Tandis qu'il incommode beaucoup de malades par sa chaleur et sa sécheresse, il active chez quelques-uns les fonctions organiques, rend les mouvements plus faciles, procure en un mot un soulagement notable.

TEMPÉRATURE. — A Funchal, la température se distingue par sa douceur et son égalité :

Moyenne annuelle.	19°,56 c., d'après les observations de Heberden, Lowe, Kirwann, Gourlay, Heineken, Mason. 18°,80 c., d'après M. Barral. Le consciencieux observateur attribue cette différence à ce que l'année pendant laquelle il fit ses recherches (1852-1853) fut beaucoup plus froide qu'à l'ordinaire, ainsi qu'au défaut de réflexion solaire sur son thermomètre. 18°,30 c., selon le Dr Mittermayer (1).
Maximum........	29°,40 c.
Minimum........	9°,40 c. (2) — Dans l'hiver exceptionnel de 1853, M. Barral a constaté un minimum de 6°,1.c.

Moyennes des saisons.

Hiver.......	17°,14 c.	Été........	21°,60 c.
Printemps...	18°,02	Automne...	21°,22

Moyennes des mois.

Janvier.........	16°,71 c.	Juillet..........	21°,93 c.
Février.........	17°,06	Août...........	23°,17
Mars...........	17°,37	Septembre......	23°,32
Avril...........	18°,36	Octobre........	21°,06
Mai............	18°,78	Novembre......	19°,27
Juin............	23°,69	Décembre......	17°,64

(1) *Gazette hebdom. de méd. et de chir.*, 9 janvier 1857.

(2) Id.

Moyennes et variations journalières (1) :

1852 - 1853.	Septem		Octobre		Novemb.		Décemb.		Janvier		Février		Mars.		Avril.	
	Moyenne.	Variation.	Moyenne.	Variation.	Moyenne.	Variation.	Moyenne.	Variation.	Moyenne.	Variation.	Moyenne.	Variation.	Moyenne.	Variation.	Moyenne.	Variation.
	o	o	o	o	o	o	o	o	o	o	o	o	o	o	o	o
1	22,5	0.5	21,6	2,7	21,4	5,5	16,6	5,5	16,1	4 4	15,7	5.5	13,1	3,8	18,1	6.1
2	22	1,6	21,4	5	20,7	3,8	17.7	5,5	16,6	6,1	15,7	6,1	14,6	7,2	17,5	6,1
3	23.5	4,4	21,2	5	20,5	5	17	5,5	16,4	6,6	16,2	5,5	13,3	3,3	18,6	3
4	23,1	3,8	22	6,1	18,5	3,3	17,2	3,8	16,2	6,6	16,2	6,1	13,8	2,2	19,4	4,4
5	22,7	2,7	21.4	5,5	18.3	5	17.7	3,3	15,5	5,5	14.7	5,5	13,3	3,3	19	2,2
6	22,3	2,7	20,3	5	13,8	4,4	18,3	2,7	16,2	5,5	13,6	5,5	15,5	9,4	17,7	4,4
7	22	1.6	21,8	7,7	18,6	3,3	15.5	3,3	17,2	5,5	13,1	5,5	15,3	6,6	19,6	2.7
8	22	2,2	20,7	5.5	19,4	2,7	15,7	6,1	17	3,1	13,6	5,5	16,4	7,2	19,7	3,8
9	22,2	2,2	20,7	6,4	20	4.4	15,5	3.3	17	3,3	14,6	5	16,2	8,8	19,7	3,8
10	23,6	2,7	20,8	4,4	19,4	2,2	15,7	5	16,2	2,2	14,4	3.8	16,4	2,2	21.1	3,3
11	24	3,8	20,7	3,3	19	2,2	15,1	4,4	16,2	2,2	13,5	3,3	15,5	5	20,8	3,8
12	23,8	3,3	20,1	3,8	18,3	2,2	15,5	2.2	16,6	3,8	13,8	5	15,3	5,5	20,8	5
13	24,6	3,3	21,2	5	19	2,2	16 1	2 2	17,7	6,1	14,6	3,3	15	7.2	20.1	4,4
14	24,4	5.5	21,2	5	18,1	2,2	16.8	3;3	16,8	4.4	13,8	3.8	15,8	5	20	3.8
15	24	6,6	21,4	3,8	17,9	2,2	17	3,8	15,5	6,1	12,2	6,6	15	7,7	18,8	2,7
16	23,6	4,4	19,4	4,4	17,5	3,3	17,3	4,4	15,3	6,1	11,4	3,8	14,6	5	19	4,4
17	24	2,2	17,3	4,4	17,7	5	16,8	2,7	16,2	7,7	13,8	6,1	15,7	4,4	18,6	6,6
18	24,2	4,4	17,3	0,5	18,8	3,8	17,7	5,5	15,1	5,5	14,2	3,3	15,3	5,5	18,1	4,4
19	21,6	2,7	19,4	2,2	19,1	2,2	17,2	3,3	15,8	6,6	14,6	3,3	16,2	7,7	16,6	2,7
20	20.7	1,6	19,7	1,1	18,5	3,8	15,3	3,8	16.1	4.4	15,7	0,5	17	8,4	19	3,3
21	21,2	1.6	19,7	3,8	18.5	4,4	16,4	5	15,5	4,4	15,7	4,4	17,8	6,6	20,1	4,4
22	22	1,6	19,1	2,7	19	5	16.8	6,1	16,1	6,1	12,9	0,5	14,4	2,2	»	»
23	23,6	3.3	18,5	2,7	19,4	5	15	3,3	16,6	7.7	13,5	2,2	15	5	»	»
24	22,2	5,5	19,1	7,2	19,4	5	14,6	1.6	17	7,7	13,1	1,1	14,6	5	»	»
25	22,3	2,7	18,3	5	18,6	3,3	15	2.7	16.6	6,6	12,5	4,4	15,5	2.2	20,3	3,8
26	21,4	1,1	19	7.7	18,6	5	17	3,8	13,8	2,2	14,4	2,2	15,5	3,3	20	5,5
27	20,5	1,6	19,4	5,5	18,5	3,8	16,8	2.7	12,3	2,7	14,7	7,7	16,1	6,6	20,8	3,3
28	20,5	5,5	19.7	5,5	18,3	4,4	17	2,7	12,3	8,3	14,6	6,1	16,4	3,8		
29	20	2,7	20	6,1	17,2	1,6	16,6	4.4	12,3	6.1			16,4	5,5		
30	21,1	5,5	19	6,1	15 3	2,2	15,1	2,2	13,6	4,4			17,7	5		
31			20	5,5			14,6	2,7	14,7	8,3			17,7	5		

Dans le tableau précédent, la variation du 6 mars (9°,4) est assez élevée ; mais, selon M. Barral, ce sont là de très-rares exceptions qui ne se prolongent pas

(1) Barral. — *Ouv. cit.*, p. 55. Les degrés Farenheit ont été convertis en degrés centigrades.

comme dans d'autres pays. La variation journalière oscille entre 1° et 7° c.

Le minimum de la chaleur a lieu de quatre à six heures du matin, et le maximum de une à trois heures du soir. Après le coucher du soleil, la température s'abaisse pendant une ou deux heures pour rester à peu près la même durant la nuit, ou avec une légère diminution jusqu'à l'aurore.

La différence de température à l'ombre et au soleil, quoique n'étant pas considérable, exercerait une influence nuisible sur les malades qui stationneraient longtemps en plein soleil et s'arrêteraient ensuite à l'ombre.

Dans l'intérieur des habitations, la température est moins variable encore de saison en saison, de mois en mois, de jour en jour, du jour à la nuit et d'heure en heure, qu'à l'extérieur. Elle reste très-souvent uniforme le jour et la nuit, ou varie seulement d'un degré. Il va sans dire que cette stabilité du thermomètre dans l'intérieur des habitations de Funchal ne peut être constatée qu'en dehors des influences capables de le faire osciller, comme l'exposition, l'ouverture des fenêtres et des portes, les lumières, le feu, le voisinage d'une cuisine, le nombre de personnes présentes dans l'appartement, etc. La plus haute température intérieure observée par M. Barral est de 25° c., et la plus basse de 16°; ordinairement le thermomètre se maintient entre 17 et 21 degrés. Cependant, il arrive parfois qu'en hiver, lorsque le vent souffle du nord et que la neige tombe dans la montagne, la température de l'appartement n'est pas assez élevée pour que les malades puissent se passer de feu.

PRESSION ATMOSPHÉRIQUE. — La colonne barométrique présente à Funchal une élévation moyenne de 0m, 759,7 d'après les observations de Heberden, Heineken, Young, Mac-Euen et White. Huit mois d'observations ont donné à M. Barral une moyenne de 0m, 760, chiffre à peu près égal au précédent. Les pressions extrêmes sont représentées par un minimum de 0m, 739 et un maximum de 0m, 777; mais ces variations s'observent très-rarement, et les oscillations journalières du baromètre sont en général faibles et graduelles. Les écarts étendus ont lieu presque toujours à l'approche des tempêtes.

HYGROMÉTRIE ET HYDROMÉTÉORES. — L'immense nappe d'eau qui entoure Madère de tous côtés, sa petite circonférence, ses nombreux cours d'eau, sa brillante végétation, dont la teinte se conserve toujours verte, même en été, les météores aqueux qui apparaissent ordinairement dans l'atmosphère, indiquent que le climat de cette île est plutôt humide que sec. « En jugeant empiriquement par la prompte oxydation du fer, fait observer Macaulay, par la grande difficulté de sécher et de conserver des espèces botaniques, surtout comparativement avec d'autres localités, je dois dire qu'en général l'atmosphère est très-chargée d'humidité (1). » Mason fait aussi valoir, comme

(1) *Edinburg new philosoph. Journ.* 1840.

preuves de l'extrême humidité du climat de Funchal, l'oxygénation immédiate du fer, l'agglomération de certaines poudres hygrométriques, telle que la scille, la déliquescence rapide des sels neutres, la moisissure des livres et des souliers, le fréquent désaccord des pianos et la difficulté d'ajuster les instruments à cordes, etc. Sans doute, ces phénomènes ont une certaine valeur, mais ils ne se manifestent guère que dans les habitations basses et humides.

Les observations scientifiques, plus convaincantes que les inductions tirées des phénomènes précédents, démontrent que si l'atmosphère de Funchal est moins humide que le prétend Mason, elle contient néanmoins une quantité notable d'eau hygrométrique. Ainsi, d'après seize années d'observations publiées dans la météorologie du professeur Daniel, la sécheresse est deux fois plus considérable à Funchal qu'à Londres, et sur huit mois d'observations, la moyenne de l'humidité a été de 79°, 22 à l'hygromètre de Saussure. (Barral.)

C'est durant le *leste* qu'on observe la plus grande sécheresse; elle est excessive et coïncide avec une température très-élevée. L'humidité diminue vers le milieu de la journée et augmente après le coucher du soleil; elle varie d'ailleurs suivant les lieux et les habitations : par exemple, elle est plus considérable du côté de l'est que dans les autres parties de la ville.

Certaines années, il pleut tous les mois, tandis que dans d'autres plusieurs mois se passent sans pluie. Celle-ci, tombant ordinairement en fortes averses, ne dure que quelques heures avec de longs intervalles de beau temps; il est rare qu'il pleuve tout le jour ou toute la nuit. Rarement aussi la pluie est poussée avec violence par les vents. Macaulay évalue à 73 le nombre moyen annuel des jours pluvieux. Le docteur Mittermayer a compté 88 jours plus ou moins pluvieux dans l'année 1853, et pendant les trois hivers qu'il a passés à Madère, il n'a noté que 24 jours où un mauvais temps décidé (pluie et vent) empêchait les malades délicats de sortir (1). La quantité moyenne de pluie qui tombe chaque année, et que plusieurs observateurs fixent à 762^{mm}, diffère beaucoup d'une année à l'autre, et même dans les diverses parties de l'île et de la ville. Les pluies sont en général moins fréquentes et moins abondantes en été que dans les autres saisons.

Les brouillards qui existent constamment au-dessus de l'île, et qui de loin paraissent l'envelopper, n'atteignent presque jamais Funchal; mais ils descendent souvent jusqu'à 1,000 pieds au-dessous de la mer.

L'arc-en-ciel, fréquent pendant le jour, se montre aussi quelquefois la nuit, lorsque la mer et les montagnes sont couvertes d'une brume légère.

On observe parfois des trombes en mer à peu de distance de l'île.

Il ne se passe guère d'hiver sans qu'il tombe de la neige dans les montagnes. Après de courtes apparitions,

(1) *Loc. cit.*

elle devient permanente sur les hauts sommets, en janvier et février; très-rarement elle descend au-dessous de 2,500 mètres d'altitude. La présence de la neige dans les montagnes est une cause de refroidissement, surtout pendant la nuit.

Électricité. — Ozone. — Aucunes recherches n'ayant été faites sur l'état électrique de l'atmosphère à Funchal, je me bornerai à dire que les orages y sont rares et faibles : on en compte de six à douze par an, et c'est principalement en hiver qu'ils se produisent. M. Mittermayer n'a vu de la grêle qu'une seule fois pendant les deux années et demie qu'il est resté dans l'île.

Le même médecin a fait sur l'ozone les observations suivantes: le papier amido-ioduré se colorait d'une manière prononcée toutes les fois que l'humidité de l'air était grande (d'après le psychromètre); tandis que par un air sec, c'est à peine s'il se colorait légèrement; il ne subissait aucun changement pendant que le leste soufflait (1).

État du ciel. — Les observateurs ne sont pas d'accord sur le nombre des beaux jours à attribuer au climat de Funchal. Cela s'explique par la rapidité avec laquelle les nuages se forment et disparaissent, étant emportés sur l'Océan par les vents de terre ou sur la cime des montagnes par ceux de la mer. Si l'on observe rarement à Madère, plusieurs jours de suite, une atmosphère claire et sereine avec un ciel

(1) *Loc. cit.*

lumineux et resplendissant, il est très-rare aussi que le soleil reste caché un jour entier. Cette condition, loin de nuire au climat, lui est au contraire favorable; car les nuages qui apparaissent et disparaissent successivement, interceptant par intervalles les rayons du soleil, rafraîchissent l'atmosphère. En 1853, M. Mittermayer a compté 167 jours sans nuages, 110 où le ciel était plus ou moins couvert, et 88 jours pluvieux, comme nous l'avons vu précédemment.

L'azur du ciel, quoique vif et lumineux, quand l'atmosphère est pure, n'a pas cet éclat qu'il présente sous les tropiques et même dans l'Italie méridionale.

Les nuits sont presque toujours magnifiques.

Salubrité. — On trouve réunies à Funchal toutes les conditions propices à la salubrité : l'inclinaison rapide des montagnes et les profonds ravins qui sillonnent le sol jusqu'à l'Océan facilitent le prompt écoulement des eaux ; la plage peu étendue que la mer découvre en se retirant, formée de pierres et de fragments de rochers, n'est jamais couverte de boue, d'immondices ni de plantes marines en décomposition, comme cela se rencontre dans un grand nombre de localités maritimes; la situation topographique de la ville, les places, les rues et la faible élévation des maisons permettent à l'air de circuler facilement et aux rayons du soleil de pénétrer sur tous les points; l'entretien de la propreté des habitations et des rues a lieu au moyen de conduits qui entraînent les immondices jusqu'à la mer, et que parcourt constamment une grande quantité d'eau ; les voies de communication, empierrées et pavées de basalte menu, n'engendrent pas de poussière ; les plantations de la ville et les jardins qui entourent les maisons contribuent à la pureté et à la fraîcheur de l'air, sans empêcher les brises alternatives de terre et de mer de s'insinuer partout ; les établissements publics, tels que les hôpitaux, la prison, l'abattoir, les marchés, offrent des conditions convenables sous le rapport de l'hygiène ; enfin, il n'existe aucune grande fabrique industrielle dont le voisinage puisse exercer une influence nuisible sur la santé publique ; les raffineries de sucre, les tanneries, les fours à chaux, les distilleries d'eau-de-vie, les fabriques de chandelles sont en trop petit nombre pour avoir des inconvénients. Quant à la fabrication et à la préparation du vin, principale industrie de l'île, elle n'est nullement malfaisante ; toutefois, elle incommoderait les malades par les exhalaisons alcooliques : d'où la nécessité pour eux de s'éloigner des maisons dans lesquelles on travaille le vin.

Ce n'est pas sans étonnement qu'à côté des immenses ressources que ce pays comblé de tous les dons de la nature présente à l'homme, l'étranger observe la plus abjecte misère chez un certain nombre d'habitants aptes au travail. Dans plusieurs endroits de la campagne, et même au centre de la ville, de petites maisons, ou plutôt de misérables huttes impropres même à loger des animaux, abritent des familles entières entassées pêle-mêle et manquant de tout. Certainement le climat et la vaste étendue de terrain où sont disséminés ces tristes réduits en contrebalancent les effets quant à l'hygiène publique; mais il n'en est pas moins vrai qu'un tel contraste surprend et afflige les étrangers.

III.

Résumé des conditions du climat.

1. Parmi les pays considérés comme salutaires aux malades atteints d'affections chroniques, l'île de Madère figure au premier rang, à cause de la douceur et de la salubrité de son climat; elle est aussi l'un des plus attrayants par la beauté et la variété de ses paysages. La végétation, toujours verdoyante, réunit les productions de l'Europe à celles des tropiques, et le sol, d'origine plutonienne, témoigne à chaque pas des épouvantables déchirements dont il a eté l'objet et de l'intensité avec laquelle s'exerça la force mystérieuse qui le fit sortir du sein des flots.

Funchal, où se rendent les valétudinaires émigrants, s'élève dans un vaste hémicycle sur le versant méridional de la cordillière qui traverse l'île de l'est à l'ouest. Par cette situation, la ville est ouverte aux vents du sud, qui soufflent de la mer, et protégée contre les courants du septentrion.

2. Les vents du nord dominent à Madère pendant l'automne, l'hiver et le printemps; mais ils n'ont pas dans cette île les inconvénients qu'ils présentent en Italie. Ils rafraîchissent et purifient l'atmosphère

sans y occasionner des perturbations violentes, et sans faire éprouver à sa thermalité un abaissement considérable. En été, les brises de mer soufflent pendant le jour à partir de huit ou neuf heures du matin, et la nuit elles sont remplacées par celles de terre. L'air est ordinairement calme; très-rarement on observe de fortes tempêtes.

Un vent particulier, venant de l'est-sud-est, que les Portugais appellent *leste*, règne deux ou trois fois par an. Quand il souffle, la chaleur devient accablante et la sécheresse extrême.

3. La température est douce en toute saison, mais principalement pendant l'hiver et le printemps; il n'y a que 6°, 46 c. de différence entre la moyenne du mois le plus chaud et celle du mois le plus froid. Quelquefois, cependant, la chaleur est intense, en août et septembre, dans les parties basses de Funchal.

Ce qui distingue surtout le climat de Madère, c'est la fixité de la température. Les variations de saison à saison et de mois à mois oscillent entre 1 et 3 degrés seulement, rarement la chaleur varie de plus de 7° c. du matin au soir.

La température intérieure, s'équilibrant facilement avec celle du dehors, n'en diffère jamais sensiblement; même elle est encore plus stable.

4. Le baromètre se maintient à une hauteur assez grande; ses oscillations journalières sont généralement faibles et graduelles.

5. Le degré d'humidité de l'air est moyen, et il varie suivant les lieux et les habitations : ainsi, il est

plus prononcé du côté de l'est que dans les autres endroits.

Les pluies sont modérées et réglées de manière à laisser des intervalles de beau temps qui permettent la promenade.

Des brouillards existent constamment au-dessus des montagnes et souvent sur la mer; mais ils atteignent très-rarement Funchal.

Presque tous les hivers il tombe de la neige dans la cordillière, ce qui amène un abaissement de la température, surtout la nuit.

Il n'y a guère d'orages qu'en hiver et à de courts intervalles. La grêle est un phénomène peu commun.

6. Le plus souvent de légers nuages se forment pendant le jour, et affaiblissent l'intensité des rayons solaires sans les intercepter complètement.

Les nuits sont magnifiques; les étoiles brillent d'un éclat tropical.

7. L'atmosphère maritime de Funchal n'est point imprégnée d'émanations délétères, ni chargée de poussière, grâce à la nature du sol. Cette grande pureté de l'air permet aux malades de varier leurs promenades sur le bord de la mer et dans la campagne.

IV.

Influence physiologique et pathologique du climat.

En parlant de la salubrité de Funchal, j'ai fait remarquer que la plus affreuse misère frappait une certaine classe de la population. Cette condition, minant la constitution et la santé, détériore la race, lui donne des formes moins avantageuses, la prédispose à toutes sortes d'affections et à une existence plus courte. C'est donc une circonstance importante dont il faut tenir compte dans l'appréciation des qualités du climat par la modalité organique et fonctionnelle des indigènes, ainsi que par le nombre et le caractère des maladies.

Les habitants du nord de l'île qui jouissent de quelque aisance présentent en général des formes musculaires bien développées; le tempérament sanguin-nerveux est évidemment la base de leur constitution. Ils se distinguent par une force, une activité et une agilité rares, et par une grande résistance à la fatigue et au travail. Sur le versant méridional de la cordillière, la constitution des indigènes se modifie comme les influences au sein desquelles ils vivent. La musculature cesse de dominer, et les formes s'arrondissent, par suite de la présence d'une plus grande quantité de tissu graisseux. Toutefois, si les muscles sont moins développés, l'élément nerveux persiste, et à Funchal, la partie laborieuse de la population qui, grâce à ses travaux productifs, se rapproche de la classe aisée, ne le cède point, par son activité et son agilité aux habitants du nord de l'Archipel. Quant à ceux que la pauvreté dégrade, on les reconnaît facilement à leur apparence frêle, à leur indolence et à la résignation avec laquelle ils acceptent leur état. « Au milieu de tant de misère, dit M. Barral, le naturel des indigènes reste doux et pacifique. Les vols et les assassinats sont rares; la mendicité étudiée, organisée, immorale et honteuse des grandes villes n'existe pas, et la majorité des habitants n'a pas une idée des crimes atroces qui se commettent aujourd'hui en Europe en pleine civilisation (1). »

Les maladies les plus communes à Madère sont les irritations de l'appareil digestif, l'hépatite, le rhumatisme, les scrofules, l'éléphantiasis, le cancer et la fièvre ataxo-adynamique. On observe aussi fréquemment des affections de poitrine (bronchites, pleurésies et pneumonies) parmi les habitants pauvres, dont les vêtements sont insuffisants, et qui, en transpiration, ne craignent pas de s'exposer à la basse température des montagnes. Les fièvres éruptives et le croup règnent très-rarement. Les épidémies ont toujours cédé rapidement à quelques mesures sanitaires.

Suivant les médecins de l'île, la phthisie tuberculeuse fait bien moins de victimes à Madère que dans beaucoup d'autres pays. Au contraire, Gourlay, Mason, Heineken, Burgess, Kampfer, ont prétendu qu'elle était la maladie la plus fréquente à Funchal; mais j'opposerai à cette assertion les chiffres suivants extraits de l'ouvrage de M. Barral : dans les hôpitaux de Funchal, il n'y aurait que 1 phthisique sur 88 malades, tandis qu'à l'hôpital de San-José de Lisbonne, la proportion serait de 1 sur 53; le même médecin,

(1) *Ouv. cit.*, p. 196.

confondant ensemble les bronchites, les pneumonies chroniques et les phthisies, a trouvé la proportion de 1 sur 51 pour Madère, et de 1 sur 27 pour Lisbonne; enfin, la mortalité par la phthisie à l'hôpital de Funchal comparée avec celle de plusieurs villes est :

Funchal	1 phthisique sur	24	décès.
Lisbonne	1 ———	10	———
Stockholm	1 ———	16	———
Berlin	1 ———	15	———
Vienne	1 ———	11	———
Munich	1 ———	10	———
Londres, plus de	1 ———	5	———
Paris	1 ———	5	———
Marseille	1 ———	4	———
Genève	1 ———	6	———
Naples	1 ———	8	———
Rome	1 ———	20	———
Alger, selon M. Guillon	1 ———	25	———

Je crois avoir suffisamment démontré dans le cours de cet ouvrage que les statistiques concernant les indigènes d'une localité n'ont le plus souvent aucune signification, quand il s'agit de l'influence curative du climat. Le nombre des affections de poitrine en général et des phthisies en particulier surpasserait-il de beaucoup à Funchal celui indiqué par le savant praticien que je viens de citer, qu'il serait absurde d'en conclure qu'un poitrinaire européen chez lequel la maladie n'est encore qu'à la première période ne trouvera pas plus de chances de guérison à Madère que dans son climat natal. En effet, c'est uniquement aux conditions dans lesquelles une partie de la population se trouve placée qu'il faut attribuer le développement de plusieurs maladies chroniques qui deviendraient excessivement rares sous ce ciel délicieux, si les principes d'hygiène les plus indispensables à la conservation de la vie étaient observés. Je dirai même qu'on est en droit de s'étonner qu'avec autant de causes prédisposantes et déterminantes, la phthisie tuberculeuse ne soit pas plus fréquente dans l'île de Madère; n'est-on pas autorisé à croire que dans ce cas l'heureuse influence du climat contrebalance celle de la misère?

V.

Applications thérapeutiques.

Le climat de Madère est-il excitant ou sédatif? Les opinions sont partagées sur cette importante question que je vais essayer de résoudre.

Parmi les climats dont je me suis occupé jusqu'à présent, les uns impriment une énergie plus ou moins grande aux fonctions végétatives de l'économie, ainsi qu'aux organes de la sensibilité; les autres produisent des effets inverses; d'autres enfin exercent une action sédative sur les appareils de la sensibilité, en même temps qu'ils activent et régularisent les fonctions plastiques.

Venise et Menton appartiennent à la troisième catégorie; car nous avons vu que sous le ciel de ces stations les natures inertes et lymphatiques se transformaient, la sensibilité exaltée s'assoupissait, et les foyers d'irritation s'éteignaient.

A Menton, le voisinage de la mer communique au climat des propriétés toniques qui le rapprochent de celui de Venise. C'est principalement à la situation de cette dernière ville au milieu de la lagune, dont les canaux reçoivent chaque jour les eaux de la mer, à la prépondérance du nord-est, à l'éclat de la lumière et à la grande pureté de l'air, que le climat doit son heureuse influence sur la nutrition, pendant une partie de l'année (d'octobre à juin), tandis que son action sédative résulte de la stabilité du thermomètre et de l'humidité de l'air.

Malgré la différence que présentent le degré de la température et l'état hygrométrique de l'atmosphère à Funchal et à Venise, il existe de l'analogie entre ces deux localités sous le rapport des propriétés du climat. En effet, l'atmosphère de Funchal est essentiellement maritime, par suite de la proximité de l'Océan et de l'orientation de la ville; les vents du nord y dominent une partie de l'année, bien que modifiés dans leur cours et affaiblis dans leur intensité par la cordillière, et ces vents, comme le nord-est à Venise, tempèrent l'ardeur des courants du sud, et purifient l'air, dont ils ne font pas varier la température d'une manière bien sensible; quoique généralement calme, l'atmosphère n'est jamais en repos, les brises alternatives de terre et de mer venant toujours l'agiter; enfin, l'air est assez humide.

Par ces conditions, le climat de Funchal possède des qualités toniques et remontantes, surtout en hiver, tout en calmant l'irritabilité nerveuse et vasculaire. L'observation clinique confirme cette induction : par exemple, suivant le docteur Mittermayer, « Madère n'a point de rivale pour l'influence bienfaisante de son climat, plutôt humide que sec, sur la presque totalité des maladies du larynx et de la poitrine où prédominent l'irritation et l'inflammation. J'ai observé, ajoute ce médecin, une guérison rapide, ou, du moins, une sensible amélioration, chez les sujets atteints de laryngite franche, de bronchite chronique, de pneumonie chronique, d'épanchements anciens dans la plèvre. Presque tous les malades qui séjournent à Madère sont des tuberculeux. Le climat de cette île exerce une influence salutaire non-seulement sur les phénomènes pathologiques propres au poumon, mais encore sur la santé générale des malades. Le reproche qu'on lui fait de troubler la digestion et d'affaiblir le corps est, d'après mes observations, sans aucun fondement. Presque tous les malades, au contraire, très-peu de temps après leur arrivée, voient leur appétit s'améliorer et sentent revenir leurs forces. J'ai observé généralement une augmentation dans le poids de leurs corps, au bout de quelques mois de séjour (1). »

Il suit de là que les malades atteints d'affections chroniques qui s'accompagnent d'une exaltation de la

(1) *Loc. cit.*

sensibilité ou d'un état sub-inflammatoire se trouveront bien d'un séjour à Madère, et que le climat de cette île convient à presque toutes les formes de la phthisie pulmonaire. Cependant un médecin distingué, M. le docteur P. Garnier, traducteur de l'ouvrage de M. Barral, ne partage pas cette dernière opinion, ainsi qu'on peut en juger par le passage suivant d'un article qu'il a publié récemment dans la *Revue médicale* (1) : « D'après la nature éminemment sédative de ce climat, sans qu'il soit dépressif comme celui de Rome, par exemple, ne peut-on pas dire qu'il convient dans tous les cas où il y a phlegmasie, irritation, surtout chez les sujets d'un tempérament nerveux, sanguin, irritables et prédisposés aux hémorrhagies? Les gens mous, lymphatiques, qui ont besoin d'être excités, stimulés pour l'usage régulier de leurs fonctions, n'y trouveront, au contraire, aucun soulagement; les climats d'Alger, des Pyrénées leur seront plus profitables. Sans doute, il y a des exceptions nombreuses, des indications spéciales qui peuvent infirmer cette règle; il y a aussi, dans la topographie accidentée de l'île, des sites, des endroits où l'on peut modifier, corriger les effets dominants du climat.... ; mais enfin, tel en est le caractère essentiel sur lequel les praticiens ont besoin d'être fixés. » Ainsi, suivant M. P. Garnier, le climat de Madère doit être recommandé principalement aux tuberculeux de tempérament nervoso-sanguin chez lesquels

(1) Novembre 1861.

la maladie revêt une forme active; dès lors il faudrait le classer dans la même catégorie que ceux de Pau, Pise et Rome, quoique le savant médecin que je viens de citer fasse remarquer qu'il est moins dépressif. Je crois avoir démontré que l'influence sédative de l'air de Funchal n'excluait point une action stimulante sur les fonctions végétatives de l'économie, pendant la saison fraîche, et que le climat relevait les forces des malades et modifiait heureusement la nutrition, en même temps qu'il calmait l'irritation et les hémorrhagies. J'ai invoqué, à l'appui de cette assertion, l'autorité d'un praticien recommandable qui, ayant passé trois années dans l'île, a pu observer un grand nombre de malades; j'y ajouterai le témoignage des médecins de la localité. Par conséquent, les poitrinaires auxquels j'ai conseillé le séjour de Nice, Hyères et Alger résideront avec plus d'avantage à Madère, n'ayant point à redouter les inconvénients qui résultent des variations trop brusques et trop accentuées de la température, et de l'action exclusivement excitante de l'air. Quant à ceux chez lesquels des complications inflammatoires existent ou sont imminentes, il va de soi que c'est à Funchal qu'ils doivent accorder la préférence. Toutefois, si la phthisie présente une marche aiguë bien décidée, il serait inutile de diriger les malades vers Madère; le voyage pourrait même hâter le terme fatal.

Quels que soient les avantages du climat de Madère dans le traitement de la phthisie tuberculeuse, il y a des cas sur lesquels ce climat paraît être sans influence. Au reste, là, comme partout ailleurs, les chances de guérison sont d'autant plus grandes que la maladie est plûs rapprochée de son début et moins étendue.

Voici quelques renseignements propres à éclairer le lecteur et à former ses convictions :

Sur 65 malades, 39 femmes et 26 hommes admis à l'hôpital *Maria Amelia* en 1854 (1), on compte :

Guéris..............	17
Améliorés...........	19
Soulagés.............	8
Morts...............	14
Restés en traitement...	7
	65

Parmi les guéris, il y avait 9 cas de bronchite, 1 de péri-pneumonie, 1 de pneumonie, 2 de laryngite, 4 *de phthisie* au premier degré.

Parmi les améliorés, il y avait : 5 cas de bronchite, 1 de pneumonie, 8 *de phthisie* au premier ou au deuxième degré.

Les 8 soulagés étaient phthisiques au dernier degré, et parmi les restés en traitement, se trouvaient : 2 cas de bronchite, 1 de broncho-pneumonie, 1 de laryngite (2).

(1) Cet hôpital, spécialement affecté aux maladies chroniques de la poitrine, fut fondé par S. M. l'Impératrice douairière du Brésil, en mémoire de son auguste fille la princesse Marie-Amélie qui mourut dans l'île.

(2) Barral, *ouv. cit.*

D'après une statistique de M. Lund, sur 100 phthisiques arrivés à Madère à des degrés divers de la maladie, celle-ci a été arrêtée chez 37 au premier degré, chez 5 au deuxième degré, et 5 au troisième. Sur le même nombre de phthisiques, il en est 11 au premier degré, chez lesquels la maladie a continué à marcher, 17 au deuxième degré, et 23 au troisième degré, chez lesquels les progrès de l'affection n'ont pu être arrêtés. Tous n'ont pas succombé ; la statistique de M. Lund fournit les résultats suivants :

Vivants :	au 1er degré.	43	66
	au 2me degré.	13	
	au 3me degré.	10	
Morts :	au 1er degré.	5	34
	au 2me degré.	11	
	au 3me degré.	18	
			100

. . . .

« Ce qu'il y a de certain, c'est qu'à Madère, une personne qui est au premier degré de la phthisie pulmonaire a infiniment plus de chances de voir sa maladie s'arrêter qu'en Angleterre, en France, ou dans tout autre pays froid, et que, dans les dernières périodes de la maladie, ses progrès sont rendus beaucoup plus lents ; enfin, que dans un petit nombre de cas la prolongation de la vie a été considérable. Beaucoup de malades vivent à Madère plus longtemps, trois ou quatre ans environ au-delà de la durée ordinaire des trois périodes de la maladie, qui est en Angleterre seulement de dix-huit à vingt-quatre mois. Parfois, le temps d'arrêt s'est prolongé dix, douze et même vingt ans, et plusieurs ont vécu dans l'île en parfaite santé, alors que leurs frères et leurs sœurs avaient tous succombé; ou bien ils sont arrivés sous le soupçon d'une phthisie pulmonaire, et n'ont jamais éprouvé les atteintes de cette maladie (1). »

Selon M. Mittermayer, « sur 200 malades environ (la plupart tuberculeux), qui viennent chaque année à Madère, il n'en est mort, dans ces dernières années, que la dixième partie, résultat fort satisfaisant, si l'on considère que bien des malades arrivent dans l'île, sinon mourants, du moins dans les dernières périodes de la phthisie. Les phénomènes qui accompagnent la mort des tuberculeux y sont, comme ailleurs, ceux de la colliquation; cependant il arrive souvent que les sujets s'éteignent dans un état très-supportable, sans avoir à souffrir ni de la transpiration, ni de la diarrhée colliquative. Il y a donc des tuberculeux à qui le climat de Madère, quelque excellent qu'il soit, ne peut apporter le soulagement qu'ils désirent. Le médecin ne doit pas exposer de pareils malades à un voyage si long, avec des chances

(1) *De la valeur du changement de climat, et en particulier du séjour à Madère, dans le traitement de la phthisie pulmonaire (Assoc. Méd. journ.*, septembre 1853.)

Extrait de *la Géograph. et statist. méd.* de Boudin, t. 11, p. 632.

de guérison presque nulles. A cette catégorie appartiennent les phthisiques dont l'affection montre un caractère aigu très-prononcé, ceux chez qui l'infiltration a atteint une grande étendue, comme lorsqu'elle a envahi la moitié des poumons; ceux chez qui la phthisie est compliquée d'autres maladies graves, telle que la maladie de Bright, enfin ceux à qui une trop grande faiblesse ne permet pas d'entreprendre un pareil voyage (1). »

VI.

Séjour, précautions hygiéniques.

Les malades devront partir pour Madère dès la première quinzaine de septembre, afin d'éviter les tempêtes de l'équinoxe, qui ont lieu vers la fin de ce mois ou au commencement d'octobre, et d'arriver à leur destination avant les pluies d'automne. Ceux chez lesquels existent une prédisposition aux congestions et aux hémoptysies, des symptômes inflammatoires ou nerveux qui pourraient s'aggraver sous l'influence d'un air trop stimulant, résideront du côté de l'est de Funchal. Cette région se trouve, en effet, beaucoup mieux abritée des vents du nord que les autres, et l'air, par conséquent, y est plus calme et plus doux; il est aussi plus humide à cause de la richesse de la végétation et de l'abondance des

(1) *Loc. cit.*

eaux courantes. Le climat devenant de plus en plus excitant à mesure qu'on se rapproche du nord et de l'ouest, et qu'on s'éloigne du vallon pour s'élever vers la cime des montagnes, c'est sur les hauteurs et dans ces directions que s'installeront les malades qui ont plutôt besoin de stimulation que d'influences sédatives.

On trouve à Funchal beaucoup de maisons confortables destinées aux étrangers venant pour leur santé, et de charmantes villas qui dominent la ville se louent aux familles.

A Madère, on peut se procurer facilement, et à peu de frais, une nourriture saine, substantielle et variée : la viande est excellente, le poisson et les légumes abondent; mais la qualité du pain laisse beaucoup à désirer. Les oranges, les citrons, les bananes, les ananas, les grenades, les dattes, etc., existent à profusion. L'usage immodéré de ces fruits et du raisin est dangereux pour les malades, surtout à leur arrivée dans l'île. Ils devront toujours les choisir de bonne qualité et en manger peu, s'ils ne veulent pas s'exposer à des affections plus ou moins graves du tube digestif. Le vin rouge, appelé *bourgogne de Madère*, est bien préférable au vin blanc, qu'une trop forte proportion d'alcool rend très-excitant. L'eau potable est fournie par cinq fontaines situées près de la plage, au-dessus du palais du gouverneur; elle présente toutes les qualités des meilleures eaux.

Malgré la douceur de la température, en hiver, les valétudinaires ne quitteront que graduellement leurs vêtements chauds. Pendant les promenades et les excursions ils auront la précaution de se garantir des rayons du soleil, et de ne pas séjourner trop longtemps dans les endroits frais, ainsi qu'à l'abri des arbres. Quoique la température du jour et celle de la nuit ne présentent pas, à beaucoup près, des différences aussi considérables que dans la plupart des autres stations médicales, cependant les variations sont encore assez sensibles pour que les malades prennent le soir et le matin des vêtements plus chauds qu'au milieu de la journée.

Il y a quelques jours d'hiver, quand la neige tombe dans la montagne, où un peu de feu devient nécessaire le soir, surtout si l'habitation est humide.

Tous les valétudinaires ne passeraient pas l'été dans l'île de Madère sans inconvénients et sans s'exposer à voir leur état s'aggraver, parce que la chaleur est parfois intense, et que l'humidité contenue dans l'air rend le temps étouffant. C'est alors que le climat produit des effets déprimants très-nuisibles aux tuberculeux. Il est vrai que les malades peuvent se soustraire à ces effets jusqu'à un certain point, en se fixant sur les hauteurs, où l'air est plus frais et moins pesant. Néanmoins, je n'admets pas avec Heineken que Madère soit plus utile aux malades l'été que l'hiver, et je leur conseille, au contraire, de quitter l'île dès la dernière quinzaine de juin ou au commencement de juillet, pour se diriger vers des contrées moins chaudes, par exemple les lacs de la Lombardie, la Suisse et les Pyrénées.

Funchal, siège du gouvernement central de l'Archipel, et dont la population est d'environ vingt mille âmes, ne possède ni monuments historiques, ni travaux d'art, ni musées, ni théâtres, ni jeux. Les promenades sont donc les seules distractions qu'y trouveront les étrangers valétudinaires; mais aussi quelles délicieuses promenades, quelles excursions intéressantes au milieu de ces sites pittoresques ombragés par une riche et éternelle végétation ! Je ne puis que dire avec Macaulay : « Quand nous voyons, au milieu des scènes les plus agrestes, des paysages d'une grâce et d'une beauté infinies joints à un climat proverbialement le meilleur du monde, l'enthousiasme avec lequel certains voyageurs parlent de l'île Madère ne nous étonne plus, ni les épithètes de fleur de l'Océan, de reine de l'Atlantique, sous lesquelles les Portugais ont l'habitude de la désigner. »

Cependant, que les malades ne se laissent pas entraîner trop loin par l'aspect curieux et attrayant du paysage. Le sol montueux et accidenté de l'île rend la marche pénible et l'équitation dangereuse ; aussi l'usage du palanquin et du hamac est-il préférable aux autres moyens de locomotion pour les valétudinaires faibles. D'ailleurs, ces derniers ne tenteront des excursions dans l'intérieur qu'avec une extrême prudence et sur l'avis de leur médecin. L'exercice ne doit jamais aller jusqu'à la fatigue, ni exciter une transpiration abondante. C'est pour avoir fait des excursions trop prolongées et trop pénibles, que plusieurs phthisiques dont l'état s'était singulièrement amélioré sous l'influence du climat, sont morts subitement d'hémorrhagie.

Les promenades en plein midi, quand la chaleur n'est pas tempérée par la présence des nuages, offrent des inconvénients pour les malades atteints d'affections chroniques de la poitrine.

ESPAGNE.

Il n'y a pas de pays qui ait donné lieu à plus d'appréciations fausses et contradictoires que l'Espagne. Pour quelques écrivains, c'est une contrée ravissante où le ciel est toujours clément; où les sciences, les arts et les lettres prospèrent; dont les villes sont magnifiques, les routes bien entretenues, les habitants industrieux, obligeants et polis. D'autres, au contraire, nous montrent la Péninsule comme le plus affreux et le plus arriéré de tous les pays : le climat y est désagréable et malsain; les villes n'ont reçu aucun embellissement; le sol est inculte; les grandes cités n'offrent pas plus de sécurité que les routes, où l'on est arrêté par des bandes de pillards; les habitants unissent la paresse à l'orgueil et à la cruauté, etc., etc.

Ces contradictions s'expliquent par les différences que présentent les conditions du climat, la constitution physique du sol, le tempérament et le caractère des habitants dans les diverses parties de la Péninsule. Le voyageur qui passera l'hiver à Madrid ou dans la plupart des villes des provinces centrales ; qui ne parcourera que les plaines arides des deux Castilles, les plateaux pierreux d'Avila ou de la province de Soria, les austères parameras que traversent l'Ebre, le Guadalquivir, la Guadiana, le Duéro et même le Tage, ne manquera pas de dire que l'Espagne est un pays plus froid, plus stérile et plus inhospitalier qu'un grand nombre de contrées de l'Europe septentrionale. Mais pour celui qui visitera ses côtes et qui, après avoir traversé la Galice, les Asturies, la Biscaye, la Navarre, la Catalogne, hivernera à Valence, à Malaga et même à Séville, la Péninsule sera un pays riche, où l'hiver est inconnu, où les plus belles productions des tropiques se mêlent à celles des zones tempérées du globe.

Sans doute, l'Espagne marche lentement; mais du moins elle progresse, quoiqu'en disent certains voyageurs pessimistes. Je ne puis examiner ici les vieux et ridicules préjugés qui existent sur ce pays et ses habitants. Cette question est en dehors de mon sujet, et je me bornerai à une seule observation : l'instruction est très-répandue en Espagne ; presque tous ses habitants savent lire et écrire; et, tandis que l'ivrognerie a pris des proportions effrayantes dans les pays qui passent pour les plus civilisés, rien n'est moins commun dans la Péninsule que de voir les hommes s'abrutir par le vin et les liqueurs fortes. Je soumets cette remarque aux détracteurs de l'Espagne et aux admirateurs de l'Angleterre; elle me paraît digne de toute leur attention.

L'Espagne est une des contrées les plus montagneuses du globe, et cette condition jointe à son élévation au-dessus du niveau de la mer annihile les avantages qui résultent de sa position méridionale relativement à la France. C'est pourquoi la plus grande partie du royaume présente en hiver une température froide et même inférieure à celle de beaucoup de nos départements. Sous le rapport du climat, on divise la Péninsule en trois zones représentées chacune par une végétation distincte, et que nous allons parcourir :

1° Région septentrionale ou Cantabre. — Elle comprend une portion de la Catalogne et de l'Aragon, la Navarre, la Biscaye, les Asturies, la Galice, une partie de Léon et de la Vieille-Castille.

La Catalogne, l'Aragon et en général les contrées voisines de l'Ebre formaient autrefois la *Celtibérie*. Ces provinces sont couvertes de montagnes élevées qui font partie du système pyrénaïque. La prépondérance des vents du nord et la disposition montueuse du territoire contribuent à abaisser la température et à rendre les hivers rigoureux. La neige tombe quelquefois avec abondance et pendant longtemps. Le printemps, plus humide que l'hiver, est encore assez froid ; mais l'été jouit d'une température généralement agréable. Cependant les parties les plus basses, comme certaines vallées, sont excessivement chaudes et malsaines en été.

Il semblerait que les côtes de la Catalogne, plus

exposées aux vents d'est et subissant moins l'influence des vents du nord que l'intérieur de la province, dussent jouir aussi d'un climat plus tempéré ; mais le conflit des vents de terre et de mer rend la température inconstante et l'air humide. A Barcelonne, la ville la plus considérable de la côte, l'atmosphère se ressent à un haut dégré de cet antagonisme. Le climat de Terragone, située plus au midi, est aussi très-variable.

La Navarre et la Biscaye, parsemées de montagnes, de riches et fertiles vallons, offrent à peu près les mêmes conditions climatériques que la Catalogne. Toutefois, l'air est plus doux sur les côtes de la Biscaye. Lors de la guerre de l'indépendance, on y envoyait avec succès, de Madrid, ceux des jeunes chirurgiens français dont la poitrine faible et le système artériel irritable s'accommodaient mal de l'air vif de la capitale (1). Comparé à celui de Madrid, le climat des côtes de la Biscaye serait certainement moins funeste aux personnes irritables et prédisposées à la phthisie pulmonaire; mais il y a encore loin de ce climat à ceux que leurs conditions de douceur et de stabilité rendent propices aux valétudinaires qui portent des altérations graves dans les principaux organes de l'économie. D'ailleurs, toute la côte septentrionale de l'Espagne est froide et humide ; les Asturies le sont beaucoup plus que la Galice et la Biscaye. Cette différence tient aux nuages et aux brouillards que les vents

(1) A. Willaume, *Notice physique, médicale et historique sur l'Espagne*, p. 27. Paris, 1812.

du nord et de l'ouest entraînent avec eux, quand ils atteignent la première de ces provinces. Arrêtées par la haute chaîne de montagnes qui sépare les Asturies du royaume de Léon, les masses d'eau vésiculeuse dont les vents sont chargés se résolvent en pluie ou obscurcissent le ciel. La province des Asturies doit l'abondante végétation qui orne ses vallées plutôt à l'excessive humidité de l'air qu'à la fertilité du sol. Sur le littoral, la mer entretient une température plus douce et plus uniforme, et les brouillards s'amoncellent moins que du côté des montagnes.

Nous retrouvons dans le royaume de Léon les mêmes conditions territoriales et atmosphériques que dans les provinces précédentes: partout sont des montagnes élevées et des vallées profondes qui renferment un air humide, froid en hiver et chaud en été.

Quant au climat de la Galice, c'est un des plus sains et des plus fortifiants du nord de la Péninsule. Sur le littoral, dont la plus grande partie se trouve ouverte aux vents d'ouest, la température présente plus de douceur et moins de versatilité que dans l'intérieur de la province.

La végétation est en rapport avec le climat dans la région septentrionale de l'Espagne. Ainsi, tout-à-fait au nord, la constante humidité de l'air contribue à entretenir une agréable verdure; de belles forêts, d'abondants pâturages et de brillants tapis de fleurs couvrent les vallées et les montagnes. On ne rencontre nulle part le ciste et le laurier-rose; l'olivier et l'oranger prospèrent difficilement, et le pommier remplace la vigne. Celle-ci est cultivée avec plus de succès au fur et à mesure qu'on se rapproche du Duero.

En résumé, les divers pays de la zone climatérique que nous venons de parcourir ressemblent assez aux contrées montagneuses de la Suisse, de la France et de l'Écosse, sous le rapport de la constitution du sol et des conditions du climat. Leurs habitants sont les plus robustes et les plus laborieux de la Péninsule. Le Catalan à la haute stature paraît avoir conservé cette vigueur qui avait fait surnommer les Celtibériens *robur Hispaniæ* (1); son caractère violent, capricieux et indocile l'a toujours poussé à la révolte (2). Le Biscaïen, descendant comme l'habitant de la Navarre des anciens Cantabres, qui se défendirent longtemps contre les Romains (3), se distingue par sa taille légère, sa beauté, son caractère fier et irascible. Le Galicien, doué d'une force rare, est sérieux, triste, peu sociable, mais plein de courage; il va chercher du travail dans les autres provinces quand il en manque chez lui. Enfin, dans les Asturies, qui furent autrefois le rempart de la monarchie des Goths et la pépinière des premiers vainqueurs des Maures, le

(1) Florus, *Liv.* 2, A. 17.

(2) Le général romain Porcius Cato disait à ses soldats, en parlant des habitants de la Celtibérie : *Hoc armis et virtute recuperetis oportet, et nationem rebellantem magis temerè quàm constanter bellantem, jugum quo se exuit, accipere rursus cogatis.*

(Tite-Live, *Liv. XXXIV.*)

(3) « *Cantabrum indoctum juga ferre nostra.* »

Hor., *Liv. II, od. IV, ad Septimium.*

peuple est patient, brave et laborieux ; il se vante d'être resté pur de tout mélange avec les étrangers.

Le froid et l'humidité font prédominer les affections inflammatoires et catarrhales dans le nord de la Péninsule. En été, on observe des maladies septiques et des fièvres malignes sur les points où l'air est chaud et concentré. D'après le docteur Willaume, les fièvres putrides et catarrhales, les hydropisies, le scorbut, les affections vermineuses, la gale et toutes les maladies cutanées sont endémiques dans les Asturies; les plaies, surtout celles des extrémités inférieures, y dégénèrent en ulcères putrides et interminables. On y retrouve encore aujourd'hui la lèpre et l'éléphantiasis, fléaux que l'Espagne reçut de la première main, dont elle souffrit plus et plus longtemps que les autres contrées de l'Europe, et qui se sont perpétués dans la province des Asturies par l'effet de son climat froid et humide (1).

2° RÉGION CENTRALE. — Elle se compose de la Nouvelle-Castille, d'une portion de Castille vieille, de Léon et de l'Estramadure.

Les deux Castilles sont les provinces les plus élevées de l'Espagne. Ce vaste noyau comprend des plaines immenses, nues et monotones, véritables déserts comparables à ceux de l'Asie, et dans lesquels on ne rencontre ni ombrage pour se garantir des ardeurs du soleil, ni ruisseaux pour se désaltérer.

(1) *Ouv. cit.*, p. 30 et 31.

En traversant ces provinces, depuis Burgos jusqu'à Madrid par Valladolid, et de Madrid à Valence par Almanza, le voyageur n'a le plus ordinairement sous les yeux qu'une nature sans pittoresque et dont la monotonie est rarement interrompue par une verdure agréable. Souvent même la vue se perd sur de vastes espaces couverts de collines et de montagnes calcaires sans rencontrer un seul arbre. De Valladolid à Madrid surtout, on remarque une aridité dont nos plaines les plus ingrates ne peuvent donner une idée.

La province de Tolède est sillonnée de montagnes nues et d'un aspect uniforme. Les cours d'eau qui descendent de ces sierras, pour gagner le Tage, coulent dans des lits profonds et dont les bords sont dépourvus en grande partie de végétation. Les plaines de la Manche offrent aussi la même sécheresse et la même nudité. Bien qu'elle ne soit pas improductive, la patrie du héros de Cervantes figure parmi les contrées les plus tristes de l'Espagne.

Après avoir parcouru ces pays désolés, le voyageur atteint le petit royaume de Murcie, où la nature revêt un aspect bien différent, principalement vers l'est et le sud.

Le climat des deux Castilles se distingue par une grande sécheresse et une extrême variabilité. L'air y est froid pendant six mois de l'année, et l'on y a vu des hivers très-rigoureux. Les vents, qui soufflent de tous les points de l'horizon, et quelquefois avec violence, sur ce plateau dénudé, troublent à chaque instant la thermalité atmosphérique, même au milieu de la belle saison. Souvent aussi ils soufflent très-bas, et font voler une poussière incommode qui enveloppe les villages et les maisons.

A Madrid, le froid est plus vif et la température plus variable qu'en aucune autre partie de l'Espagne; ce qui tient principalement à son élévation au-dessus du niveau de la mer (1). Tous les ans, en hiver, le thermomètre y descend à plusieurs degrés au-dessous de zéro (quelquefois à 8 ou 10° c. pendant la nuit), et les rivières se couvrent de glace. En été, au contraire, la colonne mercurielle, dont la hauteur moyenne est de 24° c., atteint souvent, pendant le règne du solano ou vent du sud-est, 32 et même 37° c. à l'ombre, tandis qu'au soleil la chaleur est tropicale. Le voisinage des montagnes de *Guadarama*, couvertes de neige jusqu'au mois de juillet, rend les vents du nord extrêmement piquants. Quand ces vents règnent dans la saison chaude, il n'est pas extraordinaire de voir la température présenter une différence de 10 à 12° c. d'un côté d'une rue à l'autre. L'air est très-sec et absorbe rapidement l'humidité: d'où la soif qui tourmente sans cesse les habitants. Cette grande sécheresse de l'atmosphère et du sol agit jusque sur les cadavres; car on a vu retirer des cimetières des corps entièrement momifiés. Les habitants de Madrid prétendent que l'air de leur ville, *qui ne peut éteindre une chandelle,*

(1) 600 mètres. C'est la plus élevée de toutes les métropoles de l'Europe.

est assez fort pour tuer un homme (1). On ne saurait mieux faire ressortir les mauvaises qualités du climat de la métropole espagnole. Seulement, l'atmosphère n'est point aussi calme que pourrait le faire croire le dicton castillan, car il y a toujours du vent à Madrid; quelquefois même il souffle avec violence et soulève des tourbillons d'une poussière âcre et subtile (2). L'hiver commence tard dans la capitale, et est interrompu par de beaux jours en février et mars, pour continuer son cours en avril et mai. On peut donc dire qu'il n'y a pas de printemps à Madrid. Les mois de septembre et d'octobre y sont les plus agréables et les plus sains de l'année, tandis que ceux d'avril et de mai sont les plus mauvais, parce qu'on passe assez brusquement d'un temps pluvieux et froid à la saison des chaleurs.

Dans les Castilles on ne voit point de pommiers; mais la vigne réussit presque partout. L'olivier commence à s'y montrer vers le sud. C'est dans cette

(1) *El aire de Madrid, mata un hombre, y no apaga el candil.*

(2) Le nom de *Madrid* est d'origine arabe : il signifie *maison du bon air*. Avant Charles V, cette ville n'était qu'un bourg appartenant à l'évêché de Tolède, et où les rois avaient une maison de plaisance. Cet empereur étant atteint d'une fièvre quarte opiniâtre, se fit transporter à Madrid et s'y rétablit bientôt. Depuis ce temps, les rois continuèrent à l'habiter. Ce serait donc à la vivacité et à la pureté de son atmosphère que Madrid devrait l'avantage d'être aujourd'hui la capitale de l'Espagne.

(Don Juan Alvarez Colmenar, *Ann. d'Espagne et de Portugal.*)

région que croît le chêne à glands doux, dont le fruit a la saveur de l'amande (1).

Le Castillan est grave, sévère, insouciant et orgueilleux. Son visage porte une expression mélancolique qui s'harmonise avec le sombre aspect de cette terre ingrate où tout respire la tristesse, où les beautés de la nature sont inconnues et ne viennent jamais égayer l'âme. Le voyageur est frappé de la misère et de la malpropreté des habitants dans les campagnes et les quartiers populeux des grandes villes. La province de Madrid surtout lui offre un tableau complet de la paresse et de l'incurie castillanes.

Les maladies sont nombreuses dans les Castilles, et le chiffre de la mortalité y surpasse celui des pays les plus insalubres : par exemple, à Madrid, la proportion des décès est de un sur vingt-huit, tandis qu'à Londres elle n'est que de un sur quarante-deux (2).

L'action particulière du climat sur les viscères

(1) Les arbres des jardins et des parcs royaux de Madrid accusent, par leur peu de vigueur, l'aridité du sol et la sécheresse de l'air. Ce sont les mêmes espèces que ceux de nos jardins et de nos promenades du centre de la France. Un système d'irrigation bien entendu n'empêche pas les arbres de languir en été, et même de mourir, si l'on a pas la précaution de les étêter lorsqu'ils ont acquis un certain âge. Ce système consiste à faire arriver de l'eau au pied des arbres, de manière qu'ils s'en abreuvent. Mais la sécheresse de l'air est telle, que l'eau s'évapore rapidement avant d'atteindre les racines, et c'est par l'écorce seulement que le liquide pénètre dans l'intérieur de la plante.

(2) Edwin Lée, *Spain and its climates*, p. 140. London, 1855.

abdominaux contribue beaucoup à donner au Castillan le caractère sombre qui le distingue, et rend endémiques les affections nerveuses, hypochondriaques et flatulentes. Il règne à Madrid une colique rhumatismale et nerveuse qui paraît être particulière à cette capitale. Le refroidissement des pieds et l'impression subite du froid sur l'abdomen en sont les causes les plus ordinaires. Voilà pourquoi les Castillans portent à peu près en tout temps une ceinture de soie ou de laine.

Les fièvres putrides, les rhumatismes tant aigus que chroniques, les exanthêmes fébriles, les diverses maladies des voies respiratoires s'observent souvent dans la région centrale de la Péninsule. La phthisie pulmonaire y est même si fréquente et si rapide, que non-seulement les habitants, mais encore quelques médecins ont cru à la contagion de cette cruelle affection.

Enfin, je signalerai les maladies des yeux comme étant très-communes en Castille et surtout à Madrid. C'est encore à la variabilité du climat et à la sécheresse de l'atmosphère qu'il faut les attribuer. Le docteur Willaume se demande si l'éclat du jour, la blancheur du sol, la poussière fine et nitreuse que le vent soulève continuellement n'en seraient pas plutôt les causes; et à ce sujet, il fait la remarque suivante : on sait que le terrain des environs de Madrid a fourni autrefois et fournirait vraisemblablement encore aujourd'hui une prodigieuse quantité de nitrate de potasse. C'est peut-être pour se préserver de ces trois premières et puissantes causes des maladies des yeux, qu'il était d'usage autrefois en Espagne de porter des besicles : hommes, femmes, jeunes, vieilles, jolies, laides, tout le monde en portait, et d'énormes. Les gens de condition se distinguaient par l'ampleur des leurs. Le plaisir de faire voir et parler de beaux yeux a sans doute fait abandonner aux dames cet usage, et a prévalu sur le stérile avantage de les conserver longtemps (1).

Lors de la puissance romaine, l'Estramadure était la contrée la plus riche de l'Hispanie ; aujourd'hui elle est une des plus pauvres et des moins peuplées. Son territoire, sillonné de montagnes escarpées, présente une aridité extrême dans la plus grande partie de son étendue. On y ressent des chaleurs excessives et des froids très-vifs. Telles sont d'ailleurs les rigueurs et l'inconstance de l'atmosphère de cette province, que nos soldats, parodiant son nom, l'appelaient l'*extrêmement dure*, et qu'en effet on peut mettre en question si le nom d'*Estramadure* ne viendrait pas plutôt des duretés extrêmes du climat que du fleuve *Duero* qui l'arrose, ou que des deux mots latins *extrema ora* rappelant qu'elle formait les limites des conquêtes d'Alphonse X au XIIIe siècle.

3° Région méridionale. — Elle comprend l'Andalousie, les provinces de Murcie et de Valence.

Le voyageur qui sort de l'austère Castille pour

(1) *Ouv. cit.*, p. 66.

pénétrer dans les provinces méridionales de l'Espagne, passe de l'enfer au paradis ; il ne dira plus avec Horace *duræ tellus Iberiæ* (1). En effet, tandis que les zones septentrionale et centrale n'ont que des hivers rigoureux et une végétation semblable à celle des contrées les plus froides de l'Europe tempérée, dans les provinces du midi, et surtout vers le littoral, les frimats deviennent plus rares, et les végétaux des tropiques, de l'Italie, de la Sicile, du Levant, des rivages de l'Ionie et de la Doride couvrent des vallées émaillées de fleurs. C'est aux conditions du sol et au voisinage de la mer qu'il faut rapporter des différences climatériques aussi tranchées sur un espace qui comprend à peine huit degrés de latitude.

La disposition des cimes montagneuses et des vallées livre, comme nous l'avons vu, la zone septentrionale aux courants du nord. Les masses de vapeur que les vents d'ouest et d'est entraînent de l'Océan et de la Méditerranée, les premiers sur les côtes de la Galice, des Asturies, de la Biscaye et de la Navarre, les seconds sur celles de la Catalogne, sont arrêtées par les aspérités du sol, et se condensent. De là l'humidité froide qui règne dans ces provinces en hiver et même au printemps. L'élévation de la zone centrale au-dessus du niveau de la mer l'expose à tous les courants de l'horizon ; et puis, les vents qui soufflent de l'Océan et de la Méditerranée ne l'atteignent qu'après

(1) *Od.* 12, *Lib. IV.*

avoir traversé une assez grande étendue de terre privée de cours d'eau importants et sillonnée de montagnes froides et arides. Telles sont les causes de la sécheresse de l'air, de la variabilité du climat, et des froids rigoureux qui sévissent une partie de l'année dans les Castilles, les provinces de Léon et de l'Estramadure. Au midi les conditions changent, principalement sur les côtes.

D'abord, les plaines et les vallées sont moins élevées ; ensuite les cimes montagneuses arrêtent le cours des vents boréaux par leur orientation et leur élévation, de manière que ces vents cessent de prédominer. Il est vrai que ceux de l'ouest ont généralement un accès plus facile ; mais du côté de la Méditerranée, les vents d'est et du sud parviennent sur une partie du territoire espagnol sans que leurs qualités calorifiques et hygrométriques soient sensiblement modifiées. Le degré de la température s'abaisse, et le climat devient plus variable à mesure qu'on s'avance du littoral vers les montagnes.

Ce serait une grande erreur de croire que l'hiver ne fait ressentir ses atteintes à aucun point de la région méridionale de l'Espagne , et que la végétation y est partout luxuriante. Ainsi, la partie du royaume de Valence contiguë à l'Aragon n'offre que des montagnes interrompues par des précipices , par des landes sans eau et sans végétation , où les froids sont insupportables et tels que ni la vigne, ni les arbres à fruits n'y peuvent subsister. Le printemps commence en juin, et la récolte se fait au mois de septembre.

C'est seulement à partir du centre de la province et sur les côtes qu'on rencontre ces végétaux délicats qui rappellent les rivages de l'Ionie.

Le royaume de Murcie, situé plus au sud que le précédent, ne prend un caractère méridional que sur les bords des cours d'eau et dans les parties qui se rapprochent de l'Andalousie et de la Méditerranée. Il renferme de larges surfaces de terrains pierreux et improductifs, et vers le nord son climat ressemble assez à celui de la Manche, sa voisine.

L'Andalousie elle-même, dont on a tant vanté les beautés, et à juste raison, a ses déserts et ses contrées froides. Le Guadalquivir, fleuve *Bœtis* des anciens, auquel ils attribuaient la merveilleuse propriété de teindre en couleur d'or les toisons des brebis (1), se jette dans l'Océan à travers de vastes plaines sablonneuses aussi nues que le Sahara; à Archidona, éloignée de dix lieues seulement de Malaga, il fait froid neuf mois de l'année (2). Au reste, le climat varie beaucoup suivant que les localités se trouvent situées sur le versant septentrional ou méridional des montagnes, qui sont plus hautes dans l'Andalousie que dans le reste de l'Espagne. Au nord, la *sierra Morena,* centre du groupe *Marianique*, où les neiges ne fondent

(1) *Bœtis olivifcrâ crinem redimite coronâ,*
Aurea que nitidis vellera tingis aquis.
(Martial, *Lib. XII. Epig.* 77.)

(2) Don Sebastian de Minano, *Diccionario de Espana y Portugal,* 10 vol. in 4°.

qu'en été, sépare l'Andalousie de la Manche. A l'occident et à l'orient, courent les chaînes du groupe *Bétique*, et au centre de ce système se dresse la *sierra Nevada*, « immense dominatrice de l'horizon, revêtue de frimats resplendissants, dont la permanence commence à 3,050 et quelques mètres de hauteur au-dessus du niveau de la Méditerranée, qui baigne ses racines méridionales. De ces cimes on aperçoit en même temps la *sierra Morena*, distante de plus de trente lieues vers le nord, et les côtes africaines, qui sont au moins à quarante-cinq lieues du côté du sud. Le Mulahacen est le point le plus élevé de cette série de pics fièrement couronnés de glaces éternelles. Sa forme imposante est tronquée vers le ciel, et il atteint à peu près la même hauteur que le fameux pic de Ténériffe, c'est-à-dire 3,600 ou 3,700 mètres au moins (1). »

La présence de ces grands centres de réfrigération sur le territoire andalou trouble de temps en temps la douceur du climat, même dans les parties les mieux abritées. Il ne faut donc accepter que comme une poétique fiction la description suivante que l'immortel auteur des *Aventures de Télémaque* a donnée de l'ancienne *Bétique*, aujourd'hui l'Andalousie : « Ce pays » semble avoir conservé les délices de l'âge d'or ; les » hivers y sont tièdes, et les rigoureux aquilons n'y » soufflent jamais. L'ardeur de l'été y est toujours tem- » pérée par des zéphyrs rafraîchissants qui viennent

(1) Bory de Saint-Vincent, *Guide du Voyageur en Espagne.*

» adoucir l'air vers le milieu du jour ; ainsi toute » l'année n'est qu'un heureux hymen du printemps et » de l'automne, qui semblent se donner la main (1). »

Dans l'intérieur des terres, on est exposé en été à des chaleurs excessives qui se font sentir particulièrement durant les mois de juillet et d'août. Elles sont un peu moins fortes sur le littoral, où les brises de mer viennent rafraîchir l'atmosphère. Mais c'est surtout en se rapprochant des montagnes qu'on peut se soustraire à cette température fatigante (2).

Le climat de la région méridionale de l'Espagne est sec, quoiqu'à un moindre degré que celui de la zone centrale. Les vapeurs que les haleines maritimes emportent sur les côtes restent incorporées au fluide aérien par l'action de la chaleur, et ne se condensent ordinairement qu'après le coucher du soleil, excepté quand les vents de terre succèdent à ceux qui soufflent de la Méditerranée. Ici, comme en Égypte, l'abondance des rosées nocturnes compense la rareté des pluies. Toutefois, le nombre moyen des jours pluvieux est beaucoup plus considérable dans le sud de l'Espagne que dans cette dernière contrée. S'il est vrai que le palmier se plaise principalement là où il ne tombe pas de fortes pluies (3), on est autorisé à

(1) Liv. IV.

(2) Il y a un proverbe du pays qui dit : *Quien fuere al Andalousia ande la noche y duerna el dia.* (Celui qui va en Andalousie doit sortir la nuit et dormir le jour.)

(3) Voyez la note de la page 186.

conclure que le climat de la lisière méridionale et orientale de la Péninsule doit être extrêmement sec dans certaines parties, d'après le développement qu'y acquièrent ces végétaux; ce qui a lieu en effet. Sur le territoire d'Alicante, par exemple, et surtout à Elche, qu'entoure un bois de palmiers d'une hauteur surprenante, et où les dattes et les palmes constituent le principal revenu des habitants, la sécheresse arriva à ce point qu'elle eut pour conséquence l'émigration.

On voit par ces considérations sur la climatologie de l'Espagne, que la région méridionale est la seule partie dans laquelle les valétudinaires atteints d'affections graves trouveront quelque refuge salutaire pendant la saison froide. Encore le nombre des stations est-il fort limité; car il n'y a guère que Valence, Malaga, Séville et quelques autres localités peu importantes dont on puisse conseiller le séjour aux malades.

CHAPITRE PREMIER.

Valence.

I.

Conditions territoriales et atmosphériques.

Les voyageurs regardent avec raison le territoire de Valence comme une des plus belles parties de l'Espagne (1). C'est un jardin continu couvert de villages, un verger non interrompu d'orangers, de citronniers, de grenadiers, de mûriers, d'oliviers, de caroubiers et de toutes sortes d'arbres à fruits. Le Guadalaviar circule paisiblement au milieu de cette plaine fertile à l'extrémité de laquelle se trouve Valence. Dans l'intérieur de la ville, même richesse, même luxe de végétation : çà et là de superbes dattiers dominent de leurs panaches les plus hautes maisons; l'habitant du nord de l'Europe ne peut se lasser d'admirer les parterres de la *Glorietta* (2), d'où s'exhalent des parfums jusqu'alors inconnus pour lui, ses bosquets de bananiers, ses bambous courbés en berceaux et ses palmiers élevés. Sur les rives du Guadalaviar,

(1) Un anglais a dit que Milton avait été y chercher l'original des sites délicieux qu'il a peints dans son *Paradis perdu*.

(J. Talbot Dillon, *Voyage d'Espagne.*)

(2) Une des places de Valence.

le mollé du Brésil laisse pendre vers la terre ses longues grappes de fruits couleur de corail, à côté des lauriers, des magnoliers, des aïlanthes, de la lagerstrœmie de l'Inde avec ses épis roses, de la ketmie de Syrie aux larges corolles pourpres et blanches, etc., etc.

Toute cette végétation brillante et variée, où les productions des régions équatoriales présentent un développement considérable, prouve assez la douceur du climat de Valence ; et quelques auteurs s'étonnent qu'un plus grand nombre de malades n'y prennent pas leurs quartiers d'hiver, au lieu de résider dans des stations dont les influences leur sont moins favorables, comme celles de l'Italie. Je vais examiner si cette opinion est bien fondée, et indiquer à quelles sortes de maladies le climat valencien peut convenir.

Nullement abritée du côté de la mer, dont la sépare une distance de deux kilomètres, Valence s'élève graduellement vers les sierras qui ondulent à l'ouest et protégent son bassin dans cette direction. Les nombreux reliefs du territoire de la province et les montagnes de l'Aragon sont des obstacles opposés aux courants d'air venant du nord. Quant au sud, son accès est rendu difficile par la situation même de Valence ; car cette ville correspond à la partie la plus convexe de la courbe rentrante que décrit le côté oriental de la province, depuis Peniscola jusqu'au cap de Denia.

Ces conditions topographiques font pressentir le jeu de l'anémologie. En effet, les vents prédominants sont, par ordre de fréquence : l'est, l'ouest, le nord et le sud avec leurs dérivés. Une année d'observations, de décembre 1840 à décembre 1841, a donné les résultats suivants :

Est..............	239
Nord-est...........	160
Est-sud-est.........	123
Ouest.............	103
Sud-ouest..........	103
Nord..............	61
Nord-ouest........	41
Sud...............	28 (1)

L'est, traversant la Méditerranée, dont la thermalité surpasse celle de l'Atlantique de trois ou quatre degrés sous la même latitude, est doux en hiver et toujours plus ou moins chargé d'humidité, quoiqu'il n'atteigne la ville qu'après avoir parcouru une surface de terre de deux kilomètres d'étendue. L'ouest, qui règne rarement plus de trois jours de suite, amène la sécheresse, la fraîcheur en hiver et la chaleur en été. Le nord est froid et sec, et le sud se charge de vapeurs aqueuses en passant sur les réservoirs d'eau et les rizières; c'est le vent le plus déprimant et le plus insalubre. Les orages ne se produisent qu'avec le sud-est, le sud-ouest et le nord-ouest.

Pendant l'hiver et le printemps, la température offre une grande douceur. Suivant M. Edwin Lée, la

(1) *Diccionario de Espana y Portugal*, por el doctor don Sebastian de Minano, 10 vol. in-4°.

moyenne est de 9°, 8 c., dans la première saison, et de 15°, 9 c., dans la seconde; les variations journalières n'excèdent pas en moyenne 4°, 8 c. (1), très-rarement le thermomètre est descendu jusqu'à zéro.

Je trouve dans le *Diccionario de Espana y Portugal*, que, de décembre 1840 à décembre 1841, les moyennes mensuelles de la température ont été :

Décembre......	8°, 9 c.	Juin...........	22°, 6 c.
Janvier........	11°, 7	Juillet.........	26°, 3
Février........	13°, 6	Août..........	25°, 8
Mars..........	15°, 5	Septembre.....	23°, 7
Avril..........	18°,	Octobre........	19°, 9
Mai...........	19°, 9	Novembre......	15°, 2

De juin à novembre, il règne une chaleur forte et parfois étouffante, à laquelle on peut se soustraire en se rapprochant des hauteurs.

La température hivernale et printanière de Valence n'a pas la fixité que lui prêtent quelques écrivains. Toutes les fois, en effet, que les vents de terre (ouest et nord) succèdent aux courants qui viennent de la Méditerranée, le thermomètre baisse, et la différence résultant de cet écart est parfois assez grande. C'est principalement après le coucher du soleil, quand les vapeurs contenues dans l'atmosphère passent à l'état vésiculeux, que le froid se produit. Ces variations et l'habitude qu'ont les Valenciens de s'asseoir la nuit

(1) *Spain and its climates*, p. 33. London, 1855.

sur leurs balcons ou sur les bancs de pierre des places publiques, après avoir transpiré plus ou moins abondamment pendant le jour, expliquent la fréquence des affections catarrhales. Le docteur Battla, médecin en chef de l'hôpital, a remarqué qu'une augmentation sensible dans le nombre des cas de phthisie avait eu lieu depuis la formation du jardin de la *Glorietta*, qui est très-fréquenté la nuit.

La prépondérance des vents de mer et les influences de proximité, comme les canaux d'irrigation, le lac d'Albufera, les rizières, semblent indiquer que le climat de Valence doive être plutôt humide que sec; cependant, la sécheresse domine pendant le jour, surtout en hiver. Ce n'est pas que l'air soit privé d'éléments hygrométriques, mais les vapeurs dissoutes sous l'influence de la température ne se condensent que quand la thermalité atmosphérique diminue; par exemple, après le coucher du soleil. L'antagonisme des vents de terre et des haleines maritimes détermine donc des variations dans le degré hygrométrique de l'air, en même temps que dans sa caloricité.

D'après une moyenne de cinq années, la pluie ne tombe pas plus de 38 jours par an, celle des nuits exceptée (1). Il pleut principalement en automne et au printemps.

Le baromètre paraît se maintenir en moyenne à la hauteur de 32 pouces; ses écarts diurnes ne sont pas généralement très-étendus.

(1) Edwin Lée, *ouv. cit.* p. 32. — En 1842, il a plu 56 jours.

Des orages se forment assez souvent et s'accompagnent quelquefois de grêle, surtout quand le vent souffle du nord-ouest.

Le ciel est rarement obscurci par les nuages.

II.

Résumé des conditions du climat.

1. Végétation abondante et caractérisée par des espèces qui exigent une température douce et soutenue pour prospérer en pleine terre.

2. Prédominance des vents d'est venant de la Méditerranée, et remplacés assez souvent par les vents de terre soufflant de la sierra de Negretto, à l'ouest, et plus rarement des montagnes de l'Aragon, au nord.

3. Température douce en hiver et au printemps, mais s'abaissant après le coucher du soleil, et sujette à des variations diurnes irrégulières qui se produisent lorsque les courants de l'ouest ou du nord remplacent ceux de la Méditerranée; chaleur forte et parfois étouffante en été.

4. Air plutôt sec qu'humide, pendant le jour, en hiver, mais chargé d'eau vésiculeuse après le coucher du soleil; variations dans l'état hygrométrique de l'atmosphère provenant de l'antagonisme des vents de terre (ouest et nord) avec ceux de la mer; pluies rares, principalement en hiver et en été.

5. Tonnerre assez fréquent.

6. Ciel habituellement pur et clair (1).

(1) Les vers suivants d'un poète du XVIe siècle, Baptiste

III.

Influence physiologique et pathologique du climat.

L'étranger qui réside quelques jours à Valence pendant la saison tempérée ne tarde pas à s'apercevoir que le climat est plutôt excitant que dépressif. D'ailleurs la constitution et les mœurs des habitants révèlent assez la nature des influences au sein desquelles ils vivent. Fischer, parlant des indigènes du royaume de Valence, dit : « L'habitant, vif, industrieux, doué d'une imagination ardente et d'une gaieté inaltérable, réunit les caractères opposés que l'on remarque chez les peuples du nord et chez ceux du midi : il joint la force physique du Norwégien à l'irritabilité fougueuse du Provençal. Il aime les cérémonies religieuses, les fêtes, les plaisirs et tous les exercices du corps. Il faut voir avec quelle ardeur il danse au son du tambourin et de la *dulzayna*, instrument arabe conservé dans cette seule province, et qui, confié au souffle d'une robuste poitrine, produit l'effet de la

Agnesio, montrent que le climat de Valence a toujours été renommé pour sa douceur, et qu'il ne s'est pas modifié depuis cette époque :

Ver tibi perpetuum est (Valentia), cœli inclementia sævit
Nulla tibi, aut æstas, dura ve sævit hyems.
Non zephyri torrent, Boreas non horrifer urget,
Non pluviis rapidis auster inondat aquis.
Apposita coïs impune haud diceris hortis.
Æther arridet ; sidera læta favent.
(*Elegia apologetica.*)

clarinette. L'idiôme qu'il parle est doux, sonore et agréable, surtout dans la bouche d'une Valencienne. Les paysannes sont douées d'une légèreté et d'une grâce particulière (1). »

Le caractère constitutionnel des indigènes du royaume de Valence n'est pas identique sur les différents points de la province : ainsi, la musculature est plus prononcée vers le nord qu'au midi, et chez les habitants de la capitale la prépondérance appartient au système nerveux ; un calme apparent n'exclue point une grande vivacité et une extrême impressionnabilité. Selon M. Lée, les mœurs sont loin d'être irréprochables à Valence, la fidélité n'est pas la vertu caractéristique des époux, et on observe la passion du jeu dans toutes les classes de la société : « *Infidelity in married life is a common crime, and gambling is the vice of every rank, especially of the lower classes. The cabarets in the suburbs, where wine may be drantk free of duty, are the places where the greatest gambling takes place, and where broils arise in which the winner loses not only his gains but is life also* (2). »

La misère à Valence fait, avec la constitution des habitants et les qualités du climat, un contraste qui frappe d'abord l'observateur ; mais il reconnaît bientôt que cet état tient surtout aux facilités de l'existence sur une terre aussi fertile. Cette remarque n'a point

(1) *Gemahlde Von Valencia*, beransgegeben Von. A. Fischer.
(2) *Ouv. cit.*, p. 37.

échappé à l'auteur d'un intéressant volume publié récemment, M. Fée de Strasbourg : « Peu suffit à ces parias volontaires, dit le savant et vénérable professeur, et telle est la fertilité de cette belle contrée et la sobriété de ses habitants, qu'avec deux sols ils peuvent vivre ; en ont-ils quatre, ils sont dans l'aisance ; et riches s'ils en possèdent six (1). »

J'ai déjà dit que les affections catarrhales étaient fréquentes à Valence, par suite du défaut de précaution des habitants contre les variations de la température, surtout la nuit. Le docteur Battla fait observer que ces affections négligées dégénèrent souvent en phthisie pulmonaire, maladie qui domine dans la classe pauvre. Les affections gastro-intestinales sont aussi assez communes ; mais on les attribue autant aux qualités calcaires et séléniteuses des eaux de puits qu'à l'influence du climat. Pendant l'été et au commencement de l'automne, les émanations qui s'élèvent des rizières et des surfaces d'évaporation produites par l'irrigation, occasionnent des fièvres plus ou moins graves.

IV.

Applications thérapeutiques ; séjour.

Le climat de Valence convient aux mêmes maladies que ceux de Nice et d'Hyères, tout en leur étant préférable pour les raisons suivantes : la température hivernale et printanière est plus douce, malgré ses

(1) *L'Espagne à cinquante ans d'intervalle*, p. 165. Paris, 1861.

vicissitudes, dans la ville espagnole que dans les stations françaises. L'air ne présente pas ce caractère d'âpreté qu'on lui reconnaît souvent à Nice; les vents de terre, qu'ils viennent des montagnes de l'Aragon ou de la sierra de Negretto, n'ont pas les inconvénients de l'affreux mistral. Mais c'est principalement du climat d'Hyères que se rapproche celui de la cité espagnole. (Voyez pag. 156.)

Il n'y a donc aucun parallèle à établir entre le climat de Valence et ceux de Rome, Pise, Madère et Venise, pour le traitement de la tuberculisation pulmonaire. La phthisie éréthique s'aggraverait certainement sous le ciel de la première de ces stations, et c'est uniquement dans la torpide que son séjour doit être conseillé.

Les malades pourront résider à Valence depuis octobre jusqu'au mois de mai et même de juin, dans certaines années. En été, la chaleur leur serait nuisible, surtout s'ils portent des tubercules pulmonaires. Ils auront le soin de choisir une habitation abritée du nord et de l'ouest, et dont les ouvertures soient tournées du côté de l'est ou du midi. Il suffit d'avoir signalé les affections que contractent beaucoup de Valenciens, en s'exposant à la fraîcheur et à l'humidité des nuits, pour que les valétudinaires se gardent bien de les imiter. L'ardeur du soleil n'est pas sans inconvénients vers le milieu de la journée; aussi devront-ils se garantir contre ses rayons; et ils ne négligeront point de se vêtir plus chaudement quand le vent passera de l'est à l'ouest ou au nord.

On trouve réunies sur le grand marché de Valence toutes les productions de l'Europe tempérée et de l'Europe méridionale : la Méditerranée fournit le poisson et les coquillages, et le lac d'Albufera les crustacés et les palmipèdes ; des légumes et des fruits de toutes sortes abondent et se vendent à très-bas prix (1). Mais c'est plutôt un danger qu'un avantage pour les arrivants ; car l'usage immodéré de ces fruits peut déterminer des dérangements gastriques et des affections intestinales.

Valence est un séjour assez agréable pour les valétudinaires. Outre les salutaires promenades qu'ils peuvent faire dans les environs, au milieu de cette forêt d'orangers et de citronniers, qui couvre la *huerta*, l'intérieur de la ville leur offre aussi de l'intérêt. Les restes des anciennes fortifications, dont quelques-uns sont très-curieux ; une foule de monuments religieux, de maisons d'origine arabe avec leurs escaliers extérieurs très-bien sculptés et leurs cours ornées de colonnes en marbre ; le musée, où se trouve une collection de tableaux provenant des églises et des couvents, etc., attirent l'attention des étrangers.

Enfin, il y a à Valence un théâtre pouvant contenir

(1) Dans la saison des oranges, par exemple, on peut pour deux réaux (50 centimes) en remplir dans les jardins une pleine corbeille, quelque grande qu'elle soit, ce qui ne donne pas à chacune d'elles la valeur d'un tiers de centime ; il n'en est pas autrement des autres fruits et des légumes pris sur place. (Fée.)

deux mille personnes, et un casino où l'on trouve quelques journaux anglais et les principales publications françaises.

CHAPITRE II.

Gandia.— Denia.—Alicante. — Alcoy.—Orihuela. —Xixona. — Elche. — Murcie.

Sur le littoral, depuis Valence jusqu'à Alicante, nous rencontrons deux localités qui offrent peu d'intérêt au climatologiste, malgré leur brillante végétation. C'est d'abord la petite ville maritime de *Gandia*, dont le climat est assez tempéré en été, mais que la culture du riz rend insalubre. Son atmosphère, livrée aux divers courants de l'horizon, et surtout à ceux de l'est et de l'ouest, n'a pas assez de fixité pour que les malades puissent y résider en hiver et au printemps.

J'en dirai autant de *Denia*, que sa situation expose aussi à tous les vents. Le nord et le nord-ouest s'y partagent la prépondérance en automne et en hiver. Ces vents, poussant les nuages vers la mer, entretiennent la pureté du ciel. Le sud-ouest domine au printemps et pendant l'été. L'est est le vent des tempêtes et des pluies dans la saison fraîche. Les magnifiques plaines cultivées qui entourent Denia, et qu'ombragent le mûrier, l'oranger, le figuier, l'olivier, l'amandier et beaucoup d'autres arbres à fruits, pourraient tromper le voyageur valétudinaire sur les qualités du climat. Le printemps est la seule saison pendant laquelle il devra stationner dans l'antique *Dianium*, pourvu encore que les principaux organes de l'économie ne soient pas atteints d'altérations graves.

Le territoire d'*Alicante* est entouré au nord par une chaîne de montagnes élevées, à travers lesquelles il n'existe qu'un seul passage, celui de la route d'Alcoy. Nulle part on ne rencontre une plus grande variété de produits. Les céréales y abondent ; les palmiers y sont aussi beaux qu'à Elche, et les mûriers, les oliviers, les orangers, les caroubiers, les figuiers ne le cèdent point à ceux de Valence. Le vin de cette contrée, connu en France sous le nom général de vin d'Alicante, et que l'on appelle *Fondello* dans le pays, passe pour le meilleur de l'Espagne. Le climat est en rapport avec les caractères et la richesse de la végétation.

La ville, située sur le bord d'une vaste baie, et entourée de montagnes de tous côtés, excepté vers la mer, s'élève en amphithéâtre entre deux éminences, dont l'une, à l'ouest, est couronnée par un fort, et l'autre, à l'est, par l'ancien château. Celle-ci, qui surpasse la première en hauteur, menace d'engloutir un jour la ville. Cette situation d'Alicante la protége contre les vents de terre, spécialement au nord, et fait prédominer ceux du sud, qui soufflent de la Méditerranée. Aussi l'atmosphère est-elle rarement troublée par les vents hauts, de sorte que le climat offre assez de douceur et de fixité pendant l'hiver. Le thermomètre minima marque en moyenne + 6° c., et le thermomètre maxima 30° c. (1). Mais la grande sécheresse de l'atmosphère lui donne des qualités spéciales et qui ne conviennent qu'à une certaine classe de malades, ceux dont l'innervation a besoin d'être vivement stimulée, chez lesquels existent des infiltrations et des flux muqueux atoniques. Par conséquent, les personnes atteintes d'hydropisie indépendante de toute lésion organique, d'épanchement pleurétique sans réaction fébrile, d'asthme humide, de bronchorrhée ou de leucorrhée abondante, de rhumatisme apyrétique avec engorgement indolent des articulations, d'hydroémie, de lymphatisme ou de scrofules torpides et humides, de dyspepsie atonique, d'albuminurie, résideront avec avantage à Alicante pendant l'hiver et le printemps. Je crois au contraire qu'il sera prudent d'en éloigner les phthisiques, même au début de la maladie, à cause de la trop grande sécheresse de l'air, et aussi des variations atmosphériques, qui, sans être trop fréquentes, n'en sont pas moins dangereuses. D'ailleurs, les transitions qui s'opèrent dans la température, quand les vents froids succèdent aux haleines maritimes, sont une cause fréquente de tuberculisation pulmonaire chez les indigènes.

Il n'y a sur la route d'Alicante à Murcie aucune

(1) *Diccionario de Espana y Portugal.*

localité que je puisse signaler d'une manière spéciale comme offrant des conditions favorables aux valétudinaires. *Alcoy* et *Orihuela*, dont les vallées, couvertes de riches cultures et de fleurs qui embaument l'air, comptent parmi les plus fertiles et les plus belles du royaume de Valence, sont sous l'empire de tous les vents et ont un climat très-variable. Celui d'Alcoy est même assez froid en hiver.

Xixona, située sur le penchant d'une colline, à l'extrémité orientale de la vallée de Castalla, ne jouit pas d'un climat plus stable, bien qu'elle soit un peu préservée des vents du nord.

A *Elche*, l'air présente encore plus de sécheresse qu'à Alicante. Sous ce ciel toujours pur et serein, au sein de cette atmosphère limpide et éblouissante, on se croit transporté en Égypte. L'aspect oriental de la ville, le bois de palmiers qui l'entoure, ses maisons de couleur rougeâtre, à toits plats, de style mauresque, et percées de rares fenêtres complètent l'illusion. L'hiver s'y fait à peine sentir, si ce n'est quand le vent souffle du nord et de l'est. Les malades auxquels convient le séjour d'Alicante pourront stationner quelque temps à Elche et passer alternativement d'une de ces deux villes dans l'autre, les influences étant les mêmes quant à leur nature et ne différant que sous le rapport de l'intensité des effets.

Murcie se trouve sur un terrain plat, à 136 mètres au-dessus du niveau de la mer, et au centre d'une des plus riches campagnes de la Péninsule. Cette plaine, qui mesure six kilomètres du sud au nord, est bordée par des montagnes dans ces deux directions. Les vents d'est dominent en hiver, et comme ils perdent peu de leur calorique sur les terrains qu'ils traversent avant d'atteindre la ville, il en résulte que le climat est généralement doux et agréable. Néanmoins, l'atmosphère présente beaucoup d'instabilité, et cette condition, jointe à la position continentale de Murcie, fait que les stations de Valence et de Malaga devront lui être préférées par les malades comme résidences d'hiver.

CHAPITRE III.

Malaga.

S'il fallait en croire quelques écrivains enthousiastes, Malaga serait un véritable *el dorado* jouissant d'un printemps éternel :

> Malaga la hechiera',
> La del eternal primavera,
> La que bana dulce el mar,
> Entre jasmin y azabar ! (1)

Mais le voyageur valétudinaire ne rencontrera pas plus en Espagne que dans les autres parties du globe

(1) Malaga la séductrice,
Ville au printemps éternel,
Par la mer doucement baignée,
D'orangers, de jasmins parfumée.

ces lieux imaginaires où le soleil est toujours brillant, le ciel toujours bleu, la brise toujours légère et embaumée, l'air toujours doux et pur, et où la santé ne s'altère jamais. De tels pays n'existent que dans les rêves des poëtes. Cependant, la douceur du climat de Malaga, bien qu'elle ait été exagérée, assigne à cette importante cité la première place parmi les stations médicales de la Péninsule.

I.

Conditions territoriales et atmosphériques.

LATITUDE 36° 42′ ; LONGITUDE 6° 48′ O.

La situation topographique de Malaga paraît au premier abord tout à fait favorable à la prépondérance des vents chauds du midi ; car, assise au fond d'un golfe sur la Méditerranée, orientée vers le sud et dégagée de tout obstacle du côté de la mer, elle est entourée au nord par des montagnes qui s'étendent de l'ouest à l'est. Mais des dépressions sur plusieurs points et une large ouverture à l'occident permettent aux courants de la demi-rose nord de franchir l'enceinte orographique et de souffler sur la ville. Les montagnes, très-élevées au septentrion (3,000 pieds), s'abaissent progressivement vers l'est et l'ouest. C'est à travers la brèche qui existe au nord-ouest que la rivière gagne la plaine. Vers le nord-est, les sommets s'adoucissent en pentes, et celles-ci forment des vallées où les vents ont un libre accès. Enfin, à l'est, le château et les hauteurs qui s'étendent le long de la côte ne protégent la ville que très-incomplètement.

La base des montagnes est couverte d'oliviers, de figuiers, d'amandiers, d'orangers, de citronniers, etc., et de ces magnifiques vignobles dont les produits, si justement estimés, forment une des principales branches du commerce de Malaga (1). On rencontre une grande variété de fleurs dans les vallées qu'arrosent des ruisseaux descendus des montagnes. La canne à sucre, le cotonnier et la cochenille ont été acclimatés sur le territoire de Malaga.

Quoique riche et réunissant les espèces des latitudes les plus chaudes, la végétation n'est plus aussi abondante qu'autrefois. Du temps des Maures, les Espagnols détruisirent les arbres et les autres végétaux qui couvraient la campagne, pour faciliter la marche de leurs armées et priver l'ennemi des moyens de subsistance. Cette dévastation exerça plus tard une influence considérable sur les qualités hygrométriques de l'air ; les pluies devinrent moins fréquentes, et le nombre des cours d'eau diminua. La mer, deux

(1) Les vignerons divisent les raisins en trente espèces différentes ; on les classe aussi suivant les époques de leur maturité. Les *hâtifs* se récoltent vers le mois de juin ; ils produisent un vin épais et mielleux, et fournissent les meilleurs raisins secs. Les raisins de *saison* se cueillent au commencement de septembre et donnent les vins chauds et secs. Enfin, les *tardifs* sont ceux dont on fait les meilleurs vins de Malaga.

rivières, l'une à l'ouest et l'autre à l'est, et quelques ruisseaux sans importance constituent les principales surfaces d'évaporation qui entourent aujourd'hui Malaga.

Vents. — Les vents prédominants sont, par ordre de fréquence : l'est, le nord-ouest, l'ouest, le sud-ouest, le sud-est, le nord-est, le nord et le sud. L'est est appelé *Levante*, l'ouest *Ponente,* le sud-ouest *Vendebal* quand il souffle avec violence, et *Leveche* quand il apporte la fraîcheur sans tourmenter l'atmosphère; le nord et le nord-ouest, vents de terre, sont désignés sous le nom de *Terral.*

D'après le docteur Martinez-y-Montes, neuf années successives d'observations ont donné les chiffres suivants pour la fréquence relative des vents (1) :

Levante........	993
Terral.........	858
Ponente........	779
Sud-ouest......	714
Sud-est........	519
Nord-est.......	443
Sud...........	429

Le *Levante*, soufflant du côté de la mer, est plus ou moins humide. Peu violent et doux en hiver, il tempère en été les ardeurs du soleil.

Le nord-ouest, qui souffle quelquefois avec impétuosité à travers la brèche que présente la chaîne dans

(1) *Topographic Medica de la Ciudad de Malaga,* 1852.

cette direction, n'influence pas toujours d'une façon déterminée la température atmosphérique. En effet, quoiqu'il fasse ordinairement baisser le thermomètre en hiver, et qu'il l'élève pendant l'été, parfois cependant, il est chaud dans la première saison et froid dans la seconde. En tout cas, il contribue à la sécheresse de l'air, et souvent il porte avec lui une certaine quantité de poussière. Quand il règne, sa durée ne dépasse pas généralement trois jours consécutifs. C'est principalement à ce vent que s'applique la dénomination de *Terral*; il représente assez bien le mistral des côtes méditerranéennes de la France et de l'Italie.

Le nord, peu fréquent à Malaga, à cause de l'élévation des montagnes, fait tomber le thermomètre de plusieurs degrés; il est rarement violent. Comme le précédent, il chasse les nuages et éclaircit le ciel.

Le *Ponente* est froid et sec en hiver, frais au printemps et chaud en été. Il amène généralement le beau temps.

Le sud-ouest, froid et humide en hiver, souffle souvent avec violence; c'est le vent des tempêtes dans cette saison. En été, au contraire, il produit la sensation d'une brise fraîche et légère.

Par ses qualités, le sud-est se rapproche du sirocco d'Italie: sec et brûlant après avoir traversé les déserts de l'Afrique, il se charge d'humidité en roulant sur trente lieues de mer. Pendant l'hiver, il est doux et agréable; mais dans les autres saisons il devient étouffant et dépressif. Le sud-est possède à peu près les mêmes qualités. Enfin, le nord-est participe dans ses effets de l'est et du nord; il est plus violent que le premier, et aussi plus froid à cause de son passage sur la sierra Nevada.

L'ouest et le nord-ouest dominent pendant l'automne et une partie de l'hiver, tandis qu'à la fin de cette saison et au printemps ce sont les vents d'est et du sud-est qui l'emportent. En été, la prépondérance appartient aux vents maritimes.

TEMPÉRATURE. — Selon le docteur Boudin, les moyennes de la température à Malaga sont :

Pour l'année......	20°, 0 c.	
— l'hiver.......	15°, 1	
— le printemps..	18°, 2	
— l'été.........	21°, 6	
— l'automne....	21°, 6	(1)

Ces moyennes diffèrent beaucoup des suivantes, indiquées par M. Martinez-y-Montes, et résultant de neuf années d'observations :

Moyenne annuelle :

19°, 14 c.

Moyennes des saisons :

Hiver...........	13°, 12 c.
Printemps.......	20°, 38
Été.............	26°, 88
Automne........	16°, 28

(1) *Géograp. et statist. méd.*, t. 1, p. 253.

Moyennes des mois pendant la saison fraîche:

Octobre.......	19°, 86 c.
Novembre.....	16°, 36
Décembre.....	12°, 63
Janvier........	11°, 73
Février........	12°, 76
Mars..........	14°, 86
Avril.........	17°, 61

On voit, par les chiffres de notre confrère espagnol, qu'il existe des différences assez tranchées entre la température moyenne des diverses saisons, surtout entre la température de l'hiver et du printemps, de l'été et de l'automne. Du jour au jour, la variation est relativement plus considérable que d'un mois à l'autre.

D'après M. Edwin Lée, l'écart moyen de la journée monterait à 2° c. seulement, tandis que celui de Madère atteint 6°, 65 (1). Le chiffre indiqué par le médecin anglais paraitra inadmissible, si l'on compare entre elles les conditions topographiques et anémométriques de Madère et celles de la station espagnole. Funchal se trouve, en effet, mieux abritée des vents boréaux que Malaga ; d'un autre côté, par suite de la position de l'île, les courants du nord soufflent de la mer comme ceux du sud, et, bien qu'ils soient modifiés dans leur température et leur état hygrométrique durant leur passage sur la petite surface de terrain et les montagnes qu'ils traversent, ils ne présentent pas

(1) *Ouv. cit.*

les mêmes inconvénients qu'à Malaga, où ils arrivent après avoir parcouru une vaste étendue de terre et de nombreuses chaînes de montagnes. De l'ouest à l'est, tous les courants de la demi-rose nord ont, dans la ville espagnole, des qualités très-opposées à celles des vents maritimes : ils font baisser le thermomètre de plusieurs degrés, et nous avons vu que pendant l'automne, l'hiver et le printemps, ils se partageaient la prépondérance avec l'est et le sud-est.

La température diminue ordinairement après le coucher du soleil, et, comme à Valence, l'antagonisme des vents contraires détermine des variations diurnes irrégulières, en même temps qu'il donne au climat des qualités toniques et excitantes, qu'augmente encore la sécheresse de l'atmosphère.

Pression atmosphérique. — Hygrométrie et hydrométéores. — Le baromètre se maintient à une hauteur moyenne de 762^{mm}, et ses oscillations journalières sont généralement peu étendues.

Une grande sécheresse constitue le caractère distinctif du climat de Malaga. A défaut d'observations hygrométriques précises, je citerai, comme preuve de ce défaut d'humidité libre communicable dans l'atmosphère, la rapidité avec laquelle sèchent les éponges et le linge mouillé.

Les pluies sont rares et durent peu de temps. Le tableau suivant, extrait de l'ouvrage de M. Edwin Lée (1), montre que le nombre des jours pluvieux

(1) *Spain and its climates*, p. 64.

fut très-petit dans les hivers de 1849 — 1850 et de 1850 — 1851 :

1849-50.	Total des jours pluvieux.	Jours pluvieux.	Jours partiellement pluvieux.	Pluie légère.	1850-51.	Total des jours pluvieux.	Jours pluvieux.	Jours partiellement pluvieux.	Pluie légère.
1849.-Novembre.	0	0	0	0	1850.-Novembre.	3	0	1	2
Décembre.	5	0	4	2	Décembre.	5	0	0	5
1850.-Janvier...	6	1	2	3	1851.-Janvier...	8	2	3	3
Février...	0	0	0	0	Février...	10	4	3	3
Mars....	17	2	6	9	Mars....	9	3	5	1
Avril.....	3	0	1	2					
TOTAL..	31	3	13	16		35	9	12	14

La quantité de pluie qui tomba à Malaga depuis septembre 1846 jusqu'au même mois 1851 a été ainsi répartie :

	1846 47.	1847-48.	1848-49.	1849-50.	1850-51.
De septembre à décembre inclusivement.....	14. 5	9. 7	6. 3	8. 8	3. 10
De janvier à août inclusivement.	9. 3	10. 5	10. 1	6. 7	8. 8
Pouces.....	23. 8	20. 2	16. 4	15. 5	11. 90

La moyenne annuelle est de 16, 5 pouces (1), et la

(1) 419 millimètres.

plus grande quantité de pluie tombe dans les mois d'automne (1).

Malgré la sécheresse de l'air, pendant le jour, les rosées nocturnes sont abondantes sur le territoire de Malaga, surtout du côté de la mer. De même que sous le ciel de l'Égypte, cette eau vésiculeuse sert à la végétation et compense la rareté des pluies.

État du ciel. — Le plus souvent le ciel est clair et brillant, ou parsemé de légers nuages qui n'interceptent qu'à de rares intervalles les rayons du soleil. Sur neuf années d'observations, il a été :

Clair.........	1,974 fois.
Nuageux......	691
Peu nuageux..	988
Pluvieux......	262
Brumeux.....	16

(Martinez-y-Montes.)

Ce qui donne environ, année commune :

Ciel clair.................	219
— avec de légers nuages..	109
— nuageux.............	76
— pluvieux.............	29
— brumeux............	1

II.

Résumé des conditions du climat.

1. La ville de Malaga, située au fond d'un golfe sur la Méditerranée et orientée vers le midi, ne se

(1) Martinez-y-Montes, *ouv. cit.*

trouve qu'incomplètement garantie contre les vents de terre par les montagnes qui entourent son bassin depuis l'ouest jusqu'à l'est. C'est principalement au nord que le système de protection agit avec efficacité, à cause de l'élévation des cimes. Du côté de l'ouest et de l'est, les courants d'air peuvent atteindre plus facilement la ville.

Cette disposition des montagnes autour du bassin de Malaga fait que les conditions de son climat sont moins fixes qu'on le croit généralement.

2. Pendant l'automne, l'hiver et le printemps, l'ouest (*Ponente*), le nord-ouest (*Terral*), l'est (*Levante*) et le sud-est se partagent la prépondérance. Le nord-ouest, qui souffle quelquefois avec impétuosité, en suivant la direction de la rivière, est pour le climat de Malaga ce que le mistral est pour celui des stations de la lisière maritime du midi de la France.

Les vents de mer l'emportent en été.

L'atmosphère, généralement calme, est rarement troublée par de violentes tempêtes.

3. La température hivernale et printanière de Malaga est plus élevée que celle de beaucoup d'autres localités recommandées aux malades ; mais l'antagonisme des vents contraires, qui jouissent de qualités très-opposées, en trouble la stabilité, et le thermomètre subit des écarts assez étendus quand le nord-ouest, le nord ou le nord-est succèdent aux courants de la demi-rose sud.

Il y a plusieurs degrés de différence entre la

température du jour et celle de la nuit. En été, la chaleur devient quelquefois accablante et oppressive.

4. L'air, dont l'élasticité est assez prononcée et peu variable, présente une grande sécheresse durant la journée, surtout en hiver ; tandis qu'après le coucher du soleil, les vapeurs dissoutes se condensent et produisent des rosées d'autant plus abondantes qu'on s'approche davantage de la mer.

Le conflit des vents maritimes avec ceux de la terre fait varier l'état hygrométrique de l'air, comme sa caloricité.

Le nombre des jours pluvieux est peu considérable, et la plus grande quantité de pluie tombe en automne.

5. Le ciel, généralement pur, se couvre parfois de légers nuages qui tempèrent la chaleur sans altérer la limpide clarté de l'atmosphère.

III.

Influence physiologique et pathologique du climat.

Les habitants de Malaga sont de moyenne stature, et leur constitution présente tous les attributs du tempérament nerveux. Une extrême vivacité coïncide chez eux avec une certaine tendance au repos et à l'inaction. Leur caractère est communicatif et enjoué, et leur imagination, fine et ardente, se révèle dans un langage plein de métaphores et de comparaisons exagérées. Généralement polis, mais susceptibles, ils deviennent querelleurs sous le moindre soupçon d'offense (1). La plus profonde misère n'enlève point à l'homme du peuple le courage et la gaieté; la nécessité le rend même industrieux et intrigant.

Les femmes, que l'on range parmi les plus belles de l'Andalousie, sont gracieuses et distinguées dans leurs manières et leur langage. Elles ont le visage pâle avec l'œil brun et pénétrant de l'Arabe, de la régularité dans les traits et beaucoup de mobilité dans l'expression de la physionomie. On rencontre à Malaga beaucoup de ces Andalouses dont M. Alex. Delaborde a tracé ainsi le portait (2) : « Un air dégagé, une tournure aisée, une démarche leste, un œil vif, attrayant, animé, un sourire fin et agréable, une taille svelte, une chaussure recherchée, un costume élégant et léger, des grâces variées, un son de voix cadencé, une amabilité naturelle, des gestes expressifs, sont les attributs de ces femmes aussi dangereuses qu'aimables. Habiles dans l'art de séduire, elles connaissent tous les moyens d'y réussir; elles les emploient avec adresse, le plus souvent avec succès; libres dans les propos, plus libres dans le maintien, elles agacent, elles attaquent, elles invitent, et il est difficile de leur résister. » Je dois dire cependant qu'à Malaga les femmes paraissent généralement moins portées au plaisir que dans beaucoup d'autres villes de l'Espagne.

(1) Les querelles de femmes se terminent souvent par des coups de poignard.

(2) *Itinéraire de l'Espagne.*

On y observe la plupart des maladies qui existent dans l'Europe tempérée : ainsi, d'après une statistique de la mortalité à l'hôpital pendant neuf années (de 1840 à 1849), la proportion des cas de décès a été :

Fièvres gastro-ataxiques et typhoïdes.........	90
Apoplexies et affections cérébrales chroniques.	64
Affections pulmonaires aiguës...............	66
Affections pulmonaires chroniques...........	190
Phthisie..............................	239
Affections chroniques des organes digestifs....	352
Dyssenterie...........................	87
Hydropisie............................	259

La phthisie et les affections chroniques des voies respiratoires constituent environ la neuvième partie de la mortalité générale dans la ville et l'hôpital.

Le nombre des maladies atteint son maximum en décembre et janvier, et son minimum en avril et mai (1). C'est donc aux époques où prédomine le *Terral* que correspond l'augmentation dans la fréquence des maladies. Ce vent, qui est froid en hiver et brûlant en été, comme je l'ai dit précédemment, surexcite les personnes valides aussi bien que les malades. Sous son influence, on voit s'aggraver les affections chroniques et particulièrement celles des organes de la respiration ; il favorise les congestions, et occasionne souvent des paralysies dues à un raptus sanguin qui s'opère vers le cerveau. On a remarqué

(1) Edwin Lée, *ouv. cit.*, p. 78.

aussi que le *Terral* portait au crime; car les suicides et les blessures sont beaucoup plus communs durant son règne que pendant celui des autres vents. Le *Levante*, plus humide et moins excitant, n'agit pas de la même façon sur l'organisme; il engendre principalement des rhumatismes, des catarrhes, des pneumonies, des pleurésies, des affections du tube digestif, l'hémicranie et différentes espèces de névroses.

IV.

Applications thérapeutiques. — Séjour.

En parcourant la lisière maritime du midi de la France, nous avons rencontré des localités dont les conditions permettent au médecin de doser le degré d'excitation que doit recevoir l'organisation malade, suivant le tempérament du sujet et les caractères de l'affection. Nous avons vu qu'à Hyères le climat fortifiait sans produire une stimulation aussi vive qu'à Nice et surtout à Cannes.

Nous retrouvons sur les côtes méditerranéennes de la Péninsule hispanique ces divers degrés d'une même influence. En effet, si Valence et Hyères nous ont présenté des propriétés médicales à peu près identiques, les analogies sont peut-être plus étroites encore entre Cannes et Malaga, en accordant toutefois une certaine supériorité à la station espagnole, à cause de sa température hivernale et printanière. Il serait donc superflu d'énumérer ici les maladies auxquelles le climat de Malaga peut être favorable ou nuisible par ses effets excitants, puisque les indications et les contre-indications sont les mêmes pour ce climat que pour celui de Cannes, et que le lecteur les trouvera signalées au chapitre qui traite de cette dernière station. (Voyez p. 173, 174 et suiv.)

Malaga est surtout une résidence d'hiver, la température estivale pouvant devenir nuisible aux malades pendant le règne des vents du sud. La durée du séjour comprend sept mois au plus, d'octobre à juin. Les valétudinaires qui ne voudront pas quitter l'Espagne en été se rapprocheront des montagnes; Grenade, par exemple, leur offrira un séjour agréable. Néanmoins, les Pyrénées et la Suisse méritent la préférence.

On n'a pas oublié que, malgré la douceur de la température et la sécheresse de l'air pendant la journée, la plupart des maladies propres aux contrées froides et humides se montraient à Malaga, et que les affections de poitrine occupaient une place importante dans le cadre nosologique. Par conséquent, les valétudinaires devront se prémunir avec soin contre les influences susceptibles d'aggraver leur état, telles que la chaleur solaire, les changements de temps, les variations nocturnes de la température et de l'humidité, et surtout le *Terral*, qui est aussi funeste aux phthisiques de Malaga que le mistral à ceux de Nice et d'Hyères. Ils choisiront autant que possible une habitation bien disposée contre le froid, ce que l'on trouve assez difficilement à Malaga, comme dans la plupart des villes des pays chauds; car les fenêtres et les portes sont loin d'être parfaitement closes, et les maisons manquent de cheminées et de poëles.

Je ferai remarquer aussi aux malades qu'un régime trop excitant aurait des inconvénients dans ce climat qui met sans cesse en jeu l'irritabilité nerveuse.

Malaga est peut-être la ville la plus florissante de l'Espagne par son commerce ; elle compte 90,000 habitants. A part les difficultés qu'éprouvent les étrangers valétudinaires pour se loger convenablement, cette résidence leur offre assez de ressources et d'agréments. Ses rues sont propres, quoique étroites dans la vieille ville, et la plupart des anciennes maisons d'architecture mauresque ont été remplacées par des constructions modernes. On y remarque de belles places, la *plaza de la Constitution*, la *plaza de Riego*, et des monuments curieux, entre autres le palais épiscopal, la cathédrale, édifice à peu près moderne et d'une grande richesse, le théâtre, la *plaza de Toros*, pouvant recevoir dix à onze mille personnes, etc. Parmi les nombreuses promenades, celle de l'Alameda est la plus agréable et la plus fréquentée.

Les environs de Malaga ne sont pas attrayants partout ; mais on peut faire des excursions délicieuses du côté de Torre Molinos, à l'ouest, et en suivant le cours de la rivière à travers les montagnes.

CHAPITRE IV.

Séville. — Alcala de Guadaira. — Grenade. — Cadix. — Gibraltar. — Iles Baléares.

Séville. — C'est une des villes les plus célèbres de la Péninsule par son histoire, des plus importantes par son étendue et son industrie, et des plus belles par ses édifices; aussi, d'après les Espagnols,

Que non à visto Sevilla
Non a visto maravilla.

Mais toutes ces merveilles, dont le touriste se préoccupe avant tout, ne nous offrent qu'un intérêt secondaire; car ce qu'il nous importe surtout de connaître, ce sont les avantages et les inconvénients que les valétudinaires peuvent retirer d'un séjour dans l'ancienne capitale des rois maures.

Séville est située sur la rive droite du Guadalquivir, à 110 mètres au-dessus du niveau de la mer, au centre d'une immense plaine couverte de plantations d'oliviers et d'orangers, de fermes, de jolis villages et de riches couvents. Son horizon a pour limites la sierra Morena au nord, et vers le sud et le sud-est des ramifications de la sierra de Ronda. Malgré sa distance, ce gigantesque rempart modère la force des vents, qui viennent se briser contre lui, et entretient ainsi le calme de l'air, sans empêcher les vicissitudes de la température.

L'hiver est moins doux à Séville que sur les côtes. Le thermomètre y marque en moyenne, dans les jours les plus froids, 4 ou 5° c. au lever du soleil, et 12 à 13° le reste du jour; il n'est point extraordinaire de le voir descendre à zéro pendant la nuit. Souvent les rosées tournent en gelée blanche; mais la neige est très-rare. Le docteur Francis rapporte qu'il en tomba une petite quantité pendant son séjour, et que l'air était véritablement froid (1).

Les oscillations quotidiennes de la température sont fréquentes au printemps et à l'automne; elles peuvent même s'exercer en vingt-quatre heures sur une échelle de 15 à 18° c.

En été, la chaleur devient excessive; son degré ordinaire est de 28 à 30° c. à l'ombre, et dans les jours de la canicule elle atteint jusqu'à 32 et 35° c. (2). Le *Levante,* ou vent d'est, domine pendant la saison chaude, et au lieu d'apporter avec lui la fraîcheur, comme sur les côtes de la Méditerranée, il arrive brûlant et énervant, après avoir traversé quelques lieues de terre desséchée par le soleil. C'est le sirocco de ces

(1) Edwin Lée, *ouv. cit.*, p. 126.

(2) Ces chiffres sont extraits du *Diccionario de Espana y Portugal,* por el doctor don Sebastian de Minano.

contrées. Quand il souffle, les habitants ferment toutes les ouvertures de leurs maisons pour l'empêcher de pénétrer, et le nombre des querelles et des coups de poignard augmente, comme sous l'influence du *Terral* à Malaga et du sud à Naples. Aussi les juges traitent-ils avec indulgence les personnes qui ont commis quelque crime pendant le règne de ce vent, lequel donne lieu à des accès de manie et de frénésie en attirant les fluides à la tête et en irritant le cerveau.

Le climat de Séville est généralement plus humide que celui des autres contrées de l'Espagne méridionale; mais il présente une grande sécheresse si on le compare à la région septentrionale de la Péninsule. Les pluies ne sont pas fréquentes, et elles tombent principalement en octobre, novembre et février, quelquefois en mars et avril.

Les vents du nord, ainsi que les nombreux végétaux qui entourent la ville et la plupart des maisons, purifient l'atmosphère: d'où la rareté des maladies épidémiques et la supériorité bien marquée du chiffre des naissances sur celui des décès. Ainsi, on a compté en cinq années 16,600 naissances et 11,900 décès, soit en moyenne 3,320 naissances et 2,380 décès par an pour une population d'environ 125,000 âmes (1).

(1) Don Sebastian de Minano, *ouv. cit.* — Cependant, dans l'année 1800, Séville fut ravagée par la fièvre jaune, comme Malaga, Cadix et plusieurs autres villes du territoire espagnol. Il paraît qu'elle perdit 20 ou 22,000 habitants. « C'est aux colonnes

Les catarrhes et les maladies de poitrines, qui dégénèrent quelquefois en phthisie pulmonaire, dominent pendant l'hiver. Les fièvres gastriques, muqueuses ou inflammatoires règnent au printemps. En été, ces fièvres tendent vers les états thyphoïdes et ataxiques, et en automne, on observe quelques fièvres intermittentes, surtout dans les faubourgs.

Malgré les attraits que présente Séville, je conseille aux phthisiques d'y séjourner le moins longtemps possible, à cause des brusques changements de la température. Cette résidence conviendra, au contraire, pendant l'hiver et le printemps, aux valétudinaires qui n'ont point à redouter l'inconstance du climat et auxquels il faut des influences excitantes ; par exemple, les personnes affaiblies par de longues maladies, des travaux intellectuels, des chagrins, les préoccupations des affaires ou les plaisirs du monde; celles qui sont atteintes de névrose du tube digestif sans exaltation de la sensibilité, de paralysie essentielle, de maladies nerveuses liées à un appauvrissement du sang et à des troubles dans les fonctions digestives, de chlorose, de lymphatisme et de scrofules torpides, etc. Les catarrheux pourront y résider aussi, mais moins avantageusement qu'à Malaga, à Alicante ou à Elche. Quant aux

d'Hercule, dit don Ramon Lopez Mateos, que se leva la toile pour cette représentation tragique ; les côtes de l'Andalousie furent le théâtre des premières scènes, et l'action se continua dans le reste de la Péninsule. (*Pensamientos sobre la razon de las leyes derivadas de las sciencias fisicas,* 1 vol. in-8°.)

albuminuriques, ils devront accorder sans hésiter la préférence à ces deux dernières localités. Enfin, les hypochondriaques trouveront réunies à Séville les conditions climatériques et les distractions qui leur conviennent.

Les rues, quoique généralement étroites ou tortueuses, ont une physionomie attrayante par le bel aspect des maisons, dont la plupart présentent le type arabe, et surtout par le caractère des *patios,* cours intérieures où les Sévillans habitent pendant l'été. Il y a beaucoup de places et de promenades dont plusieurs sont très-agréables, entre autres celles *del Duque,* de *la Magdalena* et *Delicias de Cristina,* rendez-vous du monde élégant. Les nombreux édifices, tant civils que religieux, offrent presque tous de l'intérêt au point de vue de l'architecture et des beaux arts. Qui n'a entendu vanter la magnifique cathédrale de Séville et l'Alcazar, ce remarquable monument du moyen-âge espagnol, où sont conservées toutes les richesses de décoration et d'ornementation de l'art mauresque? On trouve aussi à Séville des peintures d'un grand mérite: c'est dansle beau musée de *la Merced* qu'existe le *salon de Murillo,* spécialement affecté aux œuvres de ce peintre célèbre. Séville possède deux théâtres dans l'un desquels on donne des opéras italiens, et deux cercles qui reçoivent plusieurs journaux de Londres et de Paris. Les étrangers pourront faire des excursions agréables dans les environs de la ville, où ils rencontreront des villages et des couvents intéressants à visiter.

Alcala de Guadaira. — A onze kilomètres de Séville, sur la route de Grenade, se trouve Alcala de Guadaira, appelée aussi *Alcala de los Panaderos,* parce que c'est de là que les localités voisines tirent presque tout le pain qu'elles consomment. Située sur le penchant de deux collines, dans une vallée couverte d'orangers, de grenadiers, de figuiers et d'autres arbres à fruits, cette ville jouit en Andalousie d'une juste célébrité pour la pureté de son atmosphère. L'épidémie de 1800, qui causa tant de désastres dans le midi de l'Espagne, ne fit pas une seule victime à Alcala, et cependant plus de 200 de ses habitants portaient quotidiennement du pain à Séville, où le fléau exerçait ses ravages (Don Sebastian de Minano). Les maladies qu'on y observe le plus fréquemment prennent leur origine dans l'excès de ton que l'air vif et excitant communique à l'organisme : telles sont les inflammations franches, les hémorrhagies, les hypertrophies du cœur, etc. La salubrité d'Alcala est attribuée autant à l'action constante des fours à pain du pays qu'à son heureuse situation. Quoiqu'il en soit, les convalescents qui s'y rendent des villes environnantes, surtout au printemps, recouvrent vite la santé. J'ai donc cru devoir signaler cette localité à l'attention des valétudinaires qui passeront l'hiver à Séville, d'autant plus qu'elle mérite d'être visitée. Le printemps est la saison la plus favorable pour y séjourner.

Grenade. — Située à 686 mètres au-dessus du niveau de la mer, au commencement des versants septentrionaux de la sierra Nevada, dont les sommets sont blanchis par des neiges éternelles, cette ville se développe en amphithéâtre sur les pentes de trois collines qu'on a comparées à trois quartiers ouverts d'une grenade, comparaison à laquelle elle doit son nom et ses armes.

La topographie de Grenade indique suffisamment que son climat ne peut convenir aux malades pendant l'hiver. En effet, le froid y est vif, et le thermomètre tombe quelquefois au-dessous de zéro ; mais la température estivale présente moins d'élévation que sur beaucoup d'autres points de l'Andalousie. Les malades qui, ayant passé l'hiver et le printemps à Malaga, ne voudront pas quitter l'Espagne, pourront donc résider à Grenade en été.

Après avoir compté 400,000 habitants, la superbe cité mauresque se trouve réduite aujourd'hui à 80,000 âmes. « De même que Cordoue, dit un écrivain anglais, Grenade, qui fut une Athènes sous les Maures, est devenue une Béotie sous les Espagnols d'aujourd'hui (1). » Sans accepter cette appréciation à la lettre, il est impossible de ne pas reconnaître que Grenade marche vers une rapide décadence. Elle offre d'ailleurs un

(1) *In short, like Cordova, from being an Athens under the Moors, it has become a Bœotia under the Spaniards of to-day* (dans E. Lée, *ouv. cit.*, p. 99).

séjour assez triste aux étrangers ; ses environs seuls sont agréables. Toutefois, le fameux palais de l'Alhambra compte parmi les monuments historiques les plus curieux de l'Espagne.

Cadix. — Si l'on ne considérait que les moyennes thermométriques, Cadix devrait être une résidence propice aux valétudinaires pendant la saison froide; car sa température hivernale et printanière surpasse celle de Rome, de Pise et de plusieurs autres localités de l'Europe méridionale. Mais par sa situation, la ville espagnole se trouve exposée à tous les vents, dont le conflit amène des variations brusques et considérables dans l'état thermique et hygrométrique de son atmosphère. D'après une moyenne de cinq années, les vents de terre (du nord au sud-est inclusivement) ont régné 119 jours, et ceux de mer 240 (1). Les premiers soufflent principalement en hiver et les seconds au printemps. Le nord et le nord-est sont les plus froids.

Les maladies de poitrine, fréquentes à Cadix, à cause des vicissitudes atmosphériques, y présentent aussi un caractère de gravité qu'elles n'ont pas dans les stations médicales des côtes méditerranéennes de la Péninsule. Les valétudinaires, et particulièrement ceux qui portent des affections chroniques du côté des voies respiratoires, ne doivent donc pas se laisser séduire par la douceur apparente du climat ; il leur serait fatal.

(1) Edwin Lée, *ouv. cit.*, p. 112.

Ces conditions sont d'autant plus fâcheuses que Cadix est la ville la plus agréable de l'Andalousie, tant par la propreté de ses rues, l'élégance et la régularité de ses habitations, que par l'aménité et l'esprit hospitalier des indigènes.

Gibraltar. — Le climat de Gibraltar possède tous les inconvénients du climat de Cadix, même à un degré supérieur. Suivant M. Hennen, la phthisie pulmonaire est la véritable endémie de ce rocher : sur 60,269 soldats qui y ont passé en dix-neuf ans, on a compté 394 phthisiques, soit 1 sur 178 (1).

Iles Baléares. — La situation des Baléares et la douceur de leur température font regretter que le climat de ces îles n'ait point été étudié sous le rapport médical. Majorque surtout paraît jouir de conditions excellentes. Ses montagnes, dont les principales sont le *Puig de Torcella* (1,463 mètres) et le *Puig Mayor* (1,115 mètres), opposent une barrière efficace aux vents boréaux sur certains points. La végétation rappelle celle des côtes méditerranéennes de la Péninsule: ainsi, l'oranger, l'olivier et le caroubier s'y montrent dans toute leur vigueur ; le palmier nain protége de son large feuillage des cyclames, des ononides et d'élégantes anthyllides; le myrte, le pistachier lentisque, le caprier et le ciste croissent sur les coteaux

(1) *Statistique* de M. M'Tulloch , *Gaz. méd.,* 1843. En Angleterre, la statistique donne 1 phthisique sur 156 soldats.

pierreux; le cotonnier se plaît dans les terrains bas et humides (1).

A Palma, l'hiver et le printemps sont plus agréables encore qu'à Valence et à Malaga, parce qu'on n'y observe pas les mêmes inconstances atmosphériques. En effet, les vents du sud y règnent le plus ordinairement, et l'itinéraire que les courants de l'ouest, du nord et de l'est parcourent sur la surface de l'île, avant d'atteindre la ville, ne modifie pas d'une manière sensible les qualités que ces vents ont acquises en traversant la Méditerranée ; de façon qu'ils déterminent des perturbations peu violentes dans l'état de l'atmosphère, lorsqu'ils parviennent à franchir les chaînes de montagnes opposées à leur passage.

M. Rochard, qui ne trouve pas plus en Espagne qu'ailleurs un séjour où la phthisie pulmonaire puisse suspendre définitivement ses ravages, dit : « Les Baléares pourraient peut-être faire exception. La ville de Palma, à Majorque, me paraît remplir une partie des conditions que j'ai énoncées. Elle est située au fond d'une baie ouverte du côté du sud ; elle est abritée contre les vents du nord par de hautes montagnes. La température y est assez élevée, mais uniforme ; les nuits n'y sont pas trop fraîches. Pendant le séjour qu'y fit l'escadre de la Méditerranée, en 1846, elle n'y compta que fort peu de malades. Lorsque je visitai l'hôpital de Palma, il n'en renfermait également qu'un

(1) Cambessède, *Enumeratio plantarum quæ reperiuntur in insulis Balcariis*, in-4°, Paris, 1827.

très-petit nombre ; les femmes atteintes de syphilis y étaient en majorité. On conçoit que, sur de pareilles données, je ne me hasarderais pas à en conseiller le séjour à des phthisiques ; j'ai voulu seulement attirer l'attention sur un point peu connu et qui mérite de l'être (1). »

(1) *Influence de la navigation et des pays chauds sur la marche de la phthisie pulmonaire*, p. 72.

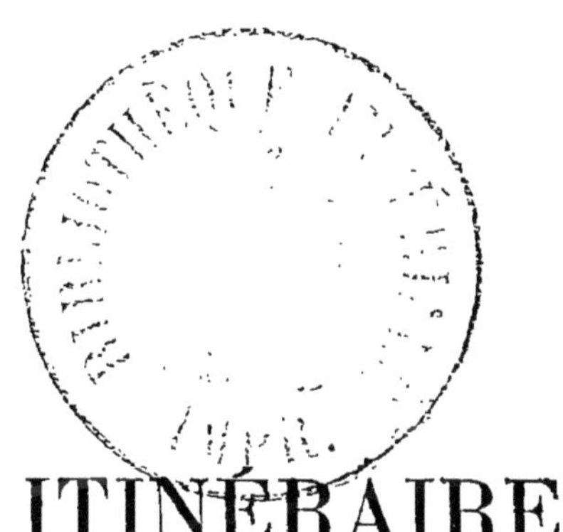

ITINÉRAIRE.

ITINÉRAIRE.

FRANCE.

A. Lisière maritime du midi de la France.

Nice. — De Paris a Marseille (862 kilom.), chemin de fer. Trajet en 19 h. 55 m. par train express, et en 28 h. 55 m. par train omnibus. Trois convois par jour : 1re cl., 96 fr. 55 c.; 2e cl., 72 fr. 40 c.; 3e cl., 53 fr. 10 c. A Marseille on peut s'embarquer sur les bateaux qui desservent les lignes d'Italie (voyez **Italie**), ou continuer la route par terre. — *Hôtels à Marseille* : d'Orient, rue Grignon ; de Luxembourg, rue Saint-Féréol ; de la Méditerranée, rue Dauphine ; des Empeurs, rue Cannebière ; des Colonies, rue Vacon ; des Princes, Place-Royale ; des Ambassadeurs, rue Bauvais ; de Rome, place Saint-Louis. — De Marseille a Nice, par voie de terre (202 kilom.), route de poste. Trajet en 25 h.; messageries rue de la Cannebière 17; prix variables. Les diligences passent généralement par Aix et Draguignan. Par Toulon (65 kilom. de Marseille), chemin de fer. De Toulon à Nice (163 kilom.), route de poste ; diligence tous les jours. — *Hôtels* : Chauvain, des Empereurs, des Étrangers, Victoria, d'Europe, de France, etc.

Hyères. — Route de Marseille à Toulon (voyez **Nice**). De Toulon à Hyères (18 kilom.), route de poste ; diligence tous les jours. — *Hôtels* : des Ambassadeurs, des Iles-d'Or.

Cannes. — Route de Marseille à Nice par Aix et Draguignan (166 kilom.), ou par Toulon (voyez **Nice**). — *Hotels :* de la Poste, du Nord.

Villefranche, **Monaco**, **Menton.** — Route de Marseille à Nice (voyez **Nice**), et de cette dernière ville à Gènes par la Corniche. Route de poste ; deux services chaque jour. De Nice à Menton, 31 kilom.

B. Lisière continentale du midi de la France.

Pau. — On peut se rendre de Paris à Pau par Dax ou par Mont-de-Marsan. — 1° Par DAX (810 kilom.). De Paris à Dax (731 kilom.), chemin de fer de Bordeaux : 1re cl., 93 fr. 30 c.; 2e cl., 71 f. 35 c.; 3e cl., 42 f. 95 c. De Dax à Pau (79 kil.), route de poste ; diligence tous les jours. — 2° Par MONT-DE-MARSAN (813 kilom.). De Paris à Bordeaux (583 kilom.), chemin de fer. Trajet en 12 h. 46 m. par express, et 15 h. 20 m. par omnibus. Quatre convois par jour : 65 fr. 30 c., 48 fr. 95 c., 35 fr. 95 c. De Bordeaux à Mont-de-Marsan (148 hilom.), chemin de fer du Midi. Trajet en 3 h. 45 m. et 5 h. 30 m. Trois convois par jour : 16 fr. 60 c., 12 fr. 45 c., 9 fr. 10 c. De Mont-de-Marsan à Aire (32 kilom.), route de poste. D'Aire à Pau (50 kil.), diligence. — *Hôtels :* de l'Europe, de France, de la Poste, de la Daurade.

Amélie-les-Bains. — Chemin de fer de Paris à Bordeaux (583 kilom., voyez **Pau**). De Bordeaux à Toulouse (257 kilom.), chemin de fer. Trajet en 6 h. 20 m. par train express, et 10 h. 25 m. par omnibus. Trois convois par jour : 28 fr. 80 c., 21 fr. 60 c. et 15 fr. 85 c. De Toulouse à Perpignan (212 kilom.), chemin de fer. De Perpignan deux voitures publiques emmènent en quatre heures les voyageurs à Amélie-les-Bains.

On peut passer aussi par Lyon, Montpellier, le Narbonnais et Perpignan ; mais cette direction, quoique plus agréable et plus pittoresque que la précédente, n'est pas sans inconvénients en hiver, à cause des vents quelquefois impétueux du golfe du Lion. La ligne de Bordeaux est préférable.

Le Vernet. — Même route jusqu'à Perpignan que pour Amélie-les-Bains. De Perpignan à Vernet, route de terre ; voitures publiques ; trajet en 5 ou 6 heures.

LA SUISSE

ET SES ENVIRONS.

Ne pouvant donner ici l'itinéraire des nombreuses localités comprises dans ma classification des climats de la Suisse favorables aux valétudinaires, je me bornerai à indiquer celui des villes principales de chaque canton. De là les malades pourront se diriger facilement vers les points qui conviennent le mieux à leur état.

Les moyens de transport en Suisse sont : 1° *Les chemins de fer*, dont le réseau total est aujourd'hui d'environ 1,500 kilom. Genève, Lausanne, Sion, Neuchâtel, Berne, Soleure, Zurich, Appenzel, etc., communiquent par des lignes ferrées ; 2° *la poste :* une poste suisse égale trois lieues suisses, c'est-à-dire 14,400 mètres, la lieue étant de 4,800 mètres ; 3° *les diligences :* elles font communiquer presque toutes les villes de la Suisse ; 4° *les bateaux à vapeur :* services réguliers sur le Rhône, de Lyon à Aix ; sur le Rhin, de Schaffouse à Constance ; sur les lacs de Genève, Neuchâtel, Bienne, Thun, Brienz, des Quatre-Cantons, de Zug, de Zurich, etc. ; 5° *les voiturins* et *les chars à bancs :* on en trouve dans presque toutes les grandes villes de la Suisse. Ils sont couverts ou découverts, suspendus ou non, au gré des voyageurs. Ceux-ci ne doivent pas manquer d'écrire et de signer les conditions avec les voituriers ; 6° *les chevaux, mulets* et *chaises à porteurs :* Les chaises à porteurs, ou fauteuils suspendus entre deux brancards, sont très-avantageuses pour beaucoup de valétudinaires.

Genève (CANTON DE GENÈVE). — On peut se rendre de Paris à Genève par quatre routes différentes. — 1° Par LYON (672 kilom.); chemin de fer de Paris à Lyon. Trajet en 10 h. par train express, en 15 h. 45 m. par train omnibus. Six convois par jour : 57 fr. 35 c., 43 fr., 31 fr. 55 c. De Paris à Lyon, 512 kilom. De Lyon à Genève (160 kilom.), chemin de fer. Trajet en 4 h. 30 m. par express et 5 h. par omnibus : 17 fr. 25 c., 13 fr. 45 c., 9 fr. 85 c. — 2° PAR MACON (626 kilom.); chemin de fer de Paris à Lyon. De Paris à Mâcon (441 kilom.), chemin de fer. De Mâcon à Genève, par Bourg (185 kilom.), chemin de fer. Trajet en 5 h. par express, en 6 h. 15 m. par omnibus : 20 fr. 70 c., 14 fr. 85 c., 10 fr. 90 c. — 3° Par CHALONS-SUR-SAONE (561 kilom.); chemin de fer de Paris à Lyon. De Paris à Châlons (383 kilom.), chemin de fer. De Châlons à Genève par Lons-le-Saulnier (178 kilom.), route de poste, diligence tous les jours. — 4° Par DÔLE (514 kilom.); chemin de fer de Paris à Lyon. De Paris à Dijon (315 kilom.), chemin de fer. De Dijon à Dôle (47 kilom.), chemin de fer de Besançon. De Dôle à Genève, par Champagnolle et la Faucille (152 kilom.), route de poste, diligence. —*Principaux hôtels :* de la Métropole, des Bergues, de la Couronne, d'Angleterre, de l'Écu de Genève, etc.

Bâle (CANTON DE BALE). — Chemin de fer de Paris à Bâle par Strasbourg ou par Vesoul. — 1° Par STRASBOURG, 643 kilomètres. Trajet en 11 h. par express, en 16 h. 10 m. par omnibus. Quatre convois par jour : 56 fr. 20 c., 42 fr. 15 c., 30 fr. 90 c. De Paris à Strasbourg, 502 kilom. De Strasbourg à Bâle, 141 kilom. Trajet en 3 h. 5 m. et 4 h. 40 m. Quatre convois par jour : 14 fr. 65 c., 11 fr., 7 fr. 35 c. — 2° Par VESOUL (521 kilo.), embarcadère de Strasbourg. Plusieurs convois par jour ; 61 fr. 40 c., 46 fr. 05 c., 33 fr. 45 c. —*Hôtels :* les Trois-Rois, la Cigogne, le Sauvage, L'Ours et la Croix, Petit-Bâle.

Neuchâtel (CANTON DE NEUCHATEL). — On peut passer par Dôle ou par Genève. — 1° Par DÔLE, chemin de fer de Paris à Besançon, embarcadère de Lyon. De Paris à Dijon, 315 kilom., et de Dijon à Dôle, 47 kilom. De Dôle à Neuchâtel, chemin de fer. — 2° Par GENÈVE : de Genève à Yverdun (86 kilom.), chemin de fer. Quatre convois par jour : 8 fr. 95 c., 6 fr. 30 c., 4 fr. 45 c. D'Yverdun à Neuchâtel : A. *Par eau*, bateaux à vapeur ; deux départs par jour : 3 fr. 50 c. et 2 fr.; barques particulières; le lac est très-orageux, surtout le soir, et la navigation y présente des dangers. B. *Par terre*, chemin de fer. — *Hôtels :* du Faucon, des Alpes, du Commerce.

Lausanne (CANTON DE VAUD). — 1° *Par terre*, chemin de fer de Genève à Lausanne (60 kilom.). Trajet en 2 h. 10 m. Cinq convois par jour : 4 fr. 90 c., 3 fr. 05 c., 2 fr. 45 c. — 2° *Par eau*, bateaux à vapeur sur le lac de Genève deux fois par jour. Trajet en 3 h. 20 m.; prix variables. Le lac est exposé à des tempêtes qui se produisent plutôt à ses deux extrémités et aux environs de Genève que dans le grand bassin.

Zurich (CANTON DE ZURICH), — Par Bâle ou Neuchâtel. — 1° Par BALE (102 kilom.), chemin de fer par Olten, Aarrau et Baden. Cinq convois par jour : 10 fr. 75 c., 7 fr. 55 c., 5 fr. 40 c. On peut aller aussi de Bâle à Zurich par route, en passant par Rheinfelden. Trajet en 6 h. 40 m. et 3 h.: 12 fr. 40 c. et 9 fr. 75 c. — 2° Par NEUCHATEL, chemin de fer de Neuchâtel à Soleure, de Soleure à Aarau, et d'Aarau à Zurich.—*Hôtels :* 1re cl., Baur, Krone, Schwert, Belle-Vue; 2e cl., Rœssll, Sonne, Schiff, Storch.

Sion (VALAIS). — Chemin de fer de Genève par Morges, Lausanne, Vevay, Villeneuve, Bex, Saint-Maurice. — *Hôtels :* la Poste, le Lion-d'Or. — De Sion, les valétudinaires gagneront les diverses stations du Valais.

Soleure (CANTON DE SOLEURE). — Chemin de fer de Neuchâtel à Soleure. Trajet en 4 h. : 7 fr. 35 c., 5 fr. 80 c., 5 fr. 30 c. — *Hôtels :* la Couronne, la Tour-Rouge.

Berne (CANTON DE BERNE). — On peut se rendre à Berne par Bâle, Neuchâtel, Genève et Lausanne. — 1° PAR BALE (104 kilom.), chemin de fer. Trajet en 4 h. 5 m., 4 h. 30 m., 5 h. 25 m. Quatre convois par jour : 11 fr. 10 c., 7 fr. 80 c., 5 fr. 60 c. — 2° PAR NEUCHATEL, chemin de fer de Neuchâtel à Soleure et de Soleure à Berne. Trajet en 6 h. 10 m. et 6 h. 40 m. De Soleure à Berne, 5 fr. 65 c., 8 fr. 95 c. et 2 fr. 35 c. — 3° Par GENÈVE : A. Chemin de fer par Yverdun, Neuchâtel et Soleure (235 kilom.). Trajet en 12 h. 20 m. et en 15 h. Deux convois par jour : 24 fr. 10 c., 19 fr. 60 c., 13 fr. 10 c. B. D'Yverdun à Berne, par Payerne, route de poste. Trajet en 11 ou 12 h. Par cette voie : 18 fr. 70 c., 14 fr. 20 c., 12 fr. 75 c. — 4° PAR LAUSANNE, chemin de fer passant à Fribourg (95 kilom., 500 m.). *Hôtels :* de Berne, du Faucon, du Maure, du Singe, Abbaye des Gentils-Hommes, Abbaye des Boulangers, etc.

Zoug (CANTON DE ZOUG). — Route de Lucerne à Zurich. On se rend à Lucerne par Bâle ou Neuchâtel en chemin de fer. De Lucerne à Zoug, diligences. — *Hôtels :* Belle-Vue, Hirsch, Ochs.

Appenzel (CANTON D'APPENZEL). — Chemin de fer de Zurich à Coire par Saint-Gall.

Schwyz (CANTON DE SCHWYZ). — Route de Zoug à Schwyz ; diligence tous les jours. Trajet en 2 h. 50 m. : 3 fr. 50 c. C'est du village de Goldan, situé sur cette route, qu'on fait généralement l'ascension du Righi.

Chamouni. — De Genève à Chamouni par Bonneville, Sallanches et Saint-Gervais. Trajet en 10 h. et 11 h. en diligence.

Saint-Gervais. — De Genève à Sallanches, trajet en 5 h. et 6 h. par diligence : 11 fr. 50 c. le coupé, et 9 f. 30 c. l'intérieur. De Sallanches à Saint-Gervais, trajet en 1 h. 50 m.

Sarnen (CANTON DE UNTERWALD). — De Lucerne à Sarnen, trajet en 4 h. 30 m. environ. On s'embarque sur le lac des Quatre - Cantons jusqu'à Gestad ; trajet en 3 h. De Gestad à Sarnen, route de voitures ; 1 h. 30 m.

Altorf (CANTON D'URI). — Route de Lucerne à Milan par le Saint-Gothard. De Lucerne à Fluelen, trajet en 2 h. 30 m. ou 3 h. sur le lac des Quatre-Cantons : 4 fr. 60 c. De Fluelen à Altorf, en remontant la vallée de la Reuss, trajet en 30 m.

Coire (CANTON DES GRISONS). — On se rend de Zurich à Coire par Saint-Gall ou par les lacs de Zurich et de Wallenstad. — 1° PAR SAINT-GALL (179 kilom.); chemin de fer, deux convois directs. Trajet en 7 h. 40 m. et en 8 h. : 20 fr. 45 c., 14 fr. 30 c., 10 fr. 25 c. — 2° PAR LES LACS DE ZURICH ET DE WALLENSTAD : de Zurich à Rapperschwyl, bateaux à vapeurs et particuliers. Trajet en 2 h. 15 m. sur les bateaux à vapeur. De Rapperschwyl à Schmerikon, chemin de fer. De Schmerikon à Wesen, par le canal de la Linth, bateaux couverts. De Wesen à Wallenstad, bateau à vapeur ; trajet en 1 h. 20 m. De Wallenstad à Coire, route de poste par Sargans.

ITALIE.

Les chemins de fer, les bateaux à vapeur et les diligences sont les moyens de transport ordinaires pour se rendre en Italie.

Les côtes de la Péninsule sont desservies par les paquebots des Messageries impériales (*Paris*, rue Notre-Dame-des-Victoires, 28 ; *Marseille*, rue Montgrand, 33, et Place-Royale, 1) ; les bateaux à vapeur sardes (*Paris*, boulevard des Italiens, 4, office franco-italien ;

Marseille, M. A. Fontana, Place-Royale, 10) ; et les paquebots-poste napolitains. J'indiquerai la durée de la traversée et le prix du passage dans l'itinéraire de chaque station maritime.

A. Italie septentrionale.

Gènes. — On va de Paris à Gènes par Turin ou par Nice ; on peut s'embarquer aussi à Marseille. — 1° PAR TURIN (1,054 kilom.). De Paris à Grenoble (664 kilom.); chemin de fer. Trajet en 16 h. par express, et 22 h. 15 m. par omnibus. Deux convois par jour ; 74 fr. 60 c., 55 fr. 95 c., 40 fr. De Grenoble à Césanne, par Briançon (136 kilom.), route de poste; diligence tous les jours. De Césanne à Turin (88 kilom.), route de poste de Césanne à Suse et chemin de fer de Suse à Turin. On peut passer aussi par Pignerol (105 kilom.); chemin de fer de Pignerol à Turin. De Turin à Gènes par Alexandrie (166 kilom.); chemin de fer. Trajet en 5 h. 30 m. et 5 h. 10 m. Cinq convois par jour : 16 fr. 60 c., 11 fr. 60 c., 8 fr. 30 c. — 2° PAR NICE (1,272 kilom.). De Paris à Nice, 1,064 kilom.(voyez **Nice**). De Nice à Gènes par la Corniche (208 kilom.); route de poste. Trajet en 24 et 25 h.; 25 fr. — 3° PAR MER : bateaux à vapeur allant directement de Marseille à Gènes en 22 h., ou de Marseille à Nice en 14 h. et de Nice à Gènes en 12 h. Tarif du prix de passage sur les paquebots des Messageries impériales : 1re cl., 76 fr.; 2e cl., 58 fr.; 3e cl., 37 fr.; 4e cl., 21 fr. Les passagers de 3e et 4e cl. traitent de gré à gré pour leur nourriture avec le restaurateur du bord ; pour ceux de 1re et de 2e cl., le prix de la nourriture est compris dans le montant du prix de passage. Les familles composées de trois personnes au moins jouissent d'une remise de 20 % sur le prix du passage. — *Hôtels* : de la Ville, d'Italie, de la Croix-de-Malte. Feder, des Quatre-Nations, de Londres, de France, Royal, etc.

Milan. — De Paris à Milan par Turin ou par la Suisse. — 1° PAR TURIN (1,201 kilom.) ; route de Paris à Turin, 1,054 kilom. (voyez **Gènes**). De Turin à Milan : A. *Par Novare* (147 kilom.), chemin de fer. Quatre convois par jour : B. *Par Alexandrie* et *Pavie* (192 kilom.), chemin de fer.—2° PAR LA SUISSE : A. *Par le Simplon* (1,013 kilom.); chemin de fer et route de voitures. Trajet en 61 h. De Paris à Genève (voyez **Genève**); de Genève à Martigny; de Martigny à Brieg; de Brieg à Domo d'Ossola; de Domo d'Ossola à Arona, sur le lac Majeur; d'Arona à Milan, par Varèse. B. *Par le Saint-Gothard* (1,040 kilom.); chemin de fer et route de voitures. Trajet en 69 h. 30 m. ou 73 h. 30 m. : 129 fr. 30 c., 108 fr. 75 c., 94 fr. 65 c. De Paris à Strasbourg ; de Strasbourg à Bâle ; de Bâle à Lucerne ; de Lucerne à Arona ; d'Arona à Milan. C. *Par le Bernardino* (1,143 kilom.); chemin de fer et route de voitures. Trajet en 57 h. 30 m. et en 63 h. 20 m. : 135 fr. 30 c., 105 fr. 95 c. De Paris à Bâle (643 kilom.); de Bâle à Coire, par Zurich (271 kilom.); de Coire à Milan, par Bellinzona et le lac Majeur (229 kilom.). Trajet en 26 h. et en 28 h. D. *Par le Splügen* (1,126 kilom.), même route jusqu'à Coire; de Coire à Milan, par Côme et Monza (212 kilom.). Trajet en 23 h. et en 25 h. — *Hôtels* : Albergo-Reale, rue dei Tre-Re; Marino, rue de Marino ; Grande-Bretagne, rue della Palla ; de la Ville, Corso Francesco, 617 ; Reichmann, Corso di Porta Romana ; S. Marco, rue del Pesce ; Bella Venezia, place S. Fedele, etc.

Lacs Majeur et de Côme.— La route de Paris à Milan par le Simplon et le Saint-Gothard passe au lac Majeur, dont elle longe le rivage (voyez **Milan**). Celle qui traverse le Splügen atteint le lac de Côme. On peut se rendre aussi au lac Majeur par Turin et Novare (chemin de fer), et au lac de Côme par Milan (chemin de fer ; trajet en 1 h. 14 m.).

Venise. — De Paris à Milan (voyez **Milan**). De Milan à Venise (284 kilom.), chemin de fer. Trajet en 9 h. 59 m. Trois convois par jour : 32 fr. 95 c., 25 fr. 55 c., 18 fr. 45 c. — *Hôtels :* de la Ville, de Danieli, Albergo Reale, d'Europe, Grande - Bretagne, Albergo della Vittoria, Stella d'Oro, Aquila d'Oro, dell' Italia, etc. — *Monnaies :* le *carantano,* équivalant à 1 sou ou 5 centimes ; le *zwanziger,* équivalant à 20 carantani.

B. Italie centrale.

Rome. — 1° VOIE DE TERRE. A. *Par Milan, Plaisance* et *Bologne* : de Milan à Plaisance, route de voitures. Trajet en 8 heures. De Plaisance à Bologne, chemin de fer. Trajet en 5 h. 1/2. De Bologne à Florence, route de poste. Trajet en 12 ou 15 h. De Florence à Sienne, chemin de fer. De Sienne à Rome, route de poste; courrier tous les jours ; diligence trois fois par semaine. Trajet en 25 ou 30 h. B. *Par Gènes :* de Gènes à la Spezia (108 kilom.), route de poste. De la Spezia à Lucques (76 kilom.); route de voitures. De Lucques à Florence, chemin de fer, soit par Pistoja, soit par Pise. De Florence à Sienne, et de Sienne à Rome. — 2° VOIE DE MER : de Marseille à Civita-Vecchia directement. Trajet en 31 h. par les paquebots des Messageries impériales ; départ le lundi à 10 h. du s. : 1re cl., 133 fr.; 2e cl., 95 fr.; 3e cl., 57 fr.; 4e cl., 38 fr. Par le service indirect : de Marseille à Gènes, 22 h.; on part de Marseille le jeudi à midi et l'on arrive à Gènes le vendredi à 10 h. du matin. De Gènes à Livourne, 9 h.; on part de Gènes le vendredi à 8 h. du s., et l'on arrive à Livourne le samedi à 5 h. du m. De Livourne à Civita-Vecchia, 13 h.; on part de Livourne le samedi à 5 h. du soir, et l'on arrive à Civita-Vecchia le dimanche à 6 h. du m. De Civita-Vecchia à Rome, chemin de fer. Trajet en 2 h. 1/2. — *Hôtels :* Iles-Britanniques, de Russie, place du Peuple ; de l'Europe, place d'Espagne ; de Londres, d'Allemagne, rue Condotti ; d'Angleterre, rue Bocca Leone ; de la Minerve, place de la Minerve, hôtel fréquenté par les français ; d'Amérique, rue del Babuino, etc. — *Monnaies :* les comptes se font ordinairement en pauls et en écus. Le paul vaut 10 baïoques, ou 0 fr. 54 c.; le grosso = 1/2 paul ou 5 baïoques, soit 0 fr. 27 c.; le papetto = 2 pauls ou 20 baïoques, soit 1 fr. 07 c.; le testone = 3 pauls ou 30 baïoques, soit 1 fr. 61 c.; l'écu romain = 10 pauls ou 100 baïoques, soit 5 fr. 40 c. La pièce de 5 fr. de France circule au prix de 90 baïoques, et celle de 20 fr. au prix de 3 écus 72 baïoques.

Pise. — 1° VOIE DE TERRE : de Milan ou de Gènes à Florence (voyez **Rome**). De Florence à Pise, chemin de fer par Lucques ou Empoli. — 2° VOIE DE MER : service indirect des paquebots des Messageries impériales. Départ de Marseille le jeudi à midi, arrivée à Gènes le vendredi matin à 10 h. Départ de Gènes le vendredi soir à 8 h., arrivée à Livourne le samedi à 5 h. du m. *Prix :* 1re cl., 98 fr.; 2e cl., 71 fr.; 3e cl., 41 fr.; 4e cl., 28 fr. De Livourne à Pise, chemin de fer. Trajet en une 1/2 h. — *Hôtels* : Vittoria, Grande-Bretagne, Peverada, le Hussard. — *Monnaies :* livre italienne, ayant la même valeur que le franc et se divisant de même.

Lucques. — 1° VOIE DE TERRE : A. *Par Gènes*, route de poste. De Gènes à la Spezia, 108 kilom.; de la Spezia à Lucques, 76 kilom. B. *Par Florence :* de Milan à Florence (voyez **Rome**). De Florence à Lucques, chemin de fer. Trajet en 2 h. 20 m. — 2° VOIE DE MER : de Marseille à Livourne (voyez **Pise**). De Livourne à Lucques, par Pise, chemin de fer. Trajet en 1 h. — *Hôtels :* Corona, Universo, Europa, Croce di Malta.

Florence. — 1° VOIE DE TERRE (voyez **Rome**). —

2° VOIE DE MER : de Marseille à Livourne (voyez **Pise**). De Livourne à Florence, par Pise, chemin de fer. Trajet en 3 h. — *Hôtels* : d'Europa, rue dei Legnajoli, n° 4180; de la Ville de Londres, rue della Vigna Nuova, n° 4151; delle Quatro-Nazioni, Lungo l'Arno, n° 471; d'Italia, rue Borgo Ognissanti, n° 3358; della Gran Bretagna, Lungo l'Arno, n° 1098; du Nord, place Santa Trinita, n° 1128; della Luna, rue Condotta, près la place du Grand-Duc, etc.

Sienne. — De Florence à Sienne, chemin de fer. A Empoli on change de wagons, et on attend l'arrivée du convoi de Livourne. — *Hôtels :* Aquila Nera, Royal, Tre Re.

C. Italie méridionale.

Mola di Gaëta. — Ville de 8,000 h., sur la route de Rome à Naples par les marais Pontins. On traverse les marais depuis Torre de tre Ponti jusqu'à Terracina. — *Hôtels :* Posta, Villa di Cicerone.

Naples. — 1° VOIE DE TERRE : de Milan ou de Gènes à Rome (voyez **Rome**). De Rome à Capoue, route de voiture traversant les marais Pontins. De Capoue à Naples, chemin de fer. Trajet en 1 h. 1/2; huit convois par jour. — 2° VOIE DE MER : service direct des paquebots des Messageries impériales de Marseille à Naples, avec escale à Civita-Vecchia. Départ de Marseille le lundi à 10 h. du s.; arrivée à Civita-Vecchia le mercredi à 5 h. du m.; départ de Civita-Vecchia le mercredi à 3 h. du s.; arrivée à Naples le jeudi à 6 h. du m. *Prix :* 1re cl., 181 fr.; 2e cl., 128 fr.; 3e cl., 77 fr.; 4e cl., 50 fr. Par le service indirect on s'arrête à Gènes, à Livourne et Civita-Vecchia (voyez **Rome**). De Civita-Vecchia à Naples, trajet en 15 h. — *Hôtels :* Grande-Bretagne, quai de Chiaja; des Étrangers, à Chiatamone;

Vittoria et des Empereurs, à l'entrée de Chiaja ; Isole Brittaniche, Vittoria, 38 ; de Bellevue, Vittoria, 47 ; de l'Univers, riviera de Chiaja, 257; des Princes, à Ste-Lucie; de Russie, de Genève, de France, largo del Castello, 81; de New-York, Strada del Piliers, 29; du Globe, vico Travaccari, 15 ; du Commerce, Strada de Fiorentini, 72, etc. — *Monnaies* : on compte ordinairement en grani. Le grano = 4 c. de France. Le carlin (carlino) = 10 grani. La pièce de 20 fr. de France varie de 460 à 470 grani. La piastre = 12 carlins; le ducato = 10 carlins ; le tari = 2 carlins.

Salerne. — Chemin de fer de Naples par Castellamare et Nocera. Trajet en moins de 3 h. — *Hôtels* : des Étrangers, della Victoria.

Rive septentrionale du golfe de Naples. — Excursion pour les valétudinaires résidants à Naples : grotte de Pausilippe, lac d'Agnano, grotte du Chien, grotte d'Ammoniaque, Solfatare, Pouzzoles, Monte Nuovo, lac Lucrin, lac Averne, grotte de la Sybille, Baïa, Misène, Cumes, Étuves de Néron, etc. Cette excursion se fait en voiture et dans une seule journée.

Rive orientale du golfe de Naples. — Un chemin de fer conduit en moins d'une heure de Naples aux régions sous-vésuviennes (Portici, Resina, Torre del Greco, Torre dell'Annunziata), à Castellamare et à Sorrente. — *Hôtels* : à Castellamare : Albergo-Reale, Gran Bretagna, Antica Stabia, Europa, Italia, Impériale ; à Sorrente : Albergo del Tasso, la Sirena, di Rispoli, Europa, la Villa Nardi, la Cocumella (au milieu des jardins).

ALGÉRIE.

Alger. — De Paris à Marseille, voyez **Nice.** De Marseille à Alger, service direct des paquebots des Messageries impériales ; trajet en 50 h. Départ de Marseille le mardi et le samedi à midi ; arrivée à Alger le jeudi et le lundi à 2 h. du s. *Prix* : 1re cl., 95 fr., nourriture et embarquement compris ; 2e cl., 71 fr., mêmes conditions ; 3e cl., 27 fr., compris l'embarquement, mais non la nourriture. Outre le service de la Compagnie des Messageries impériales, il y a encore celui de la Compagnie de navigation mixte. Départ de Marseille à Alger tous les jeudis. *Prix :* 1re cl., 79 fr., nourriture et embarquement compris ; 2e cl., 59 fr., mêmes conditions ; 3e cl., 27 fr., embarquement compris. — *Hôtels :* d'Orient, Place-Royale ; d'Europe, près le théâtre ; de Rouen, rue des Trois-Couleurs ; de la Marine, des Ambassadeurs, de la Porte de France, rue de la Marine. — Il y a à Alger un grand nombre de maisons meublées où l'on peut se loger pour le prix de 50 fr. par mois et au-dessus.

ÉGYPTE.

On se rend en Égypte par Marseille ou par Trieste. — 1° PAR MARSEILLE. De Paris à Marseille, voyez **Nice.** De Marseille à Alexandrie, service régulier par les paquebots des Messageries impériales. Trajet en 7 ou 8 jours. Départ de Marseille tous les quinze jours ; escale à Malte. *Prix :* 1re cl., 505 fr., embarquement et nourriture compris ; 2e cl., 328 fr., mêmes conditions ; 3e cl., 205 fr., embarquement seul compris. Un paquebot de la Compagnie péninsulaire et orientale anglaise part aussi tous les quinze jours de Marseille pour Alexandrie, où il se rend en 5 jours ; mais on y manque de confortable, et les prix sont très-élevés. — 2° PAR TRIESTE. De Paris à Turin par le mont Cenis,

809 kilom. Chemin de fer de Paris à Saint-Jean-de-Maurienne et de Suse à Turin. On passe le mont Cenis en voiture. Trajet en 35 h. 30 m. par express, en 42 h. 40 m. par omnibus. De Turin à Milan (147 kilom.), chemin de fer ; trajet en 5 h. De Milan à Venise (284 kilom.), chemin de fer ; trajet en 10 h. De Venise à Trieste, bateau à vapeur ; trajet en 6 et 8 h. De Trieste à Alexandrie, service maritime du Lloyd autrichien. Départ le 11 et le 27 de chaque mois, à 10 h. du m. Escale à Corfou ; trajet en 5 ou 6 jours. *Prix :* 1re cl., 400 fr., nourriture comprise ; 2e cl., 275 fr., nourriture comprise. — *Hôtels à Alexandrie :* de l'Europe, sur la place des Consuls ; le meilleur ; 12 fr. 50 c. par jour pour la chambre et la table, sans le vin ; Peninsular and Oriental, place des Consuls ; Victoria, près du couvent latin ; du Nord, hôtel français ; etc. — *Monnaies :* on compte ordinairement en piastres de 40 paras. La piastre = 26 c. de France. La guinée (pièce d'or) = 100 piastres ; le khérièh (pièce d'or) = 20 piastres ; le talariou, dollar du Caire (pièce d'argent) = 20 piastres ; l'ekkilik (pièce d'argent) = 10 piastres. Il y a aussi des pièces d'argent de 3 piastres, d'une piastre, d'une demi-piastre et d'un quart de piastre. La seule monnaie de cuivre est une pièce de 5 paras. Les fortes sommes se comptent par bourses. La bourse = 500 piastres, soit 130 fr. Les monnaies étrangères les plus usitées sont notre pièce de 5 fr. et les pièces d'or françaises et anglaises. Un napoléon d'or = 77 piastres 6 paras ; la pièce de 5 fr. = 19 piastres 10 paras ; une livre sterling = 97 piastres 10 paras.

Le Caire. — De Paris à Alexandrie, voyez **Égypte** ; d'Alexandrie au Caire, chemin de fer. Trajet en 6 h. par express, en 7 h. par omnibus. Deux trains express par jour, à 2 h. du soir et à minuit 45 m. ; deux trains omnibus à 9 h. du m. et à 4 h. 30 m. du s. — *Hôtels :* Zeg, place de l'Esbékyèh, 12 fr. 50 c. par jour, service compris ; d'Orient, fréquenté par les Français, 11 fr. par jour, tout compris ; des

Pyramides, rue du Mouski, 10 fr.; du Nil, près la rue du Mouski, 8 fr.; de Bellevue, près du vieux Caire, sur les bords du Nil, position belle et salubre, bonne nourriture, 6 fr. par jour; très-convenable pour les malades, etc. — *Logements particuliers* : Le prix varie depuis 50 piastres (13 fr.) jusqu'à 200 et 250 par mois. Le prix moyen est 100 piastres par mois. Le séjour du Caire pendant cinq mois revient de 3 à 4,000 fr., aller et retour compris.

Haute-Égypte.— Pour faire un voyage sur le Nil, on peut louer soi-même un bateau et le munir des provisions nécessaires, ou s'entendre au Caire avec un drogman qui se chargera de fournir le bateau et la nourriture pendant le trajet. Dans l'un et l'autre cas les frais du voyage ne peuvent être au-dessous de 2,500 à 3,000 fr.

Dépense approximative pour un voyage de deux mois et trois personnes :

Location du bateau pour deux mois......	1,000 f.
Equipement et provisions.............	700
Salaire du drogman s'il remplit en même temps l'office de cuisinier................	400
Provisions achetées en route............	300
Guides, ânes, chevaux, baghchich......	200
	2,600

Il y a des barques qui peuvent recevoir jusqu'à six personnes. Quel que soit l'arrangement adopté pour le voyage, il faut avoir le soin de passer devant son consul avec le drogman ou le reïs un contrat où les obligations et les droits respectifs seront soigneusement stipulés. (Consultez l'*Itinéraire en Orient*, de MM. Ad. Joanne et Em. Isambert.)

PORTUGAL.

Madère. — La voie de terre jusqu'à Lisbonne est trop longue et trop pénible pour les malades; les voies maritimes peuvent seules leur convenir. On peut se rendre à Madère soit par Saint-Nazaire, soit par Marseille, soit par l'Angleterre. — 1° PAR SAINT-NAZAIRE : de Paris à Saint-Nazaire, chemin de fer. Trajet en 12 h. par express, en 18 h. par omnibus. Quatre convois par jour : 1re cl., 52 fr. 80 c.; 2e cl., 39 fr. 85 c. De Saint-Nazaire à Lisbonne, paquebots de la ligne péninsulaire française, dont l'administration centrale est à Paris, rue Taitbout, 52. Départ de Saint-Nazaire les 5, 15 et 25 de chaque mois à midi précis. De St-Nazaire à Vigo, un des ports les plus sûrs et les plus beaux d'Espagne, où les malades qui craindraient la fatigue d'un trajet direct pourront séjourner, trajet en 48 à 60 h. De Vigo à Lisbonne, 24 à 30 h. *Prix de la traversée de St-Nazaire à Lisbonne*, nourriture et service compris : 1re cl., 220 f.; 2e cl., 160 fr. Les malades trouveront sur ces paquebots français tout le confortable désirable. De Lisbonne à Madère (640 kilom.), trajet en 3 à 5 jours sur le navire à voiles *le Calgo*. Départ tous les mois, sans date régulière. *Prix* : 1re cl., 130 f., nourriture et service compris. Deux fois par mois, et à jours indéterminés, part aussi de Lisbonne le paquebot *Viconde d'Athognia*, du port de 376 tonneaux et d'une force de 100 chevaux. Le trajet ne dure que 2 jours 1/2. *Prix* : 1re cl., de 135 à 150 f.; 2e cl., 115 fr.; 3e cl., 50 fr. — 2° Par MARSEILLE : chemin de fer de Paris à Marseille, voyez **Alger**. De Marseille à Cadix, service des paquebots espagnols, dont l'agence est à Paris rue d'Hauteville, 18, et à Marseille, Place Royale. Départ de Marseille tous les mardis à 11 h. du m.; relâches à Barcelone, Valence, Alicante, Carthagène et Malaga. Trajet de Marseille à Cadix en 7 jours 1/2 à cause des escales. *Prix* : 205 fr. en 1re cl. et 137 en 2e, sans nourriture. Celle-ci coûte à peu près 80 fr. Table de premier choix. De Cadix à Lisbonne, paquebots français, dont l'agence est *Calle Ancha*, chez MM. Retortillo frères. Départ les 10, 20 et 30 de chaque mois; trajet en 30 h. *Prix* : 84 fr. 20 c. en 1re cl., et 52 fr. 85 c. en 2e, nourriture comprise. De Lisbonne à Madère, comme précédemment. — 3° PAR L'ANGLETERRE : A. Bateaux à vapeur brésiliens partant le 9 de chaque mois de Southampton pour Rio-Janeiro, et touchant à Lisbonne et à Madère. Le prix de la traversée est de 650 à 750 f., nourriture comprise. B. Paquebots de la côte occidentale d'Afrique, allant de Liverpool et de Plymouth à Madère, sans relâche à Lisbonne. Le départ a lieu de Liverpool le 21 de chaque mois, et le 24 de Plymouth ; la traversée dure 7 jours. *Prix :* 1re cl., 425 f.; 2e cl., 350 f. La nourriture, comprise dans le prix du passage, est faite et servie à l'anglaise, par conséquent sans vin. Ces paquebots laissent à désirer sous le rapport du confortable. C. Paquebots de la ligne péninsulaire, partant de Southampton les 7, 17 et 27 de chaque mois et déposant les passagers à Lisbonne. Leur trajet s'effectue en 4 ou 5 jours. Langage, nourriture et habitudes anglaises. *Prix :* 1re cl., 250 fr.; 2e cl., 175 fr. D. Navires à voiles partant de Londres toutes les trois semaines environ, sans date régulière. Ils se rendent directement à Madère, après avoir relâché à Southampton, où l'on peut aussi s'embarquer. Traversée en 14 jours. *Prix :* 500 fr., non compris le service. Nourriture abondante et variée, mais sans vin. — *Hôtels* : 1er ordre : Hollway, Giuletti, Miles, Freitas ; 2e ordre : Jervis, Pias, Cerbra, Medinas, etc. Logement, nourriture, installation confortable pour 150 à 260 fr. par mois. — *Maisons de campagne* ou *de plaisance* (*quintas*) : meublées, depuis 1,000 fr. jusqu'à 4,000 fr. par mois. S'adresser pour ces locations à MM. Johne Payne, négociants, rue des Ingleze, et Carvalho, rue du Aljube. — *Monnaies :* La monnaie française ne circule qu'avec grande perte. Les monnaies anglaise, américaine et espagnole ont cours avec leur valeur nominale. Ainsi, il faut 6 fr. 50 c. de notre monnaie pour représenter le dollar américain ou espagnol, dont la valeur est de 5 fr.; le sovereing ou la livre sterling, qui vaut 25 fr. au change de Paris, représente à Madère 31 fr. 57 c. de numéraire français. Il est donc indispensable de se pourvoir de souverains et de dollars. Le prix du change des banknotes est de 25 à 36 o/o. Les comptes se font ordinairement en *reis ;* mais c'est une monnaie fictive et qui n'a pas cours : 100 reis de Madère = 50 c. de France. — Un séjour de 6 à 7 mois à Madère revient de 3 à 4,000 fr., aller et retour compris.

ESPAGNE.

On pénètre dans la Péninsule par cinq directions principales : trois routes de terre et deux voies de mer. — 1° ROUTES DE TERRE : A. De Paris à Madrid par Bayonne, St-Sébastien, Vittoria et Burgos (1,303 kilom.). C'est la voie principale ; elle passe la frontière à Behobie. De Paris à Bayonne (780 kilom.), chemin de fer. De Paris à Bordeaux (583 kilom.), voyez **Pau.** De Bordeaux à Bayonne (198 kilom.) chemin de fer. Trajet en 5 et 6 h. 20 m. ; 22 fr. 20 c., 16 fr. 65 c., 12 fr. 20 c. De Bayonne à Irun (31 kilom.), chemin de fer. D'Irun à Madrid (491 kilom.), route de poste. B. De Paris à Madrid par Bayonne, Urdax, la vallée de Bastem, Pampelune, Soria, Guadalajara (1,249 kilom.). De Bayonne à Madrid (473 kilom.) route de voitures. C. De Paris à Madrid par Perpignan, Barcelone et Saragosse (2,048 kilom.). De Paris à Bordeaux (583 kilom.), voyez **Pau.** De Bordeaux à Narbonne (406 kilom.), chemin de fer de Bordeaux à Cette. De Narbonne à Perpignan (63 kilom.), chemin de fer. Plusieurs convois par jour. De Perpignan à Madrid, 796 kilom. — 2° VOIES DE MER : A. Par Marseille : bateaux à vapeur conduisant à Valence ou à Alicante, d'où le chemin de fer transporte les voyageurs à Madrid en 14 ou 15 h. On va de Paris à Madrid en 72 h. pour 200 fr. en 1re cl., 150 fr. en 2e, et 100 en 3e. L'agence de ce service se trouve à Paris au siége central de la Compagnie du chemin de fer de Lyon, rue de la Chaussée-d'Antin, 7, et aux Messageries impériales, rue Notre-Dame-des-Victoires. B. Par Saint-Nazaire : bateaux à vapeur touchant au port de Vigo, à Lisbonne, à Cadix, à Gibraltar, et s'arrêtant à Malaga (voyez **Madère**). — *Monnaies :* le réal (pièce d'argent), unité monétaire, correspond à 0 fr. 26 c.

de notre monnaie. Il est divisé fictivement en 34 maravédis. Le peseta = 4 réaux, soit un peu plus de 1 fr.; le media-peseta = 2 réaux; le duro = 20 réaux, soit 5 fr. 26 c.; le medio-duro ou escudo = 10 réaux. Le doblon d'Isabelle (pièce d'or) = 100 réaux, soit 26 fr. 31 c. de notre monnaie. Notre pièce de 5 fr., très-répandue en Espagne, est acceptée comme monnaie courante sous le nom de napoléon, et vaut 19 réaux. Les autres pièces de monnaie française d'or ou d'argent ne sont point acceptées. Le voyageur devra donc s'en débarrasser avant de franchir la frontière. — *Hôtels :* Ils se divisent en plusieurs classes : la Fonda ou le Parador, dans lesquels on trouve la table et le logement; la Posada, où l'on ne peut avoir que le logement et quelquefois une chétive nourriture ; la Venta, espèce d'auberge où le voyageur peut apprêter les aliments qu'il porte, mais où il ne trouve souvent que de l'eau et du mauvais vin. Dans les meilleurs hôtels on a le logement et la table pour 25 à 30 réaux, soit environ 6 fr. 50 c. à 7 fr. 80 c. par jour.

Valence. — 1° VOIE DE TERRE : De Paris à Madrid (voyez **Espagne**); de Madrid à Valence (490 kilom.), chemin de fer par Almanza. — 2° VOIE DE MER : bien préférable pour les malades. De Paris à Marseille, voyez **Nice.** De Marseille à Valence, service direct des paquebots des Messageries impériales (ligne d'Oran). Départ de Marseille le mercredi à 4 h. du s.; arrivée à Valence le vendredi à 7 h. du m. *Prix* : 134 fr. en 1re cl. et 95 fr. en 2e, nourriture comprise. Il y a aussi le service des paquebots espagnols qui correspondent avec le train de Paris, et qui partent de Marseille tous les mardis à 11 h. du m. Ces paquebots font relâche à Barcelone. La durée de la traversée est de Marseille à Barcelone, 24 h., et de Barcelone à Valence 22 h. — *Hôtels* : Fonda del Cid, Plaza del Arzobispo; Fonda Francesa, hôtel français, Calle del Mar; Fonda de Paris, même rue; Fonda de Madrid.

Alicante. — 1° VOIE DE TERRE : De Paris à Madrid (voyez **Espagne**); de Madrid à Alicante (459 kilom.), chemin de fer par Almanza. — 2° VOIE DE MER : De Marseille à Alicante, paquebots de la Compagnie espagnole partant de Marseille tous les mardis à 11 h. du m., et arrivant directement à Alicante en 42 h., ou indirectement en relâchant à Barcelone et à Valence. En prenant le paquebot des Messageries impériales on arrive directement à Valence (voyez **Valence**), et de là on peut se rendre à Alicante en chemin de fer, en passant par Almanza. — *Hôtel* : Fonda del vapor.

Elche. — De Madrid ou de Marseille à Alicante. De cette ville à Elche, 22 kilom. sur la route de Murcie.

Murcie. — De Madrid ou de Marseille à Alicante. De cette ville à Murcie (74 kilom.) ; route de voitures.

Malaga. — C'est par mer que les malades doivent se rendre à Malaga. Les paquebots de la Compagnie espagnole, qui correspondent à Marseille avec le train de Paris et desservent Barcelone, Valence et Alicante, font aussi relâche à Malaga (voyez **Madère** et **Valence**). Mais la meilleure voie est celle de Saint-Nazaire (voyez **Madère**). — *Prix de Saint-Nazaire à Malaga* : 1re cl., 260 fr.; 2e cl., 200 fr., nourriture comprise. — *Hôtels* : de l'Alameda, de l'Oriente, Victoria ; 24 et 30 réaux par jour.

Séville. — 1° VOIE DE TERRE : De Paris à Madrid (voyez **Espagne**); de Madrid à Cordoue (389 kilom.), route de voiture. De Cordoue à Séville (130 kilom.), chemin de fer. — 2° VOIE DE MER : A. par Cadix : de Marseille ou de Saint-Nazaire à Cadix (voyez **Madère** et **Malaga**). De Cadix à Séville en chemin de fer (153 kilom.), ou en bateau à vapeur sur le Guadalquivir. B. Par Malaga : de Marseille ou de Saint-Nazaire à Malaga. De cette ville à Grenade par Loja

(122 kilom.), service régulier de diligences ou gondoles. Trajet en deux jours; on couche à Loja. De Grenade à Séville (200 kilom.), route de voitures. — *Hôtels* : Fonda de Paris, fonda de Madrid, tous deux Plaza de la Magdalena; fonda de Londres, place Neuve; fonda de Europa, calle de lac Sierpes. Lorsqu'on veut faire un long séjour, on trouve facilement des casas de pupilos ou casas de huespedes où l'on est convenablement logé et nourri pour 20 à 25 réaux par jour.

Grenade. — De Séville à Grenade (voyez **Séville**). — *Hôtels* : Parador de diligencias; fonda del Comercio; casas de Pupilos, calle de Parragas, calle del Silencio, 34.

TABLE

ALPHABÉTIQUE ET ANALYTIQUE.

FIN DE LA TABLE ALPHABÉTIQUE ET ANALYTIQUE.

ERRATA.

PAGES.	LIGNES.				
16	25	*au lieu de :*	et dans...	*lisez :*	et que dans...
19	13	———	de l'air imposent...	———	de l'air, impose..
32	7	———	isothermes...	———	isothères...
32	20	———	isothermes ..	———	isothères...
81	18	———	résulte...	———	résultent...
148	6	———	la vallée où...	———	la vallée, où ..
172	9	———	en hiver...	———	en été...
188	1	———	au-dessous...	———	au-dessus...
262	26	———	insomnie, qui...	———	insomnie qui...
319	10	———	humide qui...	———	humide, qui...
367	16	———	protégent...	———	protége...
460 tableau	3	———	747 millim.	———	757 millim.
	4	———	728 —	———	758 —

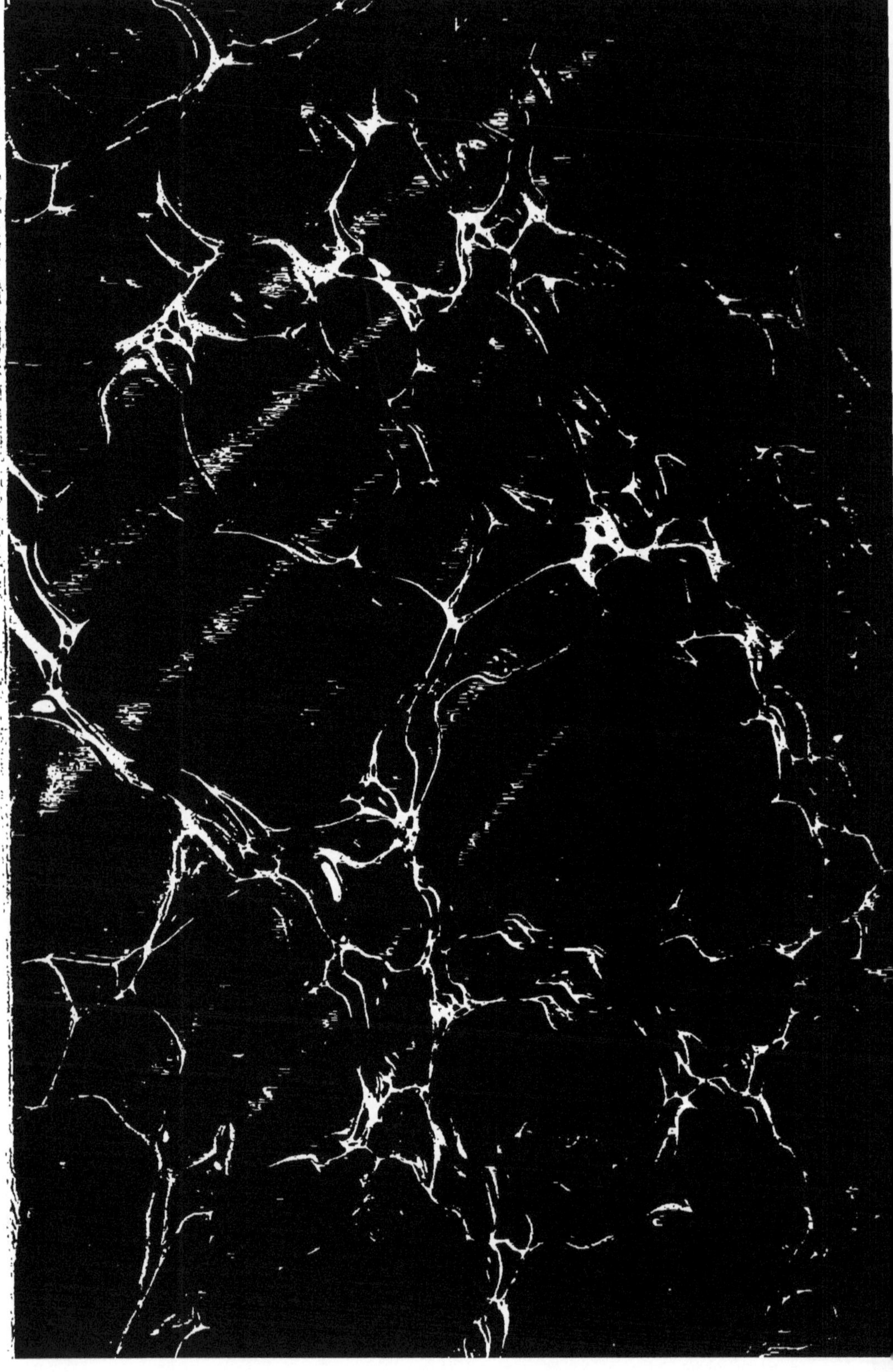

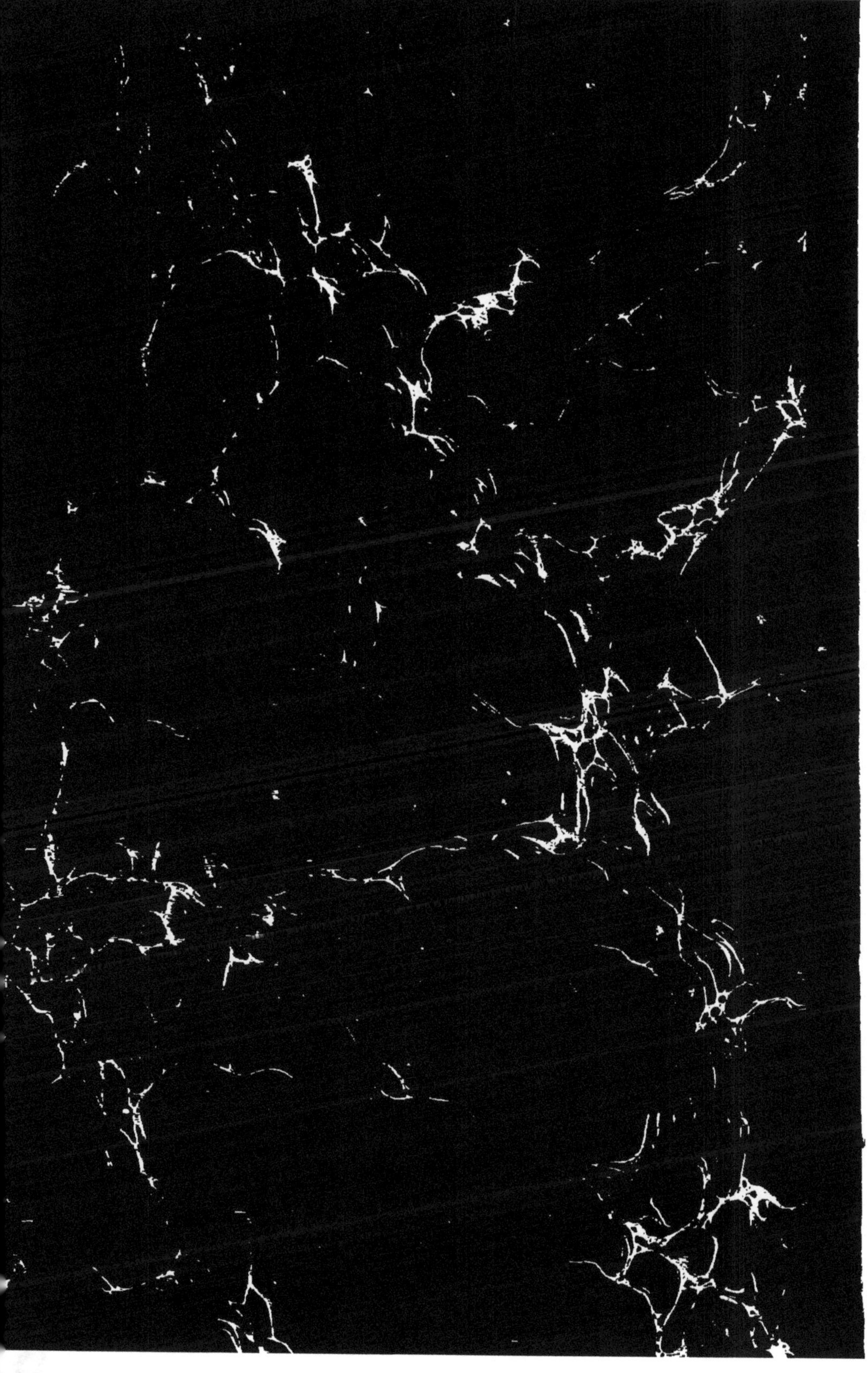